精神病大流行

歷史、統計數字，用藥與患者

ANATOMY OF AN EPIDEMIC

Magic Bullets, Psychiatric Drugs, and the Astonishing Rise of Mental Illness in America

Robert Whitaker

羅伯特‧惠特克——著

王湘瑋、廖偉翔——譯

獻給琳賽

願你再次唱起《愛的季節》，並充滿喜悅

目錄

導讀　打開潘朵拉之盒

彭榮邦　慈濟大學人類發展與心理學系助理教授

　　大概很少有一本書像這本一樣，〈前言〉幾乎就是一份清楚的「自我交代」。

　　本書作者羅伯特・惠特克是位傑出的醫療記者，他為《波士頓環球報》所寫的系列醫療報導，曾經讓他和共筆的同事一起獲得1999年普立茲獎公共服務項目的提名殊榮。除此之外，他也是專門出版臨床試驗新知及媒合臨床試驗的全球性網路平台CenterWatch的合資老闆。在《精神病大流行》之前，他曾經寫過《瘋狂美國》一書（2002年初版，並於2010年再版），深入檢視了美國治療精神病患的歷史。照理來說，他應該相當有資格談論精神疾病的相關議題，不需要進行這麼多的「自我交代」，擔心讀者會誤解他寫這本書的意圖。

　　可就像惠特克在〈前言〉的一開始就明白指出的，精神醫學及其治療的歷史在美國社會是個相當具有爭議性的議題，或者說，是個很容易激化立場的「政治地雷區」。「自我交代」因此是他不得不穿上的防護衣。他必須告訴讀者，他不是別有所圖，也不是從一開始就質疑精神醫學的主流說法；甚至，以他身為出版社老闆的立場，或許不淌這趟渾水才是明智之舉。筆者自己也觀察到，過去幾年來在台灣精神醫療議題的公共討論的確也漸趨火爆。或許在這篇

導讀的一開始,我們可以先簡單地考察一下,至少在歐美的部分,這個政治地雷區是如何成形的。

反精神醫學運動的起落

1960年代,對於長期受娛樂文化洗禮的讀者來說,最直接的聯想可能是「嬉皮」、「大麻」、「反戰」,或「搖滾樂」。這些浮面的印象沒有太大的差池,它們共同指向一種存在於當時歐美社會的「反文化」(counter culture)現象──對舊有體制不滿、甚至起身抵抗。在精神醫學界,1960年代也一樣動盪不安,因為後來風起雲湧的所謂「反精神醫學」運動,也正是在當時那種「反叛」的時代氛圍之下成形。

提到「反精神醫學」運動,論者往往把它早期的發展和幾位重量級的學者及著作勾連在一起,例如:傅柯(Michel Foucault)的《瘋癲與文明》(*Madness and Civilization*)、連恩(R. D. Laing)的《分裂的自我》(*The Divided Self*)、高夫曼(Erving Goffman)的《精神病院》(*Asylums*),以及薩斯(Thomas Szasz)的《精神疾病的神話》(*The Myth of Mental Illness*)。不約而同地,這些學者都對「精神疾病」是否可以被當作如同「身體疾病」一般的疾病實體來認識和治療,提出了來自不同思考方向的深刻質疑。

連恩認為,精神病患者的行為不一定非得被視為某種「疾病症狀的表現」,它也可以被視為患者「存在經驗的表達」。這意味著,精神病患者看似不合理的行為其實是可以理解的,只要我們懂得如何聆聽,我們就可以理解精神病患者的主體經驗,接近他們的

世界。

　　傅柯在《精神疾病與心理學》（*Maladie mentale et psychologie, 1962*）時期的立場和連恩接近，也認為精神疾病和身體疾病有本質上的差異，不能以身體疾病的方式來認識，而必須從患者的存在經驗來加以掌握。可是到了《瘋癲與文明》，傅柯就遠離了存在現象學的立場，而是把精神疾病視為當代社會在理性化過程中，對「瘋狂」經驗的排除與禁閉。因此，「精神疾病」並非如物體一般實際存在，而是由精神醫學參與其中的、當代社會複雜權力知識關係所形構。

　　相對於傅柯宏觀的歷史論述，高夫曼的《精神病院》則是具體而微地從綿密的人際互動中，考察「精神疾病」是如何在精神病院這類全控機構內被模塑成形。高夫曼的考察發現，「精神疾病」的實體性是病患在自身社會網絡中被以特定方式標籤化（汙名）的結果。薩斯則在《精神疾病的神話》中明白地指陳，精神疾病不是發現，而是一種「發明」，它的圈圍和界定其實仰賴的是一套診斷標準，是被製造出來的「神話」，和身體疾病有著本質上的差異。

　　這幾位重量級的學者，並不見得認同自己被歸類在所謂的「反精神醫學」的陣營（『反精神醫學』是後來才由南非精神分析師大衛‧古柏〔David Cooper〕給出的命名），傅柯及連恩即曾如此公開宣稱。他們之中，有些人確實積極參與了精神醫學體制的改造，例如高夫曼和薩斯，他們在廢除非志願性精神住院治療聯盟中扮演了重要角色。而薩斯的言論尤為辛辣，立場始終堅定，參與行動上也最積極，因此一直被視為美國「反精神醫學」運動的旗手，雖然薩

斯覺得自己不是「反精神醫學」（anti-psychiatry），而是「反強制精神醫學」（anti-coercive psychiatry）。

在重量級學者的思想支援及反文化的時代氛圍支撐下，反精神醫學運動形成了一股強大的輿論力量，對於促進歐美國家重視精神病患的人道照顧，例如精神病患照顧的去機構化（deinstitutionalization）及社區精神醫療體系的建立，有重要的貢獻。然而，正因為反精神醫學的重要支援火力來自於其他的反文化團體，例如同志團體、女性團體或黑人團體，這些同盟力量的消散自然也成了反精神醫學運動的隱憂。

在反文化健將被學院吸收為明星教授、政治保守勢力重新盤點集結、經濟發展陷入停滯等因素下，反文化力量的形態由檯面轉入日常；反精神醫學運動也失去了從旁襄助的力量，在1980年代初期急速退溫。在英國，連恩及其同盟友愛兄弟協會在金斯利會所建立的實驗性治療社區難堪落幕，友愛兄弟協會也隨之分崩離析，反精神醫學運動幾近瓦解；而在美國，反精神醫學運動的發展則是隨著薩斯與山達基的合作，一步一步踏進了政治地雷區。

是合理批判，還是惡意毀謗？

山達基教會（The Church of Scientology）是由羅恩・賀伯特（L. Ron Hubbard）於1950年代初期成立的新興宗教組織。它的組織龐大、信徒眾多，而且具有相當的政經實力，不過由於其行事上的爭議，在美國和不少國家都被視為異端。不管是從歷史恩怨（有些精神科醫師認為賀伯特有嚴重精神疾病）或是從教義（山達基認為精

神醫學否定了人的靈性，提供錯誤的治療）來看，山達基對當代精
神醫學的作為相當不認同，同時積極抵制。

　　姑且不論山達基的功過是非，但明白擺在眼前的是，這個宗教
組織對許多人來說並不是正信宗教，如果需要取得公眾認同，與這
個教會扯上關係絕非明智之舉。因此，薩斯和山達基的合作，對反
精神醫學運動來說，就出現了額外的政治變數。薩斯本人在2009年
的訪問中，提到他為什麼和山達基一起成立了「公民人權委員會」
（Citizens Commission on Human Rights）。他指出，不管是在當時還
是現在，山達基是唯一一個有錢、有權、夠活躍，而且願意為精神
病患的不當監禁付出的組織；雖然他並不相信其教義，但是他並不
後悔自己和山達基合作。

　　問題是，如果考慮到批判主流精神醫學的論述空間，薩斯和山
達基的合作，的確出現了削減論述能量和擠壓論述空間的後果。薩
斯及其他反精神醫學運動倡議者的形象被極端化了，他們的著述因
此失去應有的力道；批判精神醫學的論述空間也被激化了，進到這
個場域發言的人很容易被貼標籤，也很容易用標籤對待發言立場不
同的人。

重啟反思精神醫學的論述空間

　　惠特克在本書中就指出，山達基與反精神醫學運動的合流，表
面上是主流精神醫學出現了強大的對手，但實際上卻是適得其反。
山達基似乎在無意中成了主流精神醫學的「隊友」，讓他們得以輕
鬆對付批判的力量；因為主流精神醫學唯一要做的，就是把對手標

籤為「山達基同路人」，根本無須正視其提出的論據。

從這個脈絡來看，惠特克的著作因此有了特別的意義：他想藉由《瘋狂美國》和《精神病大流行》，重新打開反思精神醫學的論述空間。惠特克在2010年為《瘋狂美國》再版所重寫的序言，和《精神病大流行》的序言類似，都有清楚「自我交代」的意味。這樣的自我交代，表面上看來像是自我保護，但從論述策略來看，卻是一種必要的「切割」，因為他想重起爐灶，再次開啟反思當代精神醫學的可能性。

在這個意義上，《瘋狂美國》和《精神病大流行》是姊妹之作，都是惠特克針對以生物醫學模式為主的當代精神醫學所做的重要批判。如果仔細觀察，我們會發現，惠特克首先是以「歷史」為其論述的主要武器。他在《瘋狂美國》2010年版的序言裡提到，這本書的副標題「糟糕的科學、糟糕的醫療，以及對精神病患的持續不當對待」（*Bad Science, Bad Medicine, and the Enduring Mistreatment of the Mentally Ill*）正是一個清楚的宣言，他想藉由這本書重述精神醫學的歷史，而且說的是一個跟精神醫學主流敘事完全不同的故事。

這個論述策略，對於已然被封閉的論述空間來說，有無比的重要性。任何一個體制的掌權者，都會對這個體制如何走到現在有一套官方說法，而這個官方版本的敘事往往是一種「成王敗寇」的歷史，凸顯了某些歷史事實（例如，為何是我當家作主），卻也遮蔽了另一些（例如，某些關鍵事件的發生只是歷史的偶然）。掌權者很在乎這個官方歷史，也會不斷地添加新事蹟，小心地維護著這個歷史，因為其權力的正當性就建立在這個歷史敘事之上。當代精神

醫學的官方歷史所說的，幾乎就是一個生物精神醫學的進步史，而我們所有人，都因為生物醫學的進步受益。這個以生物醫學為主的歷史敘事，對精神醫學中的其他治療範式（例如精神分析），或其他文化的治療範式（例如台灣的牽亡儀式），或者以邊緣化或古董化的方式處理，或者根本就省略不提。

官方歷史本質上是一種維護體制的歷史，如果我們接受了這樣的歷史視野，我們就很難跳出體制的意識形態框架，想像出其他的可能性，即使當前的體制已經陷入危機。幸運的是，真正的歷史——事件因為各種可能性條件的因緣聚合而浮現或隱沒——其實並不是這麼「乾淨」地線性開展，而是充滿著衝突、斷裂和替代的動態過程。這意味著，只要有足夠的歷史材料，它總是蘊含著另一種敘說的可能性，一旦以不同的方式敘說，我們對現實的理解就會隨之變化，而改變體制的可能性就蘊含於其中。

接續《瘋狂美國》對當代精神醫學主流歷史敘事的鬆動，惠特克在《精神病大流行》更使用了另一個或許讓某些人恨得牙癢癢的論述策略：「以子之矛，攻子之盾」。當代精神醫學強調實證研究的「讓證據說話」，然而，不管在實證研究的方法或證據的解釋上，卻不時出現選擇性強調或是有意無意的疏漏。因此，惠特克特別強調，他不僅願意接受實證研究「讓證據說話」的遊戲規則，而且他用來佐證論述的資料，幾乎都出自精神醫學的主流期刊。只不過，他問的可能是當前研究範式不常提出或試圖迴避的問題（例如，服用某種精神藥物的長期成效），他所累積的論述證據和觀察，可能來自目前精神醫學忽略、甚至視而不見的研究或個人經驗。

台灣：美國主流精神醫學全球化的現場

　　1950年代之後的「精神藥理學革命」影響的不只是美國，而是一個全球性的現象。特別在1980年代之後，《精神疾病診斷與統計手冊》和精神藥物治療模式，幾乎是以肩並肩的方式，快速擴張到全球各地。雖然著名的精神科醫師及醫療人類學家凱博文（Arthur Kleinman）早在1988年的著作《反思精神醫學》（*Rethinking Psychiatry*）中就指出，我們必須正視為什麼占了全世界80%人口的非西方社會，必須沿用一套深植於歐美文化的精神醫療模式，但是他與同事們的研究成果，並沒有太大地撼動精神醫學的生物醫學模式。

　　讓我們暫且擱置對精神疾病生物性的爭議，任何一種所謂的「精神疾病」，它都有疾病診斷道不盡、甚至忽略的主體經驗，而且是由精神醫學參與其中的複雜權力知識關係，和病人日常生活的綿密人際互動所形構。換句話說，「精神疾病」的實體性，其實是一種鑲嵌於特定時空、社會文化的整體布署，牽一髮而全身動，我們在惠特克的歷史敘事中可以清楚地看到這一點。筆者認為，這也是凱博文多年來提倡精神醫學的「生物心理社會模式」（biopsychosocial）的深刻意涵。

　　如果真是如此，那麼美國主流精神醫學的全球化，就成了一件相當可疑的事情，因為它的整體布署，很難拆解輸出而不改變本質。「精神疾病診斷」及「藥物治療」是最容易跨國輸出的部分，但是構成「精神疾病」整體布署的其他向度，例如社會福利、特殊

教育，以及其他接應精神病患的體制和人際網絡，恐怕就很難跨越國界，或至少在速度上遠遠落後。更需要注意的是，這個只有「部分輸出」的精神醫學，很可能改變或遮蔽了某些正在醞釀中的歷史過程。

　　注意力不足／過動症（ADHD）的診斷及藥物治療在台灣所引起的激辯，我們或許可以試著這麼理解。即使精神科醫師懷著最大的善意給予治療，但因為這個「精神疾病」的整體布署只有部分輸出，原本對病人較為全面性的接應，到頭來只剩下藥物治療。結果是，精神科醫師越努力，整體偏斜越嚴重，可能引發的爭議就越多。不僅如此，部分學童在課堂上的「注意力不集中」或「坐不住」，可能和台灣社會正在經歷的快速變動有關。ADHD的質疑往往是由學校老師發動，而這其中有多少複雜問題是被單純地「醫療化」，筆者心中一直存有疑問。

　　雖然閱讀這本書的過程，有如打開精神醫學的潘朵拉盒子，但對於台灣目前過度一面倒的精神醫學資訊，這本書的出版絕對可以產生重要的平衡效果。

前言

　　精神醫學及其治療的歷史在這社會是個飽受爭議的議題；其爭議程度之高，以致於當你想要撰寫這個題目，一如我先前在寫《瘋狂美國》（*Mad in America*）時，別人經常會問我是怎麼對這個主題產生興趣的。這個問題背後假設的是你一定是有個人的理由，才會對這個主題感到好奇，否則一般人應該會想遠離這種有可能成為政治不正確地雷的議題。除此之外，問這個問題通常也是試圖判斷你是否帶有任何偏見，進而使你的作品具有特定的色彩。

　　就我個人的例子，我會接觸到這個議題完全沒有任何個人的因素；我是以一種非常迂迴的方式接觸到它的。

　　1994年，我在以一位報社記者身分工作數年之後，離開了每日新聞，與人合作開了一間出版社，CenterWatch，主要報導新藥臨床試驗的商業面向。我們的讀者來自藥廠、醫學院、私人醫院，以及華爾街；大多數的時間，我們都以頗為友善的方式來報導這門產業。我們將臨床試驗視為引進更進步醫療方式的必經過程；同時，我們也報導這個新興產業的財務面向。1998年年初，我偶然發現了一個精神病患在研究過程中被不當對待的故事。雖然我自己擁有一家出版社，偶爾還是會為其他報章雜誌撰稿，而那一年的秋天，我就針對此問題，和多洛麗絲・孔（Dolores Kong）為《波士頓環球報》（*Boston Globe*）共同寫了一系列的報導。

　　我和孔聚焦於幾種不同類型的「不當對待」。我們調查了一個美國國家精神衛生研究院（National Institute of Mental Health, NIMH）資助、針對精神病的生物學研究，該研究涉及將設計用來加重症狀的藥物，開給思覺失調症患者。我們也調查新的非典型抗精神病劑在試驗期間發生的死亡事件。最後，我們甚至報導了某些涉及讓思覺失調症患者停用其抗精神病劑的研究，我們認為這種做法違反研究倫理。事實上，我們覺得這根本就太惡劣。

　　我們的理由很容易理解，因為這些藥物被稱為「治療糖尿病的胰島素」。打從在《奧爾巴尼聯合時報》（Albany Time Union）負責醫療線新聞開始，我就一直相信這樣的說法是「真有其事」。若是如此，這些精神醫學研究者進行停藥研究，並在其中小心翼翼地清點有多少比例的思覺失調症患者會再次生病、再次需要住院治療的做法，顯然就是一種不當對待。有任何人會對糖尿病患者作這種研究嗎？先讓他們停用胰島素、看看他們多快會再次生病？

　　這是我們在這個系列報導中對停藥研究提出的架構，而我對於精神醫學的報導本來也該就此結束，但有個問題一直沒有解決，讓我十分困擾。在進行這個系列報導時，我偶然發現了兩項不太合乎常理的研究結果。第一項研究來自哈佛醫學院的研究者，他們在1994年宣布，美國思覺失調症患者的治療結果在過去二十年來變得**更糟糕**，而且現在也沒有比一個世紀前來得好。第二項研究是世界衛生組織（WHO）做的，他們兩度發現，在像印度和奈及利亞這類貧窮國家，思覺失調症患者的治療結果，比起在美國或其他富裕國家要好得多。關於這個結果，我詢問過各式各樣的專家，他們通常

的解釋是美國患者的治療效果不佳，是社會政策和文化價值觀所造成的。他們說，貧窮國家的家庭往往更能照顧思覺失調症的患者。這看起來說得通，但仍不是一個令人滿意的解釋。所以在《波士頓環球報》的系列報導結束後，我開始回頭閱讀所有與世界衛生組織思覺失調症研究相關的科學論文，而直到那時，我才發現這個令人驚訝的事實：在貧窮國家，僅有16%的患者定期使用抗精神病劑。

這就是我踏進精神醫學「地雷區」的故事。我才剛與人合作撰寫了一系列的報導，其中一部分聚焦於讓思覺失調症患者停藥是多麼違反倫理的舉動；而現在，有一項世界衛生組織的研究似乎發現，不持續用藥和好的治療結果之間是有關的。我寫《瘋狂美國》這本書，原本是為了搞清楚這件事情，沒想到它後來變成一部有關美國治療嚴重精神疾病患者的歷史。

我坦承這一切，只為了一個簡單的理由。既然精神醫學是一個如此備受爭議的主題，我認為重要的是要讓讀者了解，在我展開這場智識上的長途旅程時，我是相信傳統觀念的。我相信精神醫學的研究者會發現精神疾病在生物學上的原因，而這樣的知識能導致新一代精神科用藥的發展，這些藥物能幫助腦中化學物質的「平衡」。這些藥物的確就像「治療糖尿病的胰島素」。我相信那是真的，因為那正是我在報社寫作時，精神科醫師們告訴我的。但我偶然發現哈佛醫學院和世界衛生組織的研究結果，而那使我展開一場智識上的追索，最終誕生了這本書，《精神病大流行》。

第一部：解析一種流行病

第一章　現代瘟疫

科學的本質是：問一個不恰當的問題，就是走上前往恰當答案的道路。

——雅各·布魯諾斯基（Jacob Bronowski, 1973）[1]

　　本書要講的是一個醫療之謎。這個謎題十分不尋常，但我們的社會又亟需揭開謎底——有一種潛藏的流行病正在摧殘數百萬美國人的生活；而且其中兒童的人數迅速增加。近五十年，這種流行病的疫情越來越嚴重，目前**每一天**都有850名成人與250名兒童因此病而失能。這數字聽來嚇人，然而卻只是這個現代瘟疫的冰山一角，因為上述數字只計算了其中的一部分；也就是說，這些人是因為病況嚴重，家人或照護人員可以從聯邦政府領到失能給付，才會被統計進去。

　　謎題是這樣的。

　　我們的社會相信，精神醫學在過去五十年間對於精神疾病的治療取得了極大的進展。科學家發現精神疾病的生理因素，製藥公司則針對症狀研發出好幾種有效的藥物。此一故事見諸報章雜誌與書籍，我們的消費習慣則證明了整個社會有多相信這個故事。2007年，我們在抗憂鬱劑和抗精神病劑上一共花費了250億美元；要知

道，250億美元已經超過了喀麥隆的國內生產毛額，而喀麥隆可是個人口總數1800萬的國家。[2]

　　1999年，美國公衛署大衛・沙契爾（David Satcher）發布了一份458頁的報告，《精神衛生》（*Mental Health*），簡要歸納了這個科學進步的說法。報告中提到，現代精神醫學可謂始於1954年，在此之前，精神醫學沒有任何療法可以「防止病患變成慢性病患者」；還好，「托拉靈」（Thorazine）出現了。終於有一種藥物能針對特定精神疾病發揮作用（托拉靈屬於**抗精神病劑**），而它也引發了一場精神藥理學革命，不久之後，科學家陸續發明了**抗憂鬱劑**和**抗焦慮劑**，所以今天我們才能享有「種種藥物治療，其療效經過充分證明，對於人生中不同階段所發生、定義清楚的心理與行為疾病，這些藥物治療確有作用」，沙契爾寫道；而且，百憂解（Prozac）及其他「第二代」精神科用藥，「以神經科學界、分子生物學界的進展為其有力的後盾」，代表精神疾病的治療跨出了另一大步。[3][i]

---

i　譯注：第十一版的《精神醫學概要》（*Kaplan and Sadock's Synopsis of Psychiatry*）中指出，精神藥物的分類語彙可能易使人感到困惑。抗精神病劑（antipsychotics）中，起初被拿來治療精神病症狀的老藥被稱為第一代（first-generation）或典型（typical）抗精神病劑，其機轉是多巴胺受體的拮抗作用，而後續開發的新藥則被稱為第二代（second-generation）或非典型（atypical）抗精神病劑，機轉則有血清素－多巴胺拮抗作用、神經多重受體作用、選擇性多巴胺受體拮抗作用等等；三環類抗憂鬱劑（TCAs）和單胺氧化酶抑制劑（MAOIs）被稱為第一代抗憂鬱劑，而1970年代和1980年代出現的新型抗憂鬱劑，則被稱為第二代或第三代的抗憂鬱劑。為避免混淆，臨床上通常直接依藥理機轉的不同來進行藥物分類。本書忠於作者用詞，譯文仍以「第一代」「第二代」譯出。

即將成為精神科醫師的醫學院學生在教科書裡讀到這段歷史，社會大眾也在科普報導中讀到相同的故事。多倫多大學教授愛德華·蕭特（Edward Shorter）在其1997年的著作《精神醫學史》（*A History of Psychiatry*）中寫道，托拉靈「掀起了精神醫學的革命，猶如盤尼西林對一般內科的衝擊」。[4]「精神藥理學時代」自此展開，如今我們可以肯定地說，科學已經證明精神科櫃子裡存放的那些藥品，確有療效。「對於各門各類的精神疾病，我們都有非常有效又安全的治療方式。」2007年7月19日，康乃爾大學醫學院精神藥理學門診主任理查·傅利曼（Richard Friedman）這樣告訴《紐約時報》的讀者。[5]三天後，《波士頓環球報》的一篇社論〈孩子何時該用藥〉（When Kids Need Meds）呼應了傅利曼的看法：「有效的藥物發明了，讓精神疾病的治療產生了一場革命。」[6]

其他國家的精神科醫師也認為上述說法確有其事。第161屆美國精神醫學會（American Psychiatric Association, APA）年會於2008年5月在華盛頓召開，與會的兩萬名精神科醫師中，有將近一半並非來自美國。談話聲淹沒了走廊，大家聊的是思覺失調症[ii]、雙相情緒障礙症[iii]、憂鬱症、恐慌症、注意力不足過動症[iv]，還有其他羅列於精神

---

ii 譯注：schizophrenia，台灣過去譯為「精神分裂症」，2014年改名為「思覺失調症」。

iii 譯注：bipolar Illness，雙相情緒障礙症，即過去所稱的「躁鬱症」、「狂躁抑鬱疾病」。

iv 譯注：attention deficit hyperactivity disorder，注意力不足過動症，即一般稱的「過動症」，英文縮寫「ADHD」。

醫學會《精神疾病診斷與統計手冊》（*Diagnostic and Statistical Manual of Mental Disorders, DSM*）中的病況；五天會期中，大部分的演講、工作坊、研討會說的都是這門領域的進展。「我們對精神疾病的認識已有長足的進展；而且，這方面的知識仍然在持續擴展。」美國精神醫學會主席卡羅琳．羅賓諾威茲（Carolyn Robinnonnwitz）在開幕致詞時說道，「我們的工作拯救、改善了許多人的生活。」[7]

但是呢，問題來了。既然精神治療的方式有如此的進步，過去五十年間，我們應該要看到美國因精神疾病而失能的人數，在總人口中的比例逐漸降低；我們也應該會看到，精神失能的人數在1998年百憂解等第二代精神科用藥問世之後有所減少；因精神疾病而失能人口的比例應該呈現兩階段的下降。事實卻不是如此。隨著精神藥理學革命的開展，美國國內精神失能的人數反而**暴增**。不只如此，當我們開始運用百憂解等第二代精神科用藥，精神失能的人數甚至還更進一步增加。此外，最令人憂心的是，這一場現代瘟疫已經開始蔓延到兒童身上。

失能人口的數字把我們的思緒引向一個更大的問題。為何今日有這麼多美國人，縱使未因精神疾病而失能，卻仍長期為精神問題所苦？例如憂鬱症的復發、極端的躁鬱症狀，或是讓人無法動彈的焦慮。如果既有的藥物確實能治療這些疾病，精神疾病為什麼會在美國變成愈來愈嚴重的健康問題？

精神病大流行

在這裡我要向各位讀者保證，本書談的絕不只是統計數字。本

表1　精神疾病患者住院情況（1955）

		初次住院人數	住院病患人數
精神病疾患	思覺失調症	28,482	267,603
	躁鬱症	9,679	50,937
	其他	1,387	14,734
精神官能症（焦慮）		6,549	5,415
人格疾患		8,730	9,739
其他		6,497	6,966

說明：1955年州立、郡立精神科醫院的住院人數有558,922人，但其中僅355,500人患有精神疾病。其餘的200,000人包括患失智症的老年人、梅毒末期患者、酒精成癮者、智能障礙者，以及遭受其他神經症狀的病患。資料來源：夏洛特・西佛曼，《憂鬱症之流行病學》，1968，p.139。

書嘗試解開一道謎題，過程中需要進行一點科學與歷史的研究，最後則會讀到一個峰迴路轉的故事。但是這個謎隱藏在政府的統計數字當中。所以，我們首先必須追蹤過去五十年的失能人數，以確認這場流行病真有其事。

　　美國的精神失能者在1955年時主要是由州立或郡立的精神科醫院負責照護；時至今日，失能者則通常每月直接領取補助津貼（Supplemental Security Income, SSI）或失能給付（Social Security Disability Insurance, SSDI），當然，其中還是有許多人住在政府補助的養護中心等機構。利用這些統計數字，可以粗略估計出到底有多少人因為精神失能接受政府補助。

　　1955年，州立、郡立精神科醫院的住院人數有56萬6千人；然

而,其中只有35萬5千人被診斷為精神疾病,其他則是屬於酒精成癮、梅毒引發的失智症、阿茲海默症、智能障礙,而這類情況現在並不納入精神失能的範圍。[8]所以在1955年,平均每468個美國人當中,有一人因為精神疾病而住院。到了1987年,因精神失能而領取補助津貼或失能給付的人數增加到125萬人;也就是說,平均每184個美國人就有一人領取精神失能的福利給付。

也許有人會說這簡直是拿蘋果比橘子,根本沒得比。1955年,精神疾病在社會上仍屬禁忌話題,病患有可能因此羞於求醫,也才導致了這麼低的住院率;或許1987年領取福利給付者的病情其實不如1955年住院患者嚴重,所以才使得1987年失能人口的比例遠高於1955年。然而同樣的道理,反之亦然。補助津貼和失能給付在1987年補助的對象,僅限於未滿65歲的精神疾病患者,但1955年的精神科醫院裡卻住了許多患有思覺失調症的老人;與1955年相比,1987年有更多精神病患成為遊民或進入監獄,而福利給付的統計數字並不會納入這些人口。拿這兩項數字來類比的確不是十全十美,但若要追蹤1955到1987年間失能人口的數字變化,這是最好的法子。

還好,1987年之後,我們總算能拿蘋果比蘋果,單純只看補助津貼和失能給付的數字。1987年,美國食品及藥物管理局(Food and Drug Administration, FDA)核准百憂解上市,接下來的二十年,因精神失能而領取福利給付的人數衝高至397萬。[9]2007年,平均每76個美國人就有一人精神失能。這個數字是1987年的兩倍多,是1955年住院患者的六倍。拿蘋果比蘋果,我們可以看到事情的確不大對勁。

若再更仔細研究這份失能人口數字,就會發現第二個謎團。

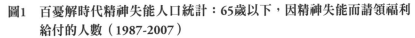

圖1　百憂解時代精神失能人口統計：65歲以下，因精神失能而請領福利
　　　給付的人數（1987-2007）

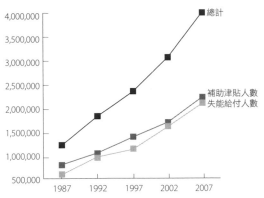

說明：失能給付的請領人中有六分之一亦接受了補助津貼，因此總人數會少於
兩類補助請領人數直接相加。資料來源：美國社會安全局報告，1987-2007年。

1955年，因重度憂鬱症或雙相情緒障礙症而失能的人數並不多，州
立、郡立精神科醫院的住院患者中，僅有50,937人被診斷出罹患這
兩種情感障礙症。[10]但從1990年代開始，領取補助津貼和失能給付的
統計數字中，憂鬱症或雙相情緒障礙症的人數持續增加，據估計，
目前在18到64歲的人口中有140萬人因情感障礙症而失能，並接受政
府的補助。[11]此外，失能人數增加的速度也越來越快。美國審計總署
（U.S. General Accountability Office, GAO）2008年的報告指出，2006
年因精神失能而領取補助津貼和失能給付的青年人（18到26歲）
中，有46%被診斷出患有情感障礙症；另有8%則是因「焦慮症」而
導致失能。[12]

　　精神疾病如同瘟疫，現在甚至蔓延到兒童身上。1987年，18歲

以下因失能而請領補助津貼的兒童、少年有29萬3千人，其中因嚴重精神疾病而請領補助津貼的患者有16,200人，只占了5.5%——這表示在當時，精神疾病還不是國內兒童失能的主因。然而從1990年開始，患有精神疾病的兒童、少年人數急遽增加，2007年底已經有561,569名未成年人因精神疾病而請領補助津貼。因精神疾病而失能的兒童人數在短短二十年間竟增加到**35倍**。現在，精神疾病已經成為兒童、少年失能的主因，2007年請領補助津貼的未成年人中，有一半是因精神疾病而失能。[13]

從1996到2007年間補助津貼的統計數字，可以清楚看出此一兒童流行病的奇妙之處。在這段時間中，因精神疾病而失能的兒童和少年人數成長了超過一倍，但與此同時，基於其他原因（癌症、智能障礙等）而請領補助津貼的兒童和少年卻**減少**了，從728,110人減少為559,448人。看來，醫學界在這段期間對於其他疾病的治療大有進展，但說到精神疾病，情況正好相反。

問一個科學的問題

現在，這個謎團已經可以清楚地理出個頭緒。一方面，我們知道精神科用藥幫助了很多人，許多人服藥後病情轉趨穩定，甚至願意出來說明藥物幫了他們多大的忙，讓他們能夠過正常的生活；而且正如沙契爾1999年的報告所述，科學文獻的確證明了精神科用藥至少在短期之內是「有效」的。開立藥物處方箋的醫師，不論在精神科、或是其他科別，都願為此事背書；許多家長也是相信精神科用藥確有療效，才會讓孩子服用。綜觀以上種種，可以看出我們有

明確的共識：精神科用藥有效，它讓病患的生活變得比較正常。儘管如此，我們還是發現某些令人憂心的事實：因精神疾病而失能的人數，在1955年之後迅速攀升，過去二十年間，醫師開立了大量精神科用藥的處方箋，但卻仍然有越來越多成人和兒童因精神疾病而失能，人數增加的速度快到難以置信。有個很明顯的問題等著我們去問，雖然這個問題同樣詭異到令人難以置信：會不會我們以藥物為主的醫療模式，不知怎地，竟使精神疾病這種現代瘟疫加速擴散了？

　　我希望用這本書來探討上述問題。要收集哪些事實才能夠解開這個謎團？這不難聯想。我們得挖掘過去三十五年的科學發展，最頂尖的研究，才足以解釋謎題的每一個面向。這段科學史必須要告訴我們：為什麼因精神疾病而失能的人數迅速增加；為什麼與二十五年前相比，因情感障礙症而失能的情況在今日更為常見；為什麼現在有那麼多兒童、少年為嚴重精神疾病所苦。如果我們可以找出這一段歷史，應該也就能夠解釋，這段歷史為什麼鮮為人知。

　　我們也能很容易地發現，如果忽視這個問題，社會將付出怎樣的代價。美國審計總署在2008年6月的報告總結提到，目前美國有十六分之一的青年人患有「嚴重精神疾病」。從來沒有一個社會，精神疾病會在甫成年者之間如此流行；這麼年輕就開始接受補助津貼和失能給付的人，很可能一輩子都必須領取社會福利金。若一個人在20歲時請領補助津貼或失能給付，他在未來四十幾年領取的福利金加起來將會超過100萬美元；我們的社會付不起這個代價——如果精神疾病繼續如此蔓延流行下去。

　　這種流行病還有更幽微的一面。二十五年來,精神醫學深深改變了我們的社會,它利用《精神疾病診斷與統計手冊》,在「正常」與「不正常」之間劃界線。過去,整個社會對人類心靈的認識是透過許多不同的來源,包括文學名著、科學研究、哲學及宗教作品;但今日,我們是透過《精神疾病診斷與統計手冊》。精神醫學所謂的「腦內化學物質失衡」,實實在在改變了我們對人類心理運作機制的理解,也挑戰了我們對自由意志的認知。難道我們真的是神經傳導物質的俘虜嗎?更重要的是,人類史上頭一遭,我們讓兒童、少年在成長的過程就被「精神疾病」的陰影所籠罩。就在不久之前,懶惰蟲、調皮鬼、小霸王、書呆子、害羞鬼、專討老師歡心的小孩……學校裡充滿各式各樣不同典型的孩子,我們也認為大家基本上都還算正常。沒有人能肯定地說,這些小孩長大以後會怎樣。生命那種美妙的不確定性,此乃其一──五年級的懶惰蟲,也許到了高中畢業二十年後的同學會時,已經成了富有的創業家;害羞的小女生可能變成出色的演員。可是在今日,校園裡卻有許多孩子被診斷出精神疾病──最常見的是注意力不足過動症、憂鬱症、雙相情緒障礙症。大家告訴這些兒童和少年,他們的大腦有些問題,可能一輩子都得吃藥,就像「糖尿病患者注射胰島素」一樣。這條金科玉律,讓操場上的孩子對人類本質更加理解,但他們所理解的,卻與以前的孩子截然不同。

　　本書所探究的問題,其重要之處在於:如果我們普遍相信的科學史為真,精神醫學已有長足進展,確實能夠辨識精神疾病的生理成因,確實能夠研發出有效的藥物,那麼我們就可以說,精神醫學

對我們社會的重新改造是件好事。即便精神失能流行的情況實在嚴重，我們也可以合理假設，要不是精神醫學的進步，情況會比現在更糟；科學文獻會指出，精神科用藥幫助了數百萬未成年與成年患者，使他們的生活更充實、更完滿，一如美國精神醫學會主席羅賓諾威茲在2008年年會上所言。但是，如果我們能夠挖掘出另一種歷史——我們發現其實人類還不確定精神疾病的生理成因，而且事實上，精神科用藥使得精神失能的情況**加速**蔓延——怎麼辦？那麼我們便是記下了一段歷史，說明整個社會是如何被嚴重地誤導，甚至愚弄。

　　若果真如此，本書最後探討的正是我們社會能做些什麼，好打造一個不同的未來。

第二章　軼事思考

若我們看重求知的歷程，便該自由地追隨這樣的歷程，無論它將帶領我們前往何處。

——艾德萊·史蒂文森（Adlai Stevenson, 1952）[1]

美國麻州伯蒙特的麥克林醫院（McLean Hospital）是間歷史相當悠久的精神科醫院，1987年創立，當時貴格會信徒正在提倡「人道療法」（moral therapy）的照護方式。他們相信為精神病患者設置的休養所應該要充滿田園氣息，所以即使到了今天，麥克林院區給人的感覺仍然像個綠洲，磚屋韻味十足、草坪樹影婆娑。2008年8月某天晚上，我來到麥克林參加一場聚會，主辦單位是憂鬱症雙相情緒障礙症支援聯盟（Depression and Bipolar Support Alliance, DBSA，以下簡稱「憂雙盟」）；當時的天氣格外讓人感覺靜謐。那晚真是最美好的夏夜，走向醫院餐廳的路上，我暗自猜想，今晚來的人大概很少吧，如此宜人的夜晚，怎麼捨得待在室內。這是社區居民的聚會，也就是說，他們必須離開自個兒家裡，特地來到這兒；既然麥克林的支援團體每週聚會五次（週一、四、五、六下午各一次，週三晚上一次），我猜他們多半會略過這次聚會。

我錯了。

　　醫院餐廳擠進了百來人，而這場景約略也說明了美國二十年來精神失能流行之烈。憂雙盟成立於1985年（舊稱憂鬱症躁鬱症協會，Depressive and Manic-Depressive Association），麥克林的支援團體也在不久之後開始運作，目前該組織在全美國有近千個支援團體，光是大波士頓地區就有七個；這些支援團體大部分是讓民眾每星期有幾次聚在一起談話的機會（麥克林的支援團體亦然）。隨著精神疾病的流行，憂雙盟也一步步成長。

　　聚會的第一個小時是關於「漂浮舒緩療法」的演講，而底下聽眾給人的第一印象完全不像是病人（至少我這種外人一點都看不出來）。這群人年齡分布甚廣，最小的不到20歲，最長的則有60多歲；女多於男，但這種性別差異可以想見，憂鬱症的女性患者本就多於男性患者；大部分是白人，這也許是因為伯蒙特是一個相當富裕的城鎮。只有一個清楚的跡象顯示出這可能是一場精神病患者的聚會，那就是許多與會者體重過重。醫師通常會開給雙相情緒障礙症患者非典型抗精神病劑，例如金普薩（Zyprexa），而這類藥物往往會使人多個好幾公斤。

　　演講結束後，波士頓憂雙盟的幹部史蒂夫‧拉彭（Steve Lappen）接著介紹等下有哪些團體。第一組是「新朋友」，第二組是「親友」，第三組是「青年人」，第四組是「病況穩定者」……等等，第八組，也是最後一組是「觀察者」，史蒂夫安排我加入這一組。

　　團體裡面不算我有九個人，互相自我介紹時，每個人也都簡單地說了一下自己最近的情況——許多人提到「我過得很不開心」，然後告訴我們，他（她）被診斷為哪種疾病。我右手邊的先生以前

是個經理，因為憂鬱症復發丟了工作；隨著大家輪流發言，我陸續聽到許多類似的故事。有位年輕小姐說自己的婚姻不美滿，丈夫是華裔人士，由於文化的關係，他不太願意討論精神疾病這回事。她旁邊的先生以前是檢察官，兩年前妻子過世，從此「我再也不是我熟悉的那個我」。有一位小姐過去是社區大學兼任教授，她告訴我們自己當時的工作有多麼辛苦。最後是一位護理師，最近為了治療憂鬱症住進麥克林醫院，她解釋自己究竟是怎麼被逼到這步田地：她除了要照顧病弱的父親，應付工作的壓力，還與一位「會施暴的丈夫」共處了好些年。

　　一輪自我介紹下來，團體裡年紀最大的那位先生總算能讓人輕鬆點。他說自己最近感覺不錯，為什麼呢？《歡樂單身派對》（*Seinfield*）裡的喬治一定會喜歡他的說法。「平時我會覺得夏天很討厭，因為大家都一副很高興的樣子。可是今年夏天雨下個不停，情況就不太一樣嘍。」他說。

　　在接下來的一個小時裡，談話就比較隨興了。我們討論到精神病患者在社會上遭受的汙名，尤其是在工作場合；也討論到疾病持續了一段時間之後，親友們是如何失去同理心。這顯然就是大家為什麼會來參加支援團體──他們覺得彼此分享這些想法是有幫助的。接著大家聊到用藥，關於這個主題，每個人的觀點、經驗迥然不同。以前幹過經理那位先生說，雖然他現在還是常受憂鬱症影響，不過藥物治療對他「很有效」，他最擔心的是藥物會不會有天「沒用了」。另外有人談到，他們如何嘗試了一種又一種的藥，最後終於找到一種，能讓病情略微舒緩。史蒂夫說藥物對他完全沒

用，憂雙盟的另一位幹部丹尼斯・黑格勒（Dennis Hagler）則說，在服用高劑量抗憂鬱劑之後他的世界完全改變了。護理師說，她在住院期間對抗憂鬱劑的反應很不好。

「我對五種不同的藥物都過敏。」她說。「現在我正在試一種新的非典型（抗精神病）藥物。希望它有用。」

團體小組時間結束，眾人三三兩兩在醫院餐廳裡閒聊起來。那段時光頗為愉快；餐廳裡瀰漫著聚會的溫暖，你可以感覺到許多人都在今晚重新振作了起來。這種十分自然的氣氛就像家長會、教會聚會結束後的聯誼時間，我在走往停車場的路上想著，其實最讓我意外的是這份自然的氣氛。觀察者小組中，有生意人、工程師、歷史學家、檢察官、教授、社工、護理師（小組中有兩位沒提到自己的職業），但就我所見，目前只有那位社區大學教授還保有一份工作。這就是奇怪的地方：觀察者小組的成員都受過良好教育，也都在服用精神藥物，可是其中許多人的憂鬱症、雙相情緒障礙症卻嚴重到無法工作。

稍早，史蒂夫就告訴我憂雙盟的成員有將近一半都在領取補助津貼或失能給付，因為在政府看來，精神疾病已經使這些人失能。過去十五年間，此類病人在補助津貼和失能給付患者中的比例增加了，憂雙盟也成為美國國內最大的精神病患者組織。現在精神科開給情感障礙症患者的藥物有三類（抗憂鬱劑、情緒穩定劑、非典型抗精神病劑），但不知怎麼回事，參加憂雙盟聚會的人越來越多，他們都能說出自己長期以來與憂鬱、狂躁奮戰的心路歷程，甚至兩者皆有。

四個故事

醫學上，某位患者講述個人的經驗稱之為「個案研究」（case studies），一般認為這類口述記錄雖然有可能提供一些洞見，讓人更了解某種疾病及其治療方法，但卻無法證明這種治療方法是否有效。要證明某個治療方法是否有效，一定得靠大規模檢視其治療結果的科學研究才能做到；即便如此，最終浮現的研究圖像也不見得清楚。口述記錄之所以無法證明某種治療方法有效，是因為每個人對藥物的反應可能差異甚大，在精神醫學的領域更是如此。有人會告訴你精神科用藥對他們幫助非常大；有人會告訴你藥物把他們的生活搞得一塌糊塗；還有人會告訴你，他們不知道該下什麼評斷——在我的經驗裡，這種人似乎占大多數，他們不太確定藥物到底有沒有幫到他們。不過我們既然要解開這個謎團，弄清楚當代美國這場精神失能的流行病到底是怎麼回事，口述記錄可以幫我們指認出一些有待解答的問題，接著我們再從科學文獻中尋找答案。

以下是四位受訪者的故事。

■ 凱希・勒溫

我在2004年認識凱希・勒溫（Cathy Levin），她強硬的風格馬上折服了我。認識她之前不久，我才出版了我第一本討論精神醫學的作品，《瘋狂美國》，該書最後一部分討論了抗精神病劑是否可能導致思覺失調症患者的長期病程惡化（本書第六章也將探討此一主題），凱希不太贊成這種說法。雖然她本身就是1978年先被診斷

為雙相情緒障礙症，之後又被改診斷為「情感思覺失調症」；但她自己認為，理思必妥（Risperdal）這種非典型抗精神病劑「救」了她。我在《瘋狂美國》裡面陳述的狀況，多多少少牴觸到她個人的經驗；她數次來電，告訴我那種藥對她多麼有用。

1960年，凱希生於波士頓郊區，童年的世界在她的記憶裡是「男尊女卑」。凱希的父親是二戰退伍軍人，在波士頓的社區大學當教授，而身為家庭主婦的母親認為這種男人是「社會秩序的中流砥柱」。她記得兩個哥哥「欺負她」；她還記得從很小的時候開始，就有好幾個鄰居的男孩會在她身上亂摸，不只一次。「我小時候一直在哭。」她說。她常常裝病，這樣就可以不用上學；她寧可自己待在房間裡看書。

雖然她高中成績不錯，卻是個「難搞的青少年，渾身是刺、滿肚子怒火、內向退縮」。在印第安納州里奇蒙厄爾翰學院求學的第二年，她的情緒問題惡化了。她跟足球隊的年輕人開派對，她說自己好想「發生性關係」，但同時又擔心會失去第一次。「想像跟一個男的發生關係，讓我腦袋一團亂。我參加很多派對，再也沒辦法專心唸書。我的學分開始一個一個被當掉。」

那時候凱希還抽不少大麻，沒多久，她的行為舉止變得很詭異。她借來別人的衣服，穿著「超大的木鞋，在平常穿的衣服外面搭上吊帶褲、飛行員夾克，再戴上一頂軍用品店買的很好笑的帽子」在校園中晃蕩。有天晚上，她在派對結束回家的路上，沒來由地把眼鏡扔了。她對性愛的幻想逐漸聚焦到喜劇演員史提夫·馬丁（Steve Martin）身上。晚上睡不著，她會在凌晨四點出門散步，有時候她

會覺得馬丁本人好像就在學校裡面跟蹤她。「我以為他愛上我了，以為他跑過我視線之外的灌木叢。」她說道，「他在找我。」

躁狂和妄想的組合一觸即發。有天晚上，這樣的生活終於到了極限，她拿著某樣玻璃製品往宿舍牆上丟過去。「我沒去清，反而踩著玻璃碎片走來走去。那時候我，呃，把玻璃碎片從腳上拔出來。我完完全全瘋了。」校方人員打電話通知警察，緊急把她送醫。再過幾天就是凱希18歲的生日，她開始了吃藥的日子。她被診斷為躁鬱症，醫師說她腦內化學物質失衡，開給她「好度」（Haldol）和鋰鹽（lithium）。

接下來的十六年，凱希在醫院進進出出。她「恨死了吃藥」——好度讓她的肌肉緊繃、口水亂滴，鋰鹽則讓她覺得憂鬱。她常常會突然停藥，「不吃藥的感覺太棒了。」她說。甚至到了現在，她想起那種感覺，似乎還是會掉進一種很久很久之前、純粹美好的記憶。「不吃藥的時候，你就好像脫掉一件溼溼的羊毛大衣，你一直穿著這件羊毛大衣，明明是天氣好得不能再好的春天；脫掉它，你會突然覺得好棒、好自由、好愉快。」問題是，一旦停藥，她就會「開始代償不全，變得亂七八糟」。

1994年初，凱希第十五次入院。醫師認為她有慢性精神疾病，當時她偶爾會出現幻聽，她被診斷患了情感思覺失調症，所以必須服用好幾種藥物：好度、安定文（Ativan）、癲通（Tegretol）、酣樂欣（Halcion）、可捷（Cogentin），可捷是用來消除好度那惱人的副作用。春天出院後，一位精神科醫師建議她試試理思必妥，這種新的抗精神病劑才剛通過食品及藥物管理局核准。「過了三個星

期,我的頭腦清楚多了。」她說,「我不會再出現幻聽。我停了其他藥,只吃這一種。我變好了。我可以開始做計畫。我不會再跟惡魔交談。耶穌和上帝不會再在我的腦袋裡面跟惡魔對戰。」她父親說,「凱希回來了。」

雖然美國國家精神衛生研究院與英國政府贊助的數項研究均指出,整體而言,理思必妥等非典型抗精神病劑的作用,並未優於傳統的抗精神病劑,但凱希顯然對此一新藥的反應很好。她重新開始上學,甚至還獲得馬里蘭大學廣播電視電影的學位。1998年,她開始與一位男士約會,直到今天還跟他住在一起,那就是強納森(Jonathan)。2005年,她成為《改變之聲》(*Voices for Change*)的兼任編輯,這是麻州消費者團體「M力」(M-Power)發行的刊物,凱希在這個崗位做了三年。2008年春天,她協助M力組織運動,促使麻州議會通過一條法案,保障精神病患者在急診室的權益。然而,她還是得領失能給付──「我是被包養的。」她苦笑道。雖然原因很多,但她還是相信理思必妥,就是那種幫了她好大一個忙的藥,但這也使她更難獲得全職的工作。到了下午,凱希通常都精神奕奕,可是理思必妥會讓她在早上很想睡覺,她沒辦法起床。另一個問題是,她本來就很難跟其他人好好相處,理思必妥使這情況更加嚴重,她說,「藥讓你變得孤立。藥會干擾你的同理心,讓你整個人變得很無感,因此跟別人相處總是不自在。吃藥會讓人覺得自己很難跟別人好好相處。藥物可以擺平侵略性、焦慮和妄想這一類的症狀,可是藥物沒辦法讓你更有同理心;要有同理心才能跟別人好好相處。」

　　理思必妥也造成了凱希一些生理上的困擾。凱希身高157公分，一頭褐色捲髮，體格結實，但卻比標準體重多了將近30公斤。她的新陳代謝也有一些毛病，非典型抗精神病劑常會引發這類問題，例如膽固醇過高。「我全身上下的毛病多到和老太太有得拚。」她說道，「雙腳、膀胱、心臟、鼻竇、體重——全部都是毛病。」更令人擔心的是，從2006年開始，凱希的舌頭會不受控制地在嘴裡擺動，表示她可能得了遲發性運動障礙（Tardive dyskinesia, TD）。一般而言，出現這種副作用就是因為基底核（basal ganglia），也就是大腦中主管動作控制的區域，由於長年累月受到藥物損害，已經永久喪失了功能。但是不吃理思必妥她的狀況又會變得很不好，2008年的夏天，凱希感到非常絕望，「再過幾年，別人看到我一定會覺得我很恐怖，嘴巴有這種不由自主的動作。」她說。

　　這就是凱希一路走來的用藥故事。開始的十六年糟糕透頂，後面服用理思必妥的十四年，情況就滿好的。她相信現在她要維持健康的精神狀態，這種藥物不可或缺；我們可以把她看成一個活生生的例子，親身證明了此藥神奇的作用。不過，如果我們回頭想想她病況一直以來的發展，回到18歲那年，凱希第一次住院，還是會忍不住想問：她的故事到底反映了什麼？以藥物為主來治療精神疾病的模式，究竟讓她的生命變得更好，或是更糟？如果1978年秋天，躁狂初次發作的時候，醫師沒有立刻開給她鋰鹽和好度，而是嘗試用其他方式，例如好好地休息或是心理治療等，讓她恢復理智，她的人生又會是如何？如果她服藥之後，狀況一旦穩定，醫師就建議她慢慢減少劑量，她還會在醫院進進出出十六年嗎？會不會她在那

之後就無需請領失能給付？她的身體還會像現在這樣毛病一堆嗎？她對這些年的生活又會有什麼**主觀**感受？如果不吃藥也能過得很好，她的人生會有哪些成就？

　　凱希相當信任理思必妥，所以在我們談話之前，她其實不太去想這些問題。可是我一問，她好像無法控制地開始思索另一種可能性，我們每次碰面，她會一直提起這個話題。「如果不吃藥，我就能做更多事情。」第一次提到時，她這樣說；過一會兒，她又說，想到這種情況「我好難過」。有次我們碰面，她感慨地講到一輩子服用抗精神病劑，「你會失去靈魂，再也找不回來。我是騎虎難下，我整個身體都已經陷進去，陷在這場吃藥的戰鬥裡面」。最後一次碰面時，她告訴我，「回想當年，我記得一開始其實我沒有病得那麼重。其實我只是很迷惘。生活裡有那麼多問題，可是沒有人告訴我該怎麼辦。即使是現在，我還是會希望自己可以停藥，可是沒有人能幫我。我甚至找不到人討論這件事。」

　　當然了，我們不可能知道凱希‧勒溫不吃藥的話，究竟會有怎樣的人生。然而，本書後面我們會看到一些科學事實，說明她的病程可能會如何發展──假如在1978年，在她人生的轉捩點，精神病初次發作結束之後，她並未繼續服藥，也沒有人告訴她終生都得吃藥，那麼情況可能會如何。科學應該可以讓我們了解，精神科醫師是否能夠合理判定，長期來看，他們以藥物為主的療法究竟是讓臨床結果改善，還是惡化。可是凱希認為精神科醫師從來不思考這個問題。

　　「他們根本不明白這些藥對你有什麼長久的影響。他們只想讓

你在當下變得穩定，然後撐過一星期又一星期、一個月又一個月。他們想的只有這個。」

■ 喬治‧巴迪洛

喬治‧巴迪洛（George Badillo）現居紐約州長島的聲音海灘，他的房子很整潔，開車到海邊只要一小段路。他年近50，體格結實，從前額往後梳的頭髮剛開始轉灰，常常露出溫暖的笑容。他的兒子跟他住在一起，名叫布蘭登（Brandon），今年13歲——「他參加橄欖球隊、摔角隊、棒球隊，成績還登上榮譽榜。」喬治的得意之情，完全可以理解；女兒瑪德蓮（Madelyne）今年20歲，就讀紐約市立大學史坦頓島分校，那天剛好來探望他。看得出來，他們父女倆都很高興能有機會聚在一塊兒。

許多被診斷出思覺失調症的人都說自己從小就跟大家「不太一樣」，喬治也是。他在布魯克林區長大，總覺得自己跟其他小孩玩不到一塊，不過一部分是因為他父母來自波多黎各，只會講西班牙語。「我記得其他小孩聚在一起聊天的樣子，他們好熱絡、好活潑，大家都玩在一起，可是我沒辦法。我想跟大家講話，可是又會怕。」他回想著。酗酒的父親常常揍他，所以，他開始覺得「大家都不懷好意，都想傷害我」。

儘管如此，喬治在高中的成績還是不錯，直到18、9歲去紐約市立大學柏魯克分校唸書，他的生活才開始變調。「我迷上了夜店。」他解釋道，「我開始吸安非他命、大麻、古柯鹼，我覺得這樣好爽。藥讓我放鬆。到了那個時候一切開始失控，古柯鹼讓我變

得瘋瘋癲癲的。我成了一個貨真價實的偏執狂，總覺得每件事都有陰謀；有人跟著我，連政府也有份。」最後他跑到芝加哥投靠他阿姨，躲開這個世界，因為他覺得全世界都要追捕他。他的家人覺得不對勁，勸他回家，帶他到長島猶太醫院（Long Island Jewish Hospital）看精神科門診；他被診斷為妄想型思覺失調症。「他們告訴我，我的大腦出了問題，一輩子都會是病人。」他說。

接下來的九年則是一團混亂。喬治也跟凱希一樣，很討厭好度，以及醫生開的各種抗精神病劑；他好幾次自殺未遂，而自殺的部分原因就是藥物帶給他的絕望感。他和家人爭執是否服藥的問題，時吃時停，也轉了好幾間醫院；1987年，18歲的女友生下瑪德蓮，喬治當爸爸了。他把女朋友娶進門，希望自己可以做個好父親；但瑪德蓮體弱多病，喬治和妻子都曾在照顧她的過程中崩潰，喬治的祖母只好把瑪德蓮帶回波多黎各。最後，喬治和妻子離婚，住進了失能者之家，在這裡他再度和一位女士結婚，而她也是被診斷為妄想型思覺失調的患者。他們在舊金山做了一些嘗試，也遇上不少倒楣事，但最後還是以離婚收場。喬治再次變得頹喪、多疑，1991年初，他住進國王公園精神醫學中心（Kings Park Psychiatric Center），這是長島一間相當老舊的州立醫院。

在這裡，喬治一步步陷入徹底的絕望。他設法叫人弄來一把手槍好讓他自殺，而這讓他被罰必須關在上鎖的治療房兩年。緊接著，那年的聖誕節，好幾個院友都被院方宣布不許回家過節，這讓他覺得很難受，他就幫忙這些院友逃出去。喬治打破一扇窗戶，把床單接在一起，讓這些院友拉著床單爬下去。院方的處理方式就是

把他移到另一區的病房，這裡住的都是十年以上的病患。「這下我住到了一個同房病友會尿失禁的區域。」他回想著，「我對這個社會來說太危險，必須吃藥；而且整天都只能坐著看電視，連出去室外都不行。我想我的人生已經完蛋了。」

喬治在這個毫無生氣的病房待了一年半，在藥物形成的迷霧中打轉。不過，他終於還是轉到准許外出的病房；突然間他可以看到藍天、呼吸新鮮空氣。心中燃起一線希望的他，開始採取一個十分大膽的舉動：把抗精神病劑含在嘴裡，趁醫院員工不注意的時候再把藥吐掉。「我又能想事情了。」他說，「抗精神病劑使得我沒法子思考。我好像一棵植物，什麼也不能做。我沒有任何情緒。我只是坐著看電視。可是現在，我又能掌握自己了。活過來的感覺太棒了。」

幸好，喬治精神病的症狀並未復發，身體不再因藥物而行動遲緩，他開始練習慢跑和舉重。這時他愛上了院中的一位病患，塔拉‧麥克布萊德（Tara McBride），兩人雙雙出院並住進附近的社區，塔拉生下了布蘭登。喬治從來沒和女兒瑪德蓮斷絕來往，他現在有了一個新目標。「我知道我有第二次機會。我要當個好爸爸。」

不過一開始並不太順利。布蘭登跟瑪德蓮一樣，天生就有健康問題（他的腸道異常，需要開刀），而這個壓力使塔拉崩潰，再次住院。當時喬治仍住在精神病患的住宅區，因此州政府認定他不適合照顧布蘭登，將孩子交給塔拉的姊妹撫養。不過，1998年喬治在紐約州精神衛生部謀得了一份兼職工作，以往日病友的身分為住院

患者提供諮商，解釋他們有哪些權利；三年後，他甚至能在法庭上表現得像一個適任的父親。「我妹妹瑪德琳（Madeline）和我取得了布蘭登的監護權。」他說道，「我的心情好得不得了。應該說根本高興得跳起來。這大概是史上第一次，一個陷在這套規則裡的人拿到了小孩的監護權。」

接下來的一年，喬治的妹妹幫他買了間房子，就是他現在住的地方。雖然喬治仍在領取失能給付，但他可以接一些聯邦藥物濫用暨心理健康服務局（Substance Abuse and Mental Health Services Administration, SAMHSA）的外包工作，也在為長島的住院青少年當志工。他的生活充滿意義，而布蘭登在學校的成就也證明了喬治的確成了自己希望成為的那種好父親。瑪德蓮也不吝說出她以喬治為榮。「他希望他的生命中能有布蘭登和我。」她說，「這個念頭讓他努力脫離現在的狀態。他想做我們的爸爸。喬治證明了精神疾病真的有可能痊癒。」

雖然喬治的故事激勵人心，卻無法說明抗精神病劑的治療效果整體而言是好是壞。不過這段故事的確提醒了我們一個臨床上的問題：喬治是在**停用**抗精神病劑之後，病況才轉好，這會不會表示某些患有嚴重精神疾病，例如思覺失調症、雙相情緒障礙症的患者，即使不服藥也可以痊癒？喬治的情況是特例，還是病患得以痊癒的普遍途徑？為了容易入睡，喬治現在偶爾還是會吃恩比安（Ambien）或低劑量的思樂康（Seroquel），但他相信至少以他而言，停藥正是讓他變好的關鍵。「要是我繼續吃那些藥，就不會像今天這樣了。我一定會住進某個成人養護中心，或住在醫院裡。可是我好了。有時候我還

是會胡思亂想，但就只是想想而已。而且不管什麼情緒壓力，我都能應付。這些壓力會在我心裡留上幾個星期，然後就消失了。」

■ 莫妮卡‧布里格斯

莫妮卡‧布里格斯（Monica Briggs）這小姐身材高䠷、精神奕奕，她就像多數積極參與「病友教育方案」的人一樣，很討人喜歡。有天我和她在南波士頓某間館子共進午餐，她撐著拐杖，艱難地走近飯桌，因為前陣子不小心受傷了；我問她怎麼來的，她笑道，「騎腳踏車。」言談間不無得意。

1967年，莫妮卡出生於麻州衛斯理鎮，也在這個富裕的小鎮上渡過她的少女時光；乍看之下，我們會覺得她完全不可能罹患慢性精神疾病。她的家庭背景相當出色，母親在衛斯理當教授，父親則在波士頓地區數間學校擔任教職；而且莫妮卡不管做什麼都做得相當不錯。小時候她是個運動健將，學業成績也很好，還在美術、文學方面特別有天份。高中畢業後，有不少大學願意提供她獎學金，她於1985年進入佛蒙特州的明德學院就讀，當時她認為自己的人生會走上十分傳統的道路。「我以為我會上學、結婚、養一隻咖啡色的拉布拉多、住在郊區、開休旅車……我以為人生就是那樣。」

進入明德學院一個月之後，在毫無預警的情況下，莫妮卡突然嚴重憂鬱症發作，原因不明。她從來沒有情緒問題，學校裡也沒發生什麼壞事，可是，強烈的憂鬱讓她不得不離開學校，回家休養。「以前我從來沒放棄過任何事情。」她說道，「我以為我的人生完蛋了。我想我一定沒辦法從這個打擊裡恢復。」

　　幾個月後，她回到明德學院。那時她正在服用抗憂鬱劑「脫甲丙咪嗪」（desipramine），而且隨著春季來臨，她覺得自己好多了。可是她的狀態並不只是恢復到「正常」水平，而是整個提升到一個似乎太好的狀態。她覺得自己有好多能量等著去消耗。她開始長跑，也投身於繪畫，用炭筆、粉彩描繪出美麗的自畫像。她只需要極少的睡眠，她用多出來的時間創立了一間T恤公司。「這種感覺太好了、太棒了。」她說，「我並沒有以為自己是上帝之類的，可是也很接近了。這種感覺持續了好幾個星期，然後我就陷入低潮，那時候我以為自己一輩子都爬不出來了。」

　　從此莫妮卡開始與雙相情緒障礙症博鬥。鬱期結束了，躁期隨後而至，接著又會陷入更嚴重的憂鬱。她大一的學期平均成績有A-，還算順利過關，但躁期、鬱期接踵而來，大二那年5月，莫妮卡吞下一把安眠藥，企圖自殺。接下來的十五年，她總共住院十三次。鋰鹽可以控制她躁狂的症狀，但她還是不斷陷入憂鬱到想要自殺的情況，醫師開給她一種又一種抗憂鬱劑，希望能找出某種神奇配方，讓她維持在一個穩定的狀況。

　　不必住院的時候，如果病況比較穩定，她也會努力地運用這些時光。1994年，她取得麻州藝術設計學院的學士學位，之後陸續在廣告公司、出版社工作。她在憂鬱症躁鬱症協會裡也很活躍，2001年還幫忙設計了「雙相熊」作為聯盟的標誌。不過當時她被原來的公司解雇，原因是憂鬱症發作，她根本出不了門，也再次強烈湧起自殺的衝動。莫妮卡買了一把槍，企圖對自己開槍，連續六發子彈卻都未能點著。有三個晚上，她都站在橫跨高速公路的橋上，想要

跳下去，但最終還是沒有，因為她擔心這樣可能會引發車禍，傷及無辜。她進出醫院數次，2002年她的母親因為胰臟癌過世，莫妮卡的精神狀況變得更加不穩。「我精神失常、出現幻覺，看見不存在的東西。我以為自己有超能力，可以改變時間的流動。我以為自己有對三公尺長的翅膀，可以飛上天。」

那一年，莫妮卡開始請領失能給付。她的躁症初次發作於十七年前，現在官方認定她因為雙相情緒障礙症而失能。「我恨死這件事了。」她說，「我是衛斯理鎮的女生耶，怎麼可以去領福利金！衛斯理鎮的女生不應該去領福利金。這對我的自尊心是個很大的打擊。」

不過，前面說了莫妮卡是踩著腳踏車、撐著拐杖前來赴會，那是她的午休時間——你可能已經猜到，莫妮卡的生活最後還是變好了。2006年，她不再服用抗憂鬱劑，停藥帶來「戲劇性的轉變」。她的憂鬱症狀減輕，開始在「轉化中心」（Transformation Center）做一點兼職工作。轉化中心是一個位於波士頓，由同儕自營的組織，設法協助罹患精神疾病的民眾。她持續服用鋰鹽，雖然有其缺點——「我藝術創作的能力不見了。」她說，不過生理層面的影響不太嚴重。她的甲狀腺有問題，又有顫抖症，但腎臟還算健康。「我正在恢復。」她說，我們離開餐廳時，她很清楚地表示希望自己能找到一份全職的工作，不用再請領失能給付。「領福利金只是我人生中一個過渡階段，」她的態度堅決，「而不是結局。」

這就是莫妮卡漫長的病程。若把她的故事當成個案研究，這個研究說的似乎就只是鋰鹽的好處。十幾年來，鋰鹽都能控制她的

躁狂症狀，即使2006年開始只用一種藥物進行治療，鋰鹽仍能讓她保持情緒穩定。然而，在她服藥多年之後，卻必須請領失能給付，這一點讓莫妮卡的故事顯露出精神疾病蔓延中，一個最關鍵的謎題。一個這麼聰明、成績這麼好的人，最後怎麼會弄到去領社會福利金？如果我們把時鐘撥回1986年春天，會看到一個更令人費解的問題：莫妮卡第一次的躁狂發作，究竟是因為她「有雙相情緒障礙症」，還是抗憂鬱劑造成的？會不會是那種藥讓她從一個曾經發作過憂鬱症狀的人，**變成**雙相情緒障礙症患者，引導她走上慢性精神疾病之路？用來控制她「雙相情緒障礙症」病程的抗憂鬱劑，會不會出於某種原因，反而讓情況惡化了？

換個方式問，參加憂雙盟聚會的人當中，初次服用抗憂鬱劑**之後**變成雙相情緒障礙症患者的比例有多少？

■ 陶莉雅‧費林－克拉森

如果你在2002年遇見陶莉雅‧費林－克拉森（Dorea Vierling-Classen），那時的她25歲，她會跟你說她患有「雙相情緒障礙症」。她在1998年被診斷罹患此症，精神科醫師的解釋是腦內化學物質失衡，因此她在2002年接受藥物雞尾酒療法。當時陶莉雅服用的藥物中有一種抗精神病劑，叫做金普薩。然而時間進展至2008年秋天，她已經完全停用精神科用藥兩年，她進入婚姻、也做了母親，還在麻州總醫院（Massachusetts General Hospital）進行博士後研究，過著朝氣蓬勃的日子；她十分肯定自己「患有雙相情緒障礙症」那幾年完全是誤會一場。她相信自己就像其他好幾百萬美國人

一樣，被捲入一場雙相情緒障礙症診斷的狂潮，差點就得一輩子當個精神病患者。

「真的是好險。」她說道。

在麻州劍橋公寓的廚房裡，陶莉雅對我娓娓道出她的生命故事。她的配偶安琪拉（Angela）也在，2歲的女兒則在隔壁的房間睡覺。陶莉雅的臉上有雀斑、頭髮略微小捲，明顯地散發出一股對生活的熱情。像這樣的人，你會覺得她小時候可能有點調皮，她對自己的印象也有部分確實如此。「我小時候很聰明，而且是非常聰明那種，有點像一般人眼中的書呆子。可是我有朋友。我很懂得怎麼跟別人交往——我也是個挺有趣的孩子。」若要說她小時候有什麼不對勁，那就是她很容易鬧情緒，動不動就「發脾氣」或「嚎啕大哭」。「討人喜歡，可是怪怪的。」她如此形容7歲的自己。

許多聰明的「怪」小孩都會發展一些他們特別擅長的能力，陶莉雅也不例外。她熱愛吹小號，後來變成出色的音樂家；她成績很好，特別有數學天份；她在高中時參加田徑隊，也在那兒交了許多朋友。然而，她還是相當容易情緒激動，她個性中的這一部分從未消失，而且生命中確實有某件事帶給她莫大壓力：她發現自己是個同志。她的父母是那種「極端保守的基督徒」，她非常愛他們，也非常敬佩他們為了社會正義所做的奉獻；陶莉雅的父親是個醫師，在科羅拉多州丹佛市危險的「五點區」設立診所，並投入一半時間在該處看診。但她害怕父母可能會基於宗教信仰而無法接受她的性傾向。陶莉雅大學讀的是位於馬里蘭州巴爾的摩，約翰霍普金斯大學的琵琶地音樂學院，大一結束時，她鼓起勇氣對雙親坦白。「可

以說就像我想像的一樣糟糕。」她說,「他們咬著牙、忍住淚,痛苦得不得了。我覺得非常絕望,因為這在他們的宗教觀念裡是一種根深柢固的想法。」

接下來的兩年,陶莉雅幾乎不和父母說話。她從眾人稱羨的琵琶地名校退學,轉而投入丹佛市中心龐克族的懷抱。過往滿腔抱負的小號手,如今理了個光頭、穿著戰鬥靴在市內到處跑。她在某間整修地毯的店工作了一年,然後進入大都會州立學院,這是間必須通勤的學校。她在就學期間不斷地與自己的情緒對抗,經常在大庭廣眾之下哭出來,不久後她找了一位治療師,這位治療師診斷出她得了憂鬱症。談話療法並沒有讓她舒緩下來,1988年春天的最後一週,她發現自己開始無法入睡。她到治療師的辦公室時相當不安,也有點狂躁,這時治療師對她的一切苦悶有了新的解釋:雙相情緒障礙症。「他告訴我這是慢性病,症狀發作會越來越頻繁,我一輩子都必須吃藥。」她回想道。

雖然未來顯得沒什麼希望,這項診斷仍然讓陶莉雅感到安心。這樣就能解釋她的情緒為什麼這麼容易激動了。而且,有很多偉大的藝術家都曾被診斷出這種病。讀了凱・傑米森(Kay Jamison)寫的《瘋狂天才》(Touched with Fire),她想:「我跟這些有名的作家一樣耶。太棒了。」現在她有了新的自我認同,她回到學校繼續學業,她先在內布拉斯加大學取得學士學位,接著在波士頓大學取得數學與生物學的博士學位,不管到哪裡,她都帶著「一大盒藥」。她的藥通常會有情緒穩定劑、抗憂鬱劑,以及抗焦慮的苯二氮平類藥物(benzodiazepine, BZD)這幾類,不過各個類別下會選哪些藥則

是常常改變。其中一種藥會讓她昏昏欲睡，還有一種藥會讓她的肢體不由自主地顫抖；似乎沒有任何藥物雞尾酒療法能讓她的情緒平靜下來。2001年，她開始服用金普薩，某種意義上，這種藥的效果很好。

「你知道嗎？」她即將承認的這種感受，連她自己都感到驚訝。「我好喜歡那玩意兒。我覺得我終於找到答案了。因為，你想不到吧，我沒有情緒了。這感覺太棒了。我再也不會哭了。」

雖然陶莉雅在波士頓大學的成績很好，但服用金普薩卻讓她覺得自己「很呆滯」。她每天睡十甚至十二個鐘頭，另外，她也和許多服用此藥的人一樣，身材像吹氣球似的胖了十幾公斤。安琪拉是在陶莉雅還沒開始吃金普薩之前認識她的，兩人墜入情網，但現在安琪拉覺得她失去了某些東西，「她再也不像以前那樣有精神，她不會笑了」。她說。不過，她們兩個都知道陶莉雅必須服藥，她們開始以她的病為中心，來安排兩人現在的生活——以及往後的計畫。她們參加憂雙盟的聚會，她們開始考慮應該把陶莉雅職涯的目標放低一些，她可能沒辦法應付博士後研究的壓力，但之前在地毯店那份工作或許正合適。「回想起來，當時真是腦袋有問題。」目前在萊斯利學院（Lesley College）擔任數學教授的安琪拉說道，「可是那時候，陶莉雅不是一個很有韌性的人，依賴心也愈來愈重。我得扛起照料的責任。」

陶莉雅未來的可能性愈來愈少，原本她可能繼續這樣下去，但2003年，她無意間讀到某些文獻質疑長期服用金普薩是否安全，以及這些抗精神病劑到底有沒有好處。這讓陶莉雅慢慢減少服用的劑

量，雖然整個過程「根本是地獄」──她產生嚴重的焦慮、恐慌、妄想，以及顫抖症──但最後她的確可以完全不再服用金普薩了。然後她決定也試試能不能停掉當時正在服用的苯二氮平類藥物，也就是「可那氮平」（Klonopin）。這次的戒斷經驗也很可怕，她頭痛欲裂，到中午還起不了床。不過，她還是成功地一一停用了這些藥物，而這也讓她開始懷疑醫師對她下的雙相情緒障礙症診斷。最初，她會去看治療師是因為**太常哭**。在此之前，她並未出現過躁狂的症狀，失眠和躁動現象是在她服用抗憂鬱劑以後才出現的。有沒有一種可能，她當時只是個多愁善感的青少年，有些成長的課題要面對？

「以前我一直認為就我自己的情況來說，精神疾病完全是生理性的。」她說道，「它跟我所處的情境沒有關係。我的生命當中沒有發生什麼太糟糕的事情。可是後來我想到，嗯，我坦白說自己是同性戀，家人卻不支持我，呃，這對我來說可能真的是個滿大的壓力。」

陶莉雅最後停用的藥物是情緒穩定劑，2006年11月22日，她完全停藥。「太開心了。我很意外，這麼多年後還能找回真正的自己。」她又說，當她擺脫了自己患有雙相情緒障礙症的想法，她對要為自己的行為負起多少責任的判斷也改變了。「當我患有『雙相情緒障礙症』的時候，我有藉口做一些不穩定、無法預測的行為。我有那個權利。而現在，我用一般人的行為標準來判斷自己，結果我還真能達到這些標準。這並不是說我每天的狀況都很不錯。有時候的確不怎麼好，也許我還是比一般人更容易擔心，可是也沒差那

麼多。」

　　陶莉雅在麻州總醫院的研究重點是血管活動如何影響腦部功能。既然她與「精神疾病」的對抗似乎可以歸咎於誤診，就如她自己說的，「我會幻想自己被診斷為雙相情緒障礙症根本是一場誤會。」也許有人會因此認為她的經歷與本書無關。然而，她的故事呈現出一種可能性，大大有助於我們解釋美國精神失能流行的狀況。如果我們放寬精神疾病的界定（顯然在過去二十五年來已經是如此），又用精神科用藥去治療那些被診斷的人，那我們是不是有可能把一個苦悶的青少年變成慢性精神病患？陶莉雅十分聰明能幹，可是她差點就走上那條路。她的故事可能就是一個**醫源性**（iatrogenic）歷程在作怪的故事，一個各方面都正常的人，被醫學診斷與後續治療搞成慢性病患。所以我們應該要思考：我們的醫療模式有時候會不會反而**製造了**精神疾病？

父母的兩難

　　我剛開始著手撰寫本書的時候，曾經與紐約州雪城市的兩家人碰面，在此之前的幾年，他們都曾面臨一個抉擇，要決定是否讓自己的孩子接受精神科用藥的治療。我之所以會將這兩個家庭連結起來，是因為對於怎樣做才最能幫助孩子，兩家的結論恰好相反，而我想知道，當時這兩家人分別根據了哪些資訊才做出判斷。

　　我先見了奧茲夫婦，關朵琳（Gwendolyn Oates）與西恩（Scan Oates）。他們家在雪城的南側，宜人的屋子座落於緩坡上。這對和氣的夫妻分屬不同種族，他們有兩個孩子，納森（Nathan）和愛麗

亞（Alia）；我們談話的過程中，納森（當年8歲）大部分的時間都癱在客廳裡，用色鉛筆在素描本上畫畫。

「我們是在他3歲的時候開始覺得擔心，」做母親的說，「我們注意到他有過動的現象。他沒辦法坐著吃完一餐，其實是連坐都沒坐下來。晚餐的時候他總是在桌子旁邊跑來跑去。在托兒所也是一樣──他沒辦法好好坐著。他也不睡覺。我們總是得搞到晚上九點半或十點才能讓他躺下。他會亂踢、尖叫，這不像正常小孩鬧脾氣的行為。」

一開始，他們帶納森去看小兒科，可是醫師不願意做出診斷，於是他們帶他去看精神科，精神科醫師很快地做出結論，納森得了「注意力不足過動症」。精神科醫師認為他的問題是一種「化學」的問題。「當時我們只能靠自己，但注意力不足過動症我們又一點都不懂。」母親說道。要讓納森服用「利他能」（Ritalin），他們也感到不安，可是，納森馬上就要上幼稚園了，考慮過後，他們認為對納森來說服藥是最好的決定。「過動的情況讓他無法學習。」母親說。「幼稚園甚至不希望我們送他去上學，可是我們說，『不行，我們要讓他去』。我們做這個決定，是為了讓他順利成長。」

用藥的初期，有段時間他們在「嘗試錯誤」。醫師會開給納森高劑量的利他能，可是「他變得像僵屍一樣。」母親回憶著，「他的確安靜下來了，可是變的動也不動。他盯著空氣發呆。」後來醫師讓納森改吃「專思達」（Concerta），這是一種長效型興奮劑，他的狀況算是穩定下來。但過了一陣子，納森開始出現一些強迫性的行為，例如他不肯踩到草皮上，還有他手中一定要拿著某樣東西，

醫師於是開了百憂解來控制這些症狀。同時服用這兩種藥物之後，納森出現恐怖的「抓狂」。有一次他猛踢臥室的窗戶，還有幾次他威脅說要殺掉妹妹，甚至殺掉媽媽。然後醫師只好停用百憂解。停藥後納森的行為有略微好轉，但他仍然很凶，醫師的診斷是他同時患有雙相情緒障礙症和注意力不足過動症。

「他們說注意力不足過動症和雙相情緒障礙症總是一起來的。」母親說，「現在我們知道他還有雙相情緒障礙症，我們覺得他可能一輩子都得吃藥了。」

從那時起，納森開始接受雞尾酒式藥物治療。我去採訪他們的時候，他早上吃專思達，下午吃利他能，每天還要服用三次低劑量的抗精神病劑理思必妥。他的父母表示，這樣的組合對他頗有效，雖然納森的情緒還是不太穩定，但已經不會再突然抓狂，對妹妹的敵意也減低了不少；要應付學校的課業還是很辛苦，不過總算能順利升級，跟同學也都能好好相處。做爸媽的對藥物最擔心的是，這可能會妨礙他的發育。納森比妹妹大三歲，身材卻比妹妹嬌小。可是包括醫師助理在內，那些負責治療納森的人很少提到藥物可能會對他造成哪些長期影響。「他們不擔心那些事情。」父親說，「反正現在藥物能幫助他。」

訪談快結束時，納森讓我看他畫的圖。他很迷鯊魚和恐龍，我告訴他我好喜歡他的作品，他幾乎就要臉紅了。在我拜訪他們家的這段時間，納森大部分的時間都保持安靜，甚至有點壓抑，可是我在離開之前和他握了手，那當下，他看起來是個十分溫柔體貼的孩子。

＊　　＊　　＊

　　傑生・史密斯（Jason Smith）和凱莉・史密斯（Kelley Smith）住在雪城西側，從奧茲家過去路程約莫30分鐘。敲門後，史密斯家7歲的女兒潔西卡（Jessica）跑來應門。看來她在等我呢。我一打開錄音機，潔西卡就坐到沙發上，坐在她母親和我的中間，準備好侃侃而談她的觀點。稍後，她父親也提到：「潔西卡很有領袖氣質。」

　　潔西卡的行為問題是從她2歲上托兒所的時候開始的。她生起氣來會打或咬其他孩子；在家裡則是開始出現「夜驚」的情況，以及徹底的崩潰。「一件芝麻綠豆大的小事都會碰到她的開關，然後她就斷線了。」做母親的說。

　　史密斯夫婦向該區的教育局求助。教育局建議潔西卡去上雪城北區的一間「特教」托兒所，但是她在那間學校裡的行為表現還是很凶悍，教育局就要兩人帶潔西卡到紐約州立大學的健康科學中心做心理評估。他們在那裡是由一位專業護理師看診，這位護理師立刻判斷潔西卡得了「雙相情緒障礙症」。護理師解釋，潔西卡腦內的化學物質失衡，建議她採用三種藥物的混合治療：丙戊酸（Depakote）、理思必妥、鋰鹽。

　　「我嚇到了，尤其是想到要讓她吃抗精神病劑。」傑生說，「她才4歲哪。」

　　諮商結束後，夫妻倆不知如何是好。凱莉在紐約州歐斯維格郡的家庭服務中心上班，所以知道有許多孩子都因為情緒困擾而服

用精神科開立的藥物。在她服務的機構，郡政府的立場是期待父母能同意服藥。「我心裡有一部分認為也許潔西卡真的得了雙相情緒障礙症，那事情也就是這樣了。」凱莉說道。此外，健康科學中心的人還對史密斯夫婦表示，除非潔西卡接受藥物治療，否則他們不會再為她看診。種種情況都指出，他們應該遵照健康科學中心的建議，「專家跟你說你必須這樣做，這是生理的問題」，傑生說道。可是傑生當過藥技士，他知道藥物可能會有強烈的副作用。「我怕死了。」

　　凱莉上網查了健康科學中心建議使用的那些藥物。然而，她找不到任何一項研究可以說明，採取此類雞尾酒藥物治療的孩子，長期看來的治療成果較好；她回憶道，甚至連短期的副作用都「很可怕」。同時，平時為潔西卡看診的小兒科醫師說讓她服用精神科用藥實在是「亂來」。傑生和凱莉的家人也認為這種做法不妥。傑生想到，幾年前他曾經利用談話治療來解決本身「憤怒管理」的問題，要是他不靠藥物就能改變，那潔西卡的行為是不是也可以改變呢？

　　「我們只是不想接受（雙相情緒障礙症的診斷）。潔西卡這麼活潑，我們希望把她看成一個有天賦的孩子。」凱莉說道。「跟2歲的時候相比，她已經進步很多。我們實在無法想像讓她吃藥。」

　　他們做出決定的時間點是2005年，過了三年，他們說潔西卡狀況良好。她在學校的成績大部分都得A；現在老師們覺得早先她竟會被診斷為雙相情緒障礙症，實在是太「離譜」。有時候她還是會和其他孩子吵架，別的小孩鬧她的時候，潔西卡嘴上毫不留情，但是

她知道自己不可以打人。她在家裡仍然偶爾會崩潰，可是情緒爆發的情況不像以前那麼嚴重。潔西卡甚至想建議天下的父母該如何應對這種情緒激烈的發言：「他們應該（對孩子）說『過來』，然後揉揉他們的背，讓他們覺得舒服一點，這樣他們就沒辦法生氣了。等到他們崩潰的情緒過了，他們就會記得這些事情。」

臨走前，潔西卡讀《天不怕地不怕的小老太婆》（*The Little Old Lady Who Was Not Afraid of Anything*）給我聽，還中斷了好幾次，跳下沙發把書中的場景演給我看。「雖然她有行為問題，大家還是很愛她。」她的父親說，「當時我們怕的就是藥物治療會讓她完全改變，包括她的個性。我們不希望傷害她的才能。我們只想要她健康長大，人生圓滿。」

兩個家庭做出了兩種決定。如今雙方都覺得自己的決定正確，認為自己的孩子走上了人生中比較好的那條道路。這讓人感到安心，我答應這兩家人書快寫完時會再去拜訪他們。不過納森和潔西卡顯然走了不同的路，開車回波士頓的路上我一直在想，這兩對父母都必須在**科學真空**的狀態下，決定是否讓孩子服藥。他們的孩子真的有腦內化學物質失衡的問題嗎？有沒有一些科學研究能顯示，利用藥物治療過動或少年的雙相情緒障礙症，確有長期療效？如果讓小孩子採取雞尾酒藥物療法，而其中包含了抗精神病劑，會對孩子的生理健康造成哪些影響？我們能不能預期這個孩子變成健康的青少年、健康的大人？

第二部：精神科用藥的科學基礎

第三章　流行病的根源

美國人逐漸相信，科學幾乎無所不能。

　　　　　　——美國醫學會主席路易斯・歐爾（Louis M. Orr,
　　　　　　1958）[1]

　　我們著手調查這個現代流行病的第一步，就是回顧醫學史上的
里程碑。這可能顯得有點怪，但如果我們要明白整個社會怎麼會相信
托拉靈點燃了精神藥理學的革命，就必須先回到德國科學家保羅・艾
利希（Paul Ehrlich）的實驗室。艾利希提出一種說法，認為人類可以
找到「神奇子彈」來對付感染性的疾病，而當這種說法證明成立，社
會就開始相信每一種疾病在未來都會出現這種奇蹟般的治療方式。

　　艾利希1854年生於東普魯士，年輕時研究的是如何利用苯胺染
料為生物體染色。他和他的同僚們發現，在紡織工業中用來染衣服
的染料，其親和力是有選擇性的，因此可以利用來替不同的器官細
胞和組織細胞染色。甲基藍可以染某一種細胞，甲基紅又可以染另
一種。為了解釋這種專一性，艾利希假設細胞的某些分子會伸入它
周圍的環境，而化學染料會嵌上這個結構，就像鑰匙插入鎖孔；這
種結構他稱之為「受器」。每一種細胞配備的鎖頭都不一樣，所以
甲基藍染一種細胞，甲基紅染另一種細胞——這些染料就像不同的

鑰匙，可以打開不同的鎖。

　　艾利希的研究始於1870年代，他在德國萊比錫大學讀博士的時候；同時期的大事為羅伯特‧柯霍（Robert Koch）和路易斯‧巴斯德（Louis Pasteur）證明了傳染病乃是由微生物所引起。他們的發現引出一個令人興奮的想法：如果我們能殺死這些侵入人體的生物，就能把病治好。然而，那時候的科學家多半都認為，能傷害微生物的藥肯定也會危害微生物的寄主。「你不可能在體內進行消毒。」1882年，德國某場內科醫學會上，科學家們如此宣布。不過，艾利希針對苯胺染料所做的研究，卻讓他產生別的看法。染料可以將特定的身體組織細胞染色，卻不會染到其他細胞。所以，要是他能找出一種帶有毒性的化學物質，這種物質能和侵入人體的微生物起作用，卻不影響病人的組織，那會怎麼樣？果真如此，這種物質就能殺死細菌而不傷害病人了。

　　艾利希寫道：

> 要是我們看出某個有機體是被特定種類的細菌所感染，又發現了某種物質，對這類細菌具有專一的親和力，只對這些細菌起作用，那麼就很容易製造解藥。（如果）這種物質對人體正常的組成分子沒有親和力，它就是神奇子彈。[2]

　　1899年，艾利希出任法蘭克福的皇家實驗治療研究所（Royal Institute for Experimental Therapy）所長，他開始在這裡尋找神奇子彈。他的目標是找出能夠選擇性殺死錐蟲的藥物。錐蟲是一種單細

胞寄生蟲，會造成昏睡病等數種疾病。艾利希沒多久就鎖定了一種砷的化合物，對胺苯胂（atoxyl），他認為這種物質最有潛力成為神奇子彈；他要操作這種化合物，讓它能夠插進寄生蟲的「鎖孔」，卻不會打開任何一個人體細胞的鎖。他很有系統地製造出數百種對胺苯胂的衍生物，一一測試它們對錐蟲的作用，可是他一次又一次地失敗了。到了1909年，艾利希已經測試了超過900種化合物，此時有位助理決定試試編號606的化合物能不能殺死一種最近發現的微生物，它就是梅毒螺旋體。不消幾天，艾利希奏凱而歸。這種藥物後來稱為洒爾佛散（salvarsan），它可以把感染梅毒兔子體內的微生物消滅，卻完全不傷害到兔子。「這就是神奇子彈！」保羅·迪克呂夫（Paul de Kruif）1926年的暢銷作品寫道。「多麼安全的一顆子彈！」他又說，這種藥物的「療效只能以神蹟來形容」。[3]

　　艾利希的成果鼓舞了更多科學家開始尋找對抗其他致病微生物的神奇子彈，雖然歷時長達二十五年，但拜耳化學公司終於也在1935年為醫學界提供了第二種神奇藥物。拜耳公司發現磺胺（sulfanilamide，煤焦油化合物的一種衍生物）能相當有效地對抗葡萄球菌感染及鏈球菌感染。神奇子彈帶來的革命正式開始，下一個是青黴素（penicillin）。亞歷山大·弗來明（Alexander Fleming）在1928年發現一種黴菌能夠殺死細菌，可是他和他的團隊也注意到這種黴菌不易培養，而且即便順利培養出來，他們還是沒辦法提煉、純化出足量的活性成分（青黴素），使其做為實際藥物使用。然而，到了1941年，二戰烽火連天，傷口細菌感染一直是戰時死亡人數的大宗，英美雙方都亟欲跨越此一障礙。美國政府要求默克

（Merck）、施貴寶（Squibb），以及輝瑞（Pfizer）三間公司派出科學家投入此計畫。1944年諾曼第登陸那一天，兩國已能生產足夠青黴素，供所有諾曼第登陸的傷兵使用。

「奇蹟式治療的時代終於來臨。」路易斯‧薩瑟蘭（Louis Sutherland）在他的書《神奇子彈》（*Magic Bullets*）中如此寫道；的確，大戰結束後醫學仍持續突飛猛進。[4]製藥公司發現了更多的廣效抗生素，例如鏈黴素（streptomycin）、氯黴素（chloromycetin）、金黴素（aureomycin）等等；一轉眼，醫師就已經可以利用藥丸來治療肺炎、猩紅熱、白喉、結核病，還有許多其他的傳染病。政治領袖與醫師皆額手稱慶，因為數世紀以來，人們一直為此類疾病所苦。1948年，美國國務卿喬治‧馬歇爾（George Marshall）充滿信心地，預測傳染病可能很快就要從地球上消失了。幾年後，美國總統艾森豪（Dwight D. Eisenhower）公開表示所有微生物都會「無條件投降」。[5]

到了1950年代，醫學界回顧過往，可以舉出更多成功的例子。製藥公司改良了麻醉劑、鎮靜劑、抗組織胺、抗痙攣劑，在在顯示出科學家確已能夠更精準地合成化學物質，有效對中樞神經系統產生作用。1922年，禮來大藥廠（Eli Lilly）研究出從家畜的胰臟中抽取胰島素，讓醫師能夠有效地治療糖尿病。雖然補充胰島素的療法還算不上這種疾病的神奇子彈，但也差不了太遠，因為它對人體中缺乏的物質提供了生理上的代替品。1950年，英國科學家戴爾爵士（Sir Henry Dale）去信《英國醫學期刊》（*British Medical Journal*），信中指出在漫長的醫學史上，這是多麼非凡的一刻：「吾等有幸目

睹此一偉大運動之濫觴，得以活過當今之世為榮；此後五十載，定更有廣博宏大之進步，為後世所觀。」[6]

美國很快就準備好要迎接這個美妙的未來。大戰之前，基礎研究的經費多來自私人，卡內基（Andrew Carnegie）、洛克斐勒（John D. Rockefeller）皆為其中要角；戰爭一結束，美國政府馬上成立了國家科學基金會（National Science Foundation），由國家提供經費。尚未克服的疾病還有很多，國家的領導人放眼望去，想看看是否有哪個醫學領域進度落後了，他們很快就發現有一門專科顯得特別突出。精神醫學，看起來，可以給它們一些協助。

設想一種新穎的精神醫學

精神科這一門醫學專科起源於19世紀的精神病院，1844年，13位開設小型精神病院的醫師聚集在費城，創立了美國精神病患機構院長協會（Association of Medical Superintendents of American Institutions for the Insane）。當時的精神病院提供的是一種環境照護，叫作「人道療法」，這種照護方式是由貴格會教徒引進美國，在那時候的成效頗佳。大部分精神病院50%以上的初次住院患者都能在一年內出院，而且其中有一定比例的患者，出院後就再也沒有回到醫院。19世紀曾有一個針對烏斯特州立精神病院所作的長期研究，發現該院984位出院患者中，有58%的患者終身情況良好。然而到了19世紀後半，精神病院的規模迅速擴大，社區內的老年人和梅毒患者等神經症狀患者都被扔到精神病院，這類病人根本不可能痊癒，人道療法因而被看成一種失敗的照護方式。

在1892年的聚會中，這些精神病院院長立誓拋開人道療法，轉而採用物理治療。精神醫學新時代的曙光乍現，他們很快就開始傳揚許許多多物理治療的好處。他們說各式各樣的水療，包括高壓淋浴、長時間泡澡，是有幫助的。其中一間精神病院報告提出，為患者注射綿羊甲狀腺萃取物能帶來50%的治癒率；還有醫師宣稱，注射金屬鹽、馬血清，甚至直接注射砷，可以讓瘋狂的心智恢復清明。特倫頓州立醫院院長亨利·柯頓（Henry Cotton）在1916年報告中說到，他治療神經失常的方法是拔掉病人的牙齒。有人說發燒治療有用，也有人說深度睡眠療法有用，只是這些身體治療的報告雖然在一開始看起來大為成功，但都經不起時間的考驗。

1930年代末、1940年代初，精神病院的醫師們熱烈擁抱一種直接作用於腦部的三合一治療，被大眾媒體稱為「奇蹟般」的治療——至少最初如此。首先是胰島素昏迷療法。醫師先為病患注射高劑量胰島素，讓他們因血糖過低而陷入昏迷狀態，再幫他們注射葡萄糖，讓他們活過來。《紐約時報》如此解釋，這時候「腦中的短路消失了，正常的電路重新開始作用，他們因而能恢復理智、認識現實」。[7]接著是痙攣療法，也就是利用四氮五甲烷（Metrazol）這種毒性物質，或電擊的方式，引發病患的痙攣；等到病患清醒之後，就不會再有病態的思想，取而代之的是精神上的幸福感；至少精神病院的醫師是這麼說的。最後一種「劃時代」的療法是額葉切除術（lobotomy），用外科手術摧毀大腦額葉（frontal lobes），立即就能顯示成效。《紐約時報》說，此一「靈魂的手術」，能夠「在數小時內，讓野獸化作溫馴的動物」。[8]

　　《哈潑》、《讀者文摘》（*Reader's Digest*）、《週六晚報》等知名報章雜誌經常登出此類文章，社會大眾便有理由相信精神醫學對於治療精神疾病已有重大進展，與其他醫學領域一樣突飛猛進。但二戰才剛結束，社會大眾就被迫面對一項與這種進步訊息截然不同的事實，除了感到震驚，也讓人無法置信。當時有42萬5千人被鎖在美國國內的精神病院，一開始是《生活》雜誌，再來有記者雅柏・德伊琦（Albert Deutsch）出了《國恥》（*The Shame of the States*）一書，以照片帶美國民眾深入這些老舊設施的內部。一絲不掛的男人在空蕩蕩的房間內縮成一團，在自個兒的糞便裡打滾。穿著粗布罩衫的女人，光著腳被拴在木條凳上。病患睡在破洞的帆布床上，寢室嚴重爆滿，病患得爬過床腳才有辦法走出房門。一系列影像呈現出管理的疏失，以及病患遭受的痛苦，教人難以置信。書末，德伊琦用一個你一定能想像的例子描繪了這裡的景象：

> 走過巴百瑞（Byberry，精神科醫院）的病房，我想起納粹在貝爾森（Belsen）和布亨瓦德（Buchenwald）的集中營。建築物裡密密麻麻都是赤身裸體的人類，像牛群般被放養著，但受到的關注卻還不如牛群；惡臭瀰漫，氣味如此鮮明、噁心，這股臭味簡直要生出實體的存在了。我看見屋頂漏水，四壁破敗發霉，幾百個病人住在裡面，他們在腐朽的地板上或坐或臥，因為座椅不夠。[9]

　　顯然我們的國家必須重新規畫精神疾病住院患者的照護方案，

而在研擬此項需求的同時，亦有另一項證據顯示一般大眾的精神健康狀況堪憂。戰時，精神科醫師負責篩檢役男的精神疾病，他們認為有175萬名美國男性在精神方面不適於服役。雖然其中可能有許多人是為了逃避兵役而裝病，但這個數字仍然呈現出某種社會問題。另外，許多從歐陸返國的退伍軍人開始產生情緒困擾，1945年9月，兵役局局長路易士・赫雪將軍（General Lewis Hershey）向國會提出，此一問題已被掩蓋許久，迫切需要國家出面處理。戰時「效率低落與人員折損的最大原因就是精神疾病。」他說。[10]

現在，精神疾病是美國國內首要關注的議題，而這時抗生素四處攻克細菌，每個人都能輕易想到該往哪找長期解決的辦法。我們信賴科學的力量。我們認為現行「醫學」療法（胰島素昏迷、電擊、額葉切除術）對精神病患極有幫助，可以讓更多病患採用。既然已經有一套方法在對抗傳染病方面成效卓著，我們也可以用同一套程序製造出治療精神疾病的長期方案。我們只要研究精神疾病的生理成因，就能發展出更好的治療方式，既可以提供給病況嚴重的患者，也可以應用在中等程度的病人身上。「我可以想見將來有一天，精神醫學界的人會徹底遺忘我們的來路，忘記我們的起始之處是收容所，是濟貧院，是監獄。」此言出自康州哈特福醫院安生機構（Institute of the Living in Hartford）主任查爾斯・浦林根（Charles Burlingame）。「我可以想見將來有一天，我們會變成醫師，用醫師的方法思考，精神病院的運作、院裡的醫病關係，和最好的內外科醫院差不了多少。」[11]

1946年，美國國會通過國家精神衛生法（National Mental Health

Act），以聯邦政府雄厚的經濟實力推動此一革新。聯邦政府出資贊助精神疾病預防、診斷、治療的相關研究，補助州政府、市政府設置診所與治療中心。三年後，國會成立國家精神衛生研究院以監管改革。

「我們要體認到精神疾病跟生理疾病一樣是真實存在的，焦慮症、憂鬱症需要積極治療的程度，不下於盲腸炎或肺炎。」紐約大學教授霍華‧珞斯柯（Howard Rusk）在《紐約時報》為他開設的每週專欄中如此寫道。「這些疾病都是健康問題，都需要藥物治療。」[12]

舞台準備就緒，精神疾病及其治療即將變身。社會大眾信奉科學奇蹟，政府注意到精神疾病的照護方式亟需改善，而精神衛生研究院已經準備好要來實現此一目標。大家都**預料**有些了不起的事情就要發生，且多虧了抗生素的銷售佳績，製藥產業迅速成長，足以把握良機。將上述推力全部結合起來，治療嚴重的和不太嚴重的精神疾病（思覺失調、憂鬱、焦慮）的仙丹妙藥，如此快速地出現，也就不令人驚訝了。

第四章　精神醫學的神奇子彈

它是精神醫學史上第一次的藥物治療。

——紐約洛克蘭州立醫院研究主任，納森‧克萊恩
（Nathan Kline, 1974）[1]

　　醫學的「神奇子彈」模式導致人們發現磺胺類藥物與抗生素，此模式的性質其實很簡單，第一，辨認疾病的原因或本質；第二，發展出一套對付它的治療方法。抗生素殺死入侵的細菌；禮來大藥廠的胰島素療法也是同一種概念的變形。研究者終於找出糖尿病的起因是缺乏胰島素，製藥公司就針對這一點發展出治療的方法。每個例子首先出現的都是關於疾病的知識，而這也正是推動醫學進展的神奇處方。然而，如果我們看看人們是如何發現第一代精神科用藥，也看看最終它們是如何被稱為**抗精神病劑、抗焦慮劑**，以及**抗憂鬱劑**——這些詞彙暗指它們是特定障礙症的解藥，我們會發現其中相當不同的運作過程。精神藥理學的革命，有一部分是科學，有部分則是一廂情願的想法。

神經抑制劑、弱鎮定劑，與精神興奮劑

　　今日人們認為是托拉靈開啟了精神藥理學的「革命」。發現托

拉靈的故事得從1940年代說起，當時法國的製藥公司羅納普朗克藥廠（Rhône-Poulenc）正在測試一類名為吩噻嗪（phenothiazine）的化合物，以確定這類化合物是否具備神奇子彈的性質。吩噻嗪於1883年首度被合成，當時是被用來作為化學染料，而羅納普朗克的科學家試著合成的是能對造成瘧疾、非洲昏睡病，以及蠕蟲病的微生物產生毒性的吩噻嗪。雖然這項研究最後沒能成功，但他們在1946年發現其中一種吩噻嗪，鹽酸異丙嗪（promethazine），具有抗組織胺的性質，這意味著它可能可以在外科手術上使用。人體會釋放組織胺以應付受傷、過敏，或某些特殊情況，這種組織胺反應如果過於強烈，就可能會導致血壓急遽降低，在當時的確會偶爾讓手術患者喪命。1949年，法國海軍一位35歲的外科醫師亨利‧拉波希特（Henri Laborit），在突尼西亞比塞大海軍醫院對他的幾位患者投以鹽酸異丙嗪，他發現此藥除了具有抗組織胺的性質，還會引發一種「愉快的平靜……患者會陷入一種沉靜且昏昏欲睡的狀態，同時還帶著放鬆與超脫的神情」。[2]

看來，鹽酸異丙嗪似乎可拿來當作**麻醉劑**（anesthetic）。當時，醫療上常規使用的鎮定劑和止痛藥是巴比妥類（barbiturate）藥物與嗎啡，但這些藥物是抑制整體的腦部功能，而這讓它們顯得相當危險。但鹽酸異丙嗪顯然只作用在腦部特定的區域。這種藥物「使人們阻斷腦部特定功能的連結成為可能」，拉波希特解釋，「接受手術的患者感覺不到疼痛、焦慮，時常連手術也忘了」。[3]拉波希特推測，如果這種藥物能夠被當作手術藥物雞尾酒的一部分，人們可能就可以不必使用太高劑量的危險麻醉劑。包含鹽酸異丙嗪

的藥物雞尾酒，甚至是更有效力的衍生物（如果能夠合成出來的話），能讓手術過程更加安全。

羅納普朗克的化學家們立刻開始著手進行。為了評估化合物是否可用，他們會投藥給籠內的大鼠；這群大鼠曾經過學習，只要聽到鈴聲，就會爬上繩索前往休息平台，以避免遭受電擊（籠子的地板有通電）。當化學家注射編號「4560RP」的化合物進到大鼠體內，他們就知道找到鹽酸異丙嗪的後繼者了：被注射4560RP的大鼠不僅生理上無法攀爬繩索，就連情感上也興趣缺缺。這項新藥，氯丙嗪（chlorpromazine），顯然阻斷了大腦控制動作與情緒反應的區域，卻不會使大鼠喪失意識。

拉波希特在1951年6月初次嘗試以氯丙嗪作為手術患者雞尾酒藥物療法的一部分。一如預期，此藥會使患者進入「朦朧狀態」（twilight state）。其他的外科醫師也同時進行測試，並報告指出它會「加強」其他麻醉劑的效果，藥物雞尾酒會引發「人工冬眠」。同年12月，拉波希特於布魯塞爾的一場麻醉學會議中談到這個外科手術上的新進展，並提出他自己的觀察，認為氯丙嗪或許也可用於精神醫學。他說，這種藥「產生真正由藥物造成的額葉切除術」。[4]

雖然今日我們認為額葉切除術會損傷人體，但當時它可是被視為是極有效的手術；早兩年，諾貝爾醫學獎還頒給了這項手術的發明者，葡萄牙神經科醫師埃加斯・莫尼斯（Egas Moniz）。媒體也在這令人屏息的一刻，推崇額葉切除術是一種將瘋狂從人的腦子裡整齊切割出來的手術。但是，這項手術實際上所作的，是以一種影響深遠的方式徹底改變了患者，施行手術的醫師們也都相當清楚這

點。手術會使患者變得容易昏睡、對事物毫無興趣，行為舉止也開始像個孩童。但在額葉切除術倡議者的眼中，這些變化則是改進了患者以往的表現，焦慮、躁動，充滿精神病的思想；而現在，如果我們相信拉波希特的話，一顆藥丸就能以類似的方式使患者改頭換面。

1952年春天，兩位法國知名精神科醫師，尚・德萊（Jean Delay）和皮耶・丹尼克（Pierre Deniker）開始在巴黎的聖安妮醫院對精神病患投以氯丙嗪，此藥的使用很快就遍及全歐洲的精神病院。各地的報告都一樣：醫院病房安靜多了，患者更易於管理。德萊和丹尼克在1952年發表的一系列文章中描述由氯丙嗪引發的「精神症候群」：

> 病患或坐或躺，安靜地待自己的床上，通常臉色蒼白且眼皮低垂。多數時間保持沉默。如果有人問他問題，他會先停頓一陣，然後緩慢地以疏離且單調的語氣回應，用幾個字表達自己的意思，而且很快回復沉默無語的狀態。無一例外的是，這些回應總的來說是正確且切題的，表示接受藥物治療者仍具有注意力與思考能力。但很少主動提問；不會表達自己的關心、慾望或偏好。通常會意識到藥物治療帶來的改善，但並未表現出興奮的感覺。此治療帶來的精神症候群包含明顯的疏離、對外在刺激反應遲緩、情緒與情感無特別偏向、主動性與關心程度降低，但意識覺察與智識能力狀態並未改變。[5]

美國精神科醫師將氯丙嗪（美國將其取名為「托拉靈」）稱為「強鎮定劑」（major tranquilizer）。而在法國，德萊和丹尼克創造了更為精確的科學術語：這新藥是「神經抑制劑」（neuroleptic），意味它能控制神經系統。他們的結論是，氯丙嗪會引發類似嗜眠性腦炎（encephalitis lethargica）患者的腦部缺損。「事實上，」丹尼克寫道，「這項新藥可能造成真正的腦炎流行。患者症狀從可回復的昏睡狀態，到各種類型的運動障礙或運動機能亢進，最終發展到帕金森氏症。」[6]美國的醫師同樣也了解，這項新藥並未修復任何已知的病理狀態。「我們要記住，我們使用此藥並非在治療疾病」，精神科醫師帕森斯（E. H. Parsons）1955年在一場於費城舉行的會議上如此評論氯丙嗪。「我們是在使用神經藥物製造出一種特定的效果。」[7]

正當羅納普朗克藥廠測試吩噻嗪，為了找出可能對抗瘧疾之神奇子彈的性質之際，出生於捷克的化學家法蘭克‧柏格（Frank Berger）也在倫敦進行類似的研究，而他的工作成果造就了1955年「弱鎮定劑」（minor tranquilizer）的問市。

戰爭期間，許多科學家在英國的協助下開發能生產足供醫療用途的盤尼西林之方法，柏格正是其中一位。但盤尼西林只對革蘭氏陽性菌有效（gram-positive bacteria，這種染劑由丹麥科學家漢斯‧克里斯蒂安‧革蘭〔Hans Christian Gram〕開發，是一種能附著在微生物上的染劑），而在戰爭結束後，柏格試圖尋找的是能殺死革蘭氏陰性菌（gram-negative microbes）的神奇子彈，這種微生物會造成一大堆惱人的呼吸、泌尿和腸胃方面的疾病。當時，英國有販賣

一種商業的殺菌劑，名為苯氧乙醇（Phenoxetol），廣告宣稱它能有效對抗環境中的革蘭氏陰性菌，英國藥品公司（British Drug House, Ltd.）的柏格便對這項產品內的活性成分苯甘油醚（phenylglycerol ether）進行試驗，企圖製造出抗菌效果更優良的產品。他發現一種名為麥酚生（mephenesin）的化合物頗有希望，便對老鼠投藥，以測試毒性。[i]「令我相當驚訝的是，這個化合物能導致隨意肌產生可回復的遲緩性麻痺，和我以前看過的都不一樣。」柏格寫道。[8]

柏格無意間發現了一種有效的肌肉鬆弛劑。這件事原本已經夠古怪了，但更讓人驚訝的是，這些被藥物麻痺的老鼠面對這種新的困境，並未展現任何有壓力的徵兆。柏格讓動物的背向下、仰躺在地上，如此牠們就無法自己翻身回來，然而牠們的「心跳規律，也沒有任何影響到自主神經系統的跡象」。老鼠維持在安靜與鎮定的狀態，柏格還發現，這種令人驚奇的新化合物若投以低劑量，低到無法造成肌肉麻痺，老鼠們還是展現了出奇的平靜。

柏格意識到，這種藥物或許有商業方面的可能性，能夠作為緩和人們焦慮的藥劑。然而，麥酚生的功效非常短，只能提供患者幾分鐘的平靜。1947年，柏格搬到美國，並開始為紐澤西的華勒斯實驗室（Wallace Laboratories）工作，他在那裡合成出一種新的化合物，美普巴（meprobamate），它在人體內維持作用的時間是麥酚生

---

i　譯注：老鼠（mouse，亦稱小鼠）與大鼠（rat）是不同的實驗動物，在動物實驗上具備不同用途。老鼠的基因明確，且體型小、繁殖快，常用於基因方面的研究；而大鼠較大的體型便於解剖，更常用於生理及行為上的研究。原書即使用老鼠（mouse）和大鼠（rat），故譯文亦將兩者區隔。

的八倍。柏格嘗試對動物投藥，他發現此藥也有強大的「馴服」效果。「猴子被投予美普巴後，就失去牠們的攻擊性，變得更易於管理。」他寫道。[9]

華勒斯實驗室於1955將美普巴帶進市面，以眠爾通（Miltown）為名販售。其他製藥公司也搶著開發可與之競爭的藥物，而他們將目標鎖定在找出能使動物較不具侵略性，且會對痛覺麻木的化合物。在羅氏大藥廠（Hoffmann-La Roche），化學家李歐‧史騰巴赫（Leo Sternbach）針對腳部受電擊的老鼠投藥，老鼠通常會因遭受電擊而引發打鬥的行為，但服藥後卻不會了，史騰巴赫因此辨認出氯二氮平（chlordiazepoxide）具有「強大且獨特」的鎮靜效果。[10]就算劑量很低，老鼠遭到電擊時仍可維持非好鬥的狀態。這種化合物也被證實可有效馴服較大型的動物，它能讓老虎和獅子變成小貓。最後一個證實氯二氮平優點的證據涉及另一項電擊實驗。飢餓的大鼠被訓練成要按壓槓桿，才能取得食物，但同時牠們也被教導，若在籠內的閃光亮起時這麼做，就會遭受電擊。這些大鼠很快就學會不要在閃光亮起時按壓槓桿，不過每當籠內亮起閃光，牠們就會展現出壓力極大的徵兆，例如排便之類的。那如果對牠們投予一劑氯二氮平呢？閃光亮起，大鼠們沒有一丁點的不安。牠們的「焦慮」消失無蹤，甚至會按壓槓桿來得到一點吃的，絲毫不擔心隨之而來的電擊。1960年，氯二氮平問世，羅氏大藥廠將它取名為利眠寧（Librium）。

很明顯地，社會大眾很少會聽到這些弱鎮定劑催生過程中的動物實驗。除了一篇發表在《科學通訊》（*Science News Letter*）的文

章。這篇文章的報導者將動物試驗作為人類使用的參考標準，文中是這麼解釋的：如果你服用弱鎮定劑，「這代表當你看到一台車朝你疾駛而來，你可能仍會感到害怕，但這種恐懼並不會使你逃跑」。[11]

精神醫學現在有了能使住院患者安靜下來的新藥，也有了減輕焦慮的新藥，後者甚至連一般人都能在市面上買到；到了1957年春天，又新增加了給憂鬱症患者的藥物，異菸鹼異丙醯肼（iproniazid），上市販售的藥物名稱為馬西理（Marsilid）。這個被稱為「精神興奮劑」（psychic energizer）的藥物，可追溯至一個饒富詩意的來源：火箭燃料。

二戰末期，當德國用以推進V-2火箭的液態氧和乙醇將要用罄之際，德國科學家發展出新的化合物，聯氨（hydrazine），作為燃料的替代物。戰爭結束後，同盟國的化學公司大舉取得其樣本，製藥部門迫不及待想驗證它的毒性是否能為神奇子彈之用。1951年，羅氏大藥廠的化學家創造出兩種聯氨的化合物，異菸酸酊（isoniazid）與異菸鹼異丙醯肼，這兩者已被證實有對抗造成結核桿菌的效果。許多結核病院立刻開始使用這些新藥，且很快就有報告指出，該藥似乎能使患者「充滿活力」。根據《時代》雜誌報導，在史坦頓島的海景醫院（Sea View Hospital），「服用這些藥物的患者在病房內跳舞，讓攝影記者相當開心」。[12]

結核病患跳舞的景象，意味著或許可將這些藥物用於精神醫學中憂鬱症的治療。因為許多原因指出，異菸鹼異丙醯肼似乎還有更強的效力，但一開始的試驗中並未提及它對提振心情特別有效，甚

至還有報告指出這種化合物可能觸發躁症（mania）。使用異菸鹼異丙醯肼的結核病患會出現許多讓人討厭的副作用——眩暈、便秘、排尿困難、神經炎、怪異的皮膚感覺、慌亂，以及一些精神病症狀，以致於必須限縮在療養院內使用。然而，1957年春天，紐約橘堡洛克蘭州立醫院（Rockland State Hospital）精神科醫師納森・克萊恩的一份報告解救了異菸鹼異丙醯肼，報告中指出，若憂鬱症患者能持續使用此藥一段夠長的時間，至少五週，就會有效果。他以異菸鹼異丙醯肼治療的16位患者中，有14位有所改善，而且有些人「所有症狀都得到完全地緩解」。[13]

1957年4月7日，《紐約時報》總結了異菸鹼異丙醯肼的這趟奇幻之旅：「抗結核病藥物的副作用可能已將人們帶上化學療法之路，以治療那些無法觸及、嚴重憂鬱的精神病患。開發者將其稱之為興奮劑，取其相對於鎮定劑之意。」[14]

以上就是掀起精神藥理學革命藥物的故事。在短短三年內（1954到1957年），精神醫學獲得新的藥物，能使精神病院裡激動與狂躁的患者安靜下來；這些藥物既能處理焦慮，也能處理憂鬱。但這些藥物的發展，每一項都早於科學家辨認出其疾病的病程，或找到造成症狀可能的腦部異常之前。這些藥物的出現是源於二戰後對治療傳染病神奇子彈的求索，研究者在過程中無意間發現了這些以全新方式影響中樞神經系統的化合物。氯丙嗪、美普巴與氯二氮平的動物實驗顯示，這些藥物可以強力抑制正常的身體和情緒反應，但卻不會讓患者喪失意識。這正是強鎮定劑與弱鎮定劑的新

奇之處；它們可以選擇性地抑制腦部功能。一般人並不清楚異菸鹼異丙醯肼究竟如何運作，它似乎是以某種方式加快頭腦的運轉；但是，如同《紐約時報》所述，它提振情緒這項性質，應該視為是抗結核病藥物的「副作用」較為恰當。

對這些藥物最好的描述應該是「補藥」（tonics）。但媒體所講的，卻是幾乎完全不同的故事。

邪惡同盟

美國醫療的敘事力量在1950年代經歷了深刻的轉變，要了解原因，得先簡單敘述美國醫學會（American Medical Association, AMA）在那之前的歷史。

19世紀末至20世紀初，美國醫學會將自己定位為可幫助美國的社會大眾分辨藥物好壞的組織。當時，在美國市面販售的醫療產品超過5萬種，基本上分為兩種類型。一類是直接對社會大眾販賣（或在店內包裝販售）糖漿、萬用藥以及草藥療法等藥物，這一類小公司有數千家，而這些「專利」藥物通常是由某種「祕密」成分所製造的。另一類則是像默克或其他「藥廠」，他們會販售化學配方給藥劑師，也就是一般人說的「有把關」的藥物[ii]，之後藥劑師就成為這些產品的零售商。兩者都無需向政府管制機關證明其產品的安全或有效，而美國醫學會迫不及待要在這塊不受限制的市場為醫師建立一方之地，並將自己定位為進行藥品評估的組織。美國醫學會設

---

ii　譯注：這是當時對處方藥的說法。

立「宣傳部」來調查這些專利藥品，並據此保護美國人民不受「江湖郎中」之害，同時設立藥劑與化學委員會（Council on Pharmacy and Chemistry），對這些處方藥進行化學測試。美國醫學會將試驗結果發表於自己的期刊，並對最好的處方藥提供「合格標章」。美國醫學會每年也出版「有用藥物」名冊，且其醫學期刊不允許刊登任何未通過他們調查藥品的廣告。

美國醫學會藉此將自己變成製藥產業與其產品的看守者。這麼一來，該組織既可為大眾提供有價值的服務，也為會員帶來財務上的利益，因為藥物評估讓患者有了一個看醫生的好理由。醫師只要配備著有用藥品的名冊，就能開立適當藥品的處方。由提供人們取得藥物的途徑來看，正是這樣的**知識**，而非任何政府授權的處方權力，使得醫師具有其市場價值。

1938年，《聯邦食品、藥品和化妝品法案》（Food and Drug Cosmetics Act）通過，美國藥物的販售也在之後開始產生變化。該法規定製藥公司需向美國食品及藥物管理局證明產品的安全（但仍不需證明該藥物對患者確實具有幫助），在這種情況下，食品及藥物管理局開始頒布特定藥物需要具有醫師處方才能購買的法令。[iii]1951年，國會通過該法案的《達拉姆－漢弗萊修正案》（Durham-Humphrey Amendment），規定多數新藥必須要有處方才能取得，而且續藥也需要處方箋。

---

iii　1914年，《哈里森麻醉品法》（Harrison Narcotics Act）規定鴉片類藥物和古柯鹼需要醫師處方。1938年的《聯邦食品、藥品和化妝品法案》將需要處方的範圍擴展至更多藥物。

現在，醫師在美國的社會上享有了特權的位置；他們控制一般人取得抗生素與其他新藥的途徑。他們變成這些產品實質上的零售商，藥劑師只不過是執行其指令；而身為賣家，他們現在有財務上的理由得兜售手上產品的神奇之處。新藥給人的感受越好，大眾越可能前往醫師的診間取得處方箋。「使用最新的藥物為醫師帶來名聲，亦強烈影響醫師本身在市場上的地位」，《財星》雜誌如此解釋。[15]

製藥產業和醫師的利益從未如此一致，而美國醫學會也很快就適應這個新的現實。1952年，它停止出版每年的「有用藥物」名冊；再來，它開始准許未受委員會核可的藥物在期刊上打廣告。1955年，美國醫學會放棄知名的「合格標章」計畫；到了1957年，它將藥劑與化學委員會的預算削減到只剩區區的7萬5千美元，這一點可以理解，因為美國醫學會再也不會有評估藥物功效的生意。三年後，美國醫學會甚至遊說反對田納西州參議員埃斯蒂斯‧基福弗（Estes Kefauver）的提案，該提案要求製藥公司需對食品及藥物管理局證明新藥的療效。美國醫學會與製藥產業的關係，已經「我會說是變得怯懦」，哈佛醫學院教授邁斯威爾‧芬蘭（Maxwell Finland）在對國會的證詞中如此承認。[16]

但美國醫學會不只是放棄看守者的角色。美國醫學會與醫師現在也和製藥產業合作推銷新藥。1951年，也就是《達拉姆－漢弗萊修正案》通過的那年，史克藥廠（Smith Kline and French）與美國醫學會開始聯手製作一齣名為《醫學進行曲》（*The March of Medicine*）的電視劇，此片除了劇情，還會幫忙介紹即將上市的「神奇」藥物

給社會大眾。報章雜誌內關於新藥的文章，不可避免地，包含了醫師兜售藥物好處的證詞；如同輝瑞大藥廠的醫師哈斯克爾‧韋恩斯坦（Haskell Weinstein）後來對國會委員會坦承的，「多數出現（在大眾媒體）的報導，其實是藥廠公關安排的」。[17]1952年，一份產業動態的出版物《FDC報告》提及，製藥產業對於「媒體的極度好評」樂在其中，而幾年後，《FDC報告》指出原因何在。「幾乎所有重要的藥物在上市時，」它是這麼寫的，都得到「過多醫療專業的讚美」。[18]

藥物的新市場，牽涉的各方皆有利可圖。製藥產業的收入在1957年高達10億美元，且有位作家觀察到，藥廠享受這份使其成為「華爾街寵兒」的盈利。[19]醫師如今掌控了抗生素與其他所有處方藥的門路，他們的收入開始快速上升，1950到1970年就翻了一倍（通貨膨脹調整後）。美國醫學會期刊藥物廣告的收入從1950年的250萬美元，上升至1960年的1千萬美元；且毫不令人意外地，這些廣告把一切都說得美好樂觀。一份1959年針對刊登於六種主要醫學期刊藥物的回顧發現，89%的廣告並未提供關於藥物副作用的資訊。[20]

以上就是1950年代，第一代精神科用藥進入市場時的環境。社會大眾渴望聽見神奇藥物的消息，而這正是製藥產業與這個國家的醫師想告訴人們的故事。

奇蹟藥丸

史克藥廠透過羅納普朗克藥廠取得在美國販售氯丙嗪的許可證明，並於1954年3月26日得到食品及藥物管理局對托拉靈的認可。

幾天後，史克藥廠就在它旗下《醫學進行曲》這部電視劇中開始使用這產品。史克藥廠僅花了35萬美元開發托拉靈，而且在向食品及藥物管理局遞交申請前，他們只在不到150名精神病患身上使用過此藥，然而該公司的總裁法蘭西斯‧博耶（Francis Boyer）卻告訴觀眾，這項產品經歷了人們所能想像最嚴格的測試。「它被使用在超過5000隻動物身上，並已證實對人體有療效而且安全，」他說，「然後我們將這種化合物拿給醫師，在我們偉大的美國醫學中心探究它的臨床價值與可能的限制。總的來說，本國與加拿大已有2000名以上的醫師使用過此藥……一項新藥的開發既難且貴，但這是我們這個產業的榮幸，也是我們的職責。」[21]

博耶的故事是想表示嚴謹的科學在其中有發揮作用，不到三個月，《時代》雜誌在一篇名為〈1954年的神奇藥物？〉（Wonder Drug of 1954?）的文章，宣告托拉靈有「明星級的表現」；該文提到，服用一劑托拉靈之後，「病患坐了起來，且（對醫生）講話有條有理，這或許是數個月來的頭一遭」。[22]在後續另一篇追蹤報導中，《時代》雜誌指出患者是「自願服藥」，且他們一旦這麼做，就能「養活自己，痛快地吃並且睡得很好」。該篇報導的結論是，托拉靈跟「1930年代發現能殺菌的磺胺類藥物」同樣重要。[23]

這篇報導對神奇子彈的引用，不僅讀者不會錯過，其他報紙和雜誌也都跟著附和這個主題。《美國新聞與世界報導》（U.S. News and World Report）雜誌解釋，幸好有氯丙嗪，「之前無法治療的患者，現在只消幾週或幾個月就可以變成神智健全、理性的人」。[24]《紐約時報》在1945到1955年有一系列文章稱托拉靈為「奇蹟」藥

丸，為精神病患帶來「心靈的平靜」與「免於混亂的自由」。報章雜誌都同意，托拉靈預告了「精神醫學新紀元」的來臨。[25]

先前人們如此傳述托拉靈的故事，1955年春天眠爾通問市時，大眾的狂熱也就不令人意外了。《時代》雜誌報導，這種藥，是給「門診的精神官能症患者（neurotics），而非被監禁的精神病患（psychotics）」使用，且根據精神科醫師對記者所言，此藥的效能驚人。[26]《變動時代》（*Changing Times*）解釋，焦慮和煩惱瞬間消失，此藥可被視為「快樂藥丸」。《讀者文摘》將其比喻成「藥丸中的土耳其浴」。《消費者報導》（*Consumer Reports*）說明此藥「不會使感官變鈍或麻木，也不會上癮。它能放鬆肌肉、平靜心神，並給人們重新享受生活的能力」。[27]

社會大眾搶著要買這種新藥，使得聯合銷售美普巴的華勒斯實驗室與卡特產品公司（Carter Products）只得努力跟上市場需求。幸運能夠拿到貨的藥局會擺出標語大聲宣告：**是的，我們有眠爾通！**喜劇演員米爾頓・伯利（Milton Berle）說他太喜歡這藥了，喜歡到他要把名字改為眠爾通（Miltown）。華勒斯實驗室聘請達利（Salvador Dalí）來為眠爾通狂熱增添柴火，他們付給這位偉大藝術家3萬5千美元，請他創作展品，並在美國醫學會大會中展出，打算透過展覽記錄下這種新藥的魔力。與會者得先走過一條黑暗且幽閉恐怖的隧道，象徵毛毛蟲的體內，而這便是焦慮的模樣，之後，當與會者走回光亮處，會遇見金黃色的「寧靜蝴蝶」，正是美普巴帶來的蛻變。「與眠爾通一同達到涅槃」，《時代》雜誌如此描寫達利的展覽。[28]

　　托拉靈和眠爾通問世的那段時間，報章雜誌上只出現過一篇稍顯猶豫的評論。1950年代，美國頂尖醫學院中不少精神科醫師屬於佛洛伊德學派，他們相信精神障礙症是源於心理衝突，而在剛開始推廣托拉靈時，這批精神科醫師運用其對史克藥廠的影響力，讓藥廠警告記者「我們並不認為氯丙嗪是精神疾病的解藥，但它若能使病患放鬆且更容易進入治療，就有很大的價值」。[29]《紐約時報》解釋，托拉靈與眠爾通都應被視為「心理治療的輔助，而非解藥」。[30]托拉靈被稱為「強鎮定劑」，眠爾通則是「弱鎮定劑」，當羅氏大藥廠將異菸鹼異丙醯肼引進市場，它被形容為「精神興奮劑」。這些藥物可能同樣傑出，但它們絕非心靈的抗生素。一如《生活》雜誌在1956年的一篇文章〈追尋才剛開始〉（The Search Has Only Started）所言，精神醫學仍處於革命的早期階段，因為人們尚未找到精神疾病的「細菌」。[31]

　　然而，即使是這種警告，也很快地就被丟到一旁。1957年，《紐約時報》報導指出，研究者現在相信異菸鹼異丙醯肼可能是「大腦新陳代謝失衡的有效調節者」。[32]這顯示原本開發來對抗結核病的藥物，可能可以修復憂鬱症患者腦中出錯的某些事物。憂鬱症患者的第二種藥物，丙咪嗪（imipramine），在這個時期上市，1959年《紐約時報》首次將它們稱為「抗憂鬱劑」。該篇文章指出，兩種藥物似乎都能「逆轉精神狀態」。[33]這些藥物獲得新的地位，最後精神科醫師哈洛德・希姆維奇（Harold Himwich）於一篇1958年載於《科學》雜誌的文章中解釋，它們「或許可與抵消糖尿病症狀之胰島素的來臨相提並論」。[34]抗憂鬱劑能夠修復腦部的某些問題，當

羅氏大藥廠在1960年將利眠寧引進市場時，他們就利用了這個精神科用藥能治病的訊息。羅氏的新藥不只是另一種鎮定劑，而是「這整群藥物的下一代……利眠寧是朝向『**純粹**』舒緩焦慮邁進的最大一步，這與中樞神經鎮靜或催眠作用截然不同」。[35]默克藥廠也做了同樣的事，將藥物胃復康（Suavitil）行銷為「使情緒正常的藥……胃復康提供全新且特定類型的神經化學治療，給因焦慮、緊張、憂鬱，或強迫症狀而失能的患者」。[36]

精神科用藥形象翻新的最後一步發生在1963年。美國國家精神衛生研究院對托拉靈與其他神經抑制劑進行為期六週的試驗，在研究顯示這些藥物比安慰劑更能有效降低精神病症狀後，研究者在結論指出，這些藥應被視為「廣義的抗思覺失調藥物。事實上，連『鎮定劑』這個詞彙是否仍需保留都值得懷疑」。[37]

隨著美國國家精神衛生研究院的宣告，精神科用藥基本上已經完全改頭換面。剛開始，托拉靈與其他神經抑制藥物被視為是讓患者變安靜、情緒疏離的藥劑。現在它們是「抗精神病」（antipsychotic）藥物了。原本是因為具有「馴服」性質，而被用於精神醫學的肌肉鬆弛劑，現在是「使情緒正常的藥劑」（mood normalizers）。精神興奮劑成了「抗憂鬱劑」（antidepressants）。這些藥物很明顯是特定障礙症的解藥，在這層意義上，它們值得與抗生素相提並論。不只是補藥，它們是打倒疾病的藥物。神奇子彈醫療故事唯一缺少的，是理解精神疾病的生物學，不過隨著這些藥物被重新設想，等到研究者終於開始了解藥物是如何影響腦部，他們便發展出了兩種假說來填補這個缺口，至少在理論上如此。

腦中的化學物質

1950年代起始之際，神經科醫師間如火如荼地辯論著腦中的訊息是如何在分隔神經元的小小神經突觸之間傳遞。一般普遍認為訊息是電訊，但亦有其他人支持化學傳遞的說法，歷史學家艾略特・華倫斯坦（Elliot Valenstein）在其著作《歸咎於腦》（*Blaming the Brain*）將其描述的「火花與濃湯之間的戰爭」。然而到1950年代中期，研究者在大鼠和其他動物腦中分離出若干種可能的化學傳訊者（chemical messengers），包括乙醯膽鹼（acetylcholine）、血清素（serotonin）、正腎上腺素（norepinephrine），以及多巴胺（dopamine），「濃湯」模型很快就占了上風。

在這個理解的基礎上，美國國家精神衛生研究院的研究員伯納德・布羅迪（Bernard Brodie）種下了一顆思想的種子，它逐漸長成為理論，而這理論認為憂鬱症是由於腦中的化學物質失衡所導致。在1955年的兔子實驗中，布羅迪的報告指出有一種印度用來鎮靜精神病患的草藥蛇根鹼（reserpine），能降低腦中血清素的含量；同時它也能使動物「昏睡」且「缺乏感情」。一度在布羅迪實驗室工作的瑞典藥理學家阿爾維德・卡爾森（Arvid Carlsson）在之後不久的報告指出，蛇根鹼也會降低腦中正腎上腺素與多巴胺（兩者皆被稱為兒茶酚胺〔catecholamines〕）的含量。因此，如果某種藥物能減少腦中血清素、正腎上腺素以及多巴胺的含量，它似乎就能使動物「憂鬱」。然而研究者發現，若在使用蛇根鹼之前，事先對動物投以異菸鹼異丙醯肼或丙咪嗪，牠們就不會變得昏睡或缺乏感情。這

兩種「抗憂鬱劑」，明顯以某種或數種方式阻斷了蛇根鹼向來減少血清素和兒茶酚胺的作用。[38]

1960年代，美國國家精神衛生研究院與其他地方的科學家找出了異菸鹼異丙醯肼與丙咪嗪是如何起作用的。訊息由「突觸前」神經元傳遞至「突觸後」神經元，是以迅雷不及掩耳的速度，若要讓訊息終止，必須移除突觸上的化學傳訊者。這可用以下兩種方式達成：若非讓化學物質被酵素代謝，並以廢物的形式被送走；就是讓化學物質流回突觸前神經元。研究者發現異菸鹼異丙醯肼會阻礙第一種過程，它會阻斷一種名為單胺氧化酶（monoamine oxidase）的酵素，該酵素能代謝正腎上腺素與血清素。因此，這兩種化學傳訊者停留在突觸的時間會比平常更久。丙咪嗪則抑制第二種過程，它阻斷突觸前神經元「再回收」正腎上腺素與血清素，因而再一次地，這兩種化學物質停留於突觸的時間比平常還久。雖然進行的方式不同，這兩種藥物最終卻會產生類似的結果。

1965年，美國國家精神衛生研究院的約瑟夫‧希爾德克勞特（Joseph Schildkraut）在一篇發表於《美國精神醫學期刊》（*American Journal of Psychiatry*）的論文中回顧這個研究的主要部分，並提出情感障礙症的化學物質失衡理論：

這些造成正腎上腺素減少或失去活性的藥物（像是蛇根鹼）會引發中樞神經鎮靜或憂鬱，然而能增加或加強正腎上腺素的藥物則與行為刺激和興奮有關，並通常能在人體發揮抗憂鬱的效果。從這些發現中，若干研究者提出關於情感障礙症的

生理病理學假說。這被稱為「情感障礙症的兒茶酚胺假說」（catecholamine hypothesis of affective disorders），該假說提出即便不是所有的憂鬱症，至少也有部分是與兒茶酚胺（尤其是正腎上腺素）的絕對或相對缺乏有關。[39]

雖然這種假說有其明顯的限制，希爾德克勞特自己也承認，它「充其量只是對非常複雜的生物狀態所施行之化約論的過分簡化」，但已豎立起今日被稱為「生物精神醫學」學說的第一根支柱。兩年後，研究者立起了第二根支柱：思覺失調症的多巴胺假說。

這個理論的證據源自對帕金森氏症的研究。1950年代晚期，瑞典的阿爾維德·卡爾森與其他研究者提出帕金森氏症可能是由於缺乏多巴胺之故。為了測試這種可能性，維也納的神經藥理學家奧萊·洪內奇維什（Oleh Hornykiewicz）將碘塗在死於帕金森氏症患者的大腦，這種化學物質能使多巴胺變成粉紅色。基底核是腦中掌管動作運動的區域，人們已知它富含多巴胺神經元（dopaminergic neurons），但洪內奇維什報告指出，在帕金森氏症患者的基底核內，「幾乎沒有半點粉紅染色」。[40]

精神醫學研究者立刻了解到這項發現與思覺失調症之間可能的相關性。托拉靈和其他神經抑制劑經常會引發類似帕金森氏的症狀，同樣的顫抖、痙攣，以及緩慢的步伐。倘若帕金森氏症是源於基底核中多巴胺神經元的死亡，那麼我們便可合理推論，抗精神病劑以某些方式阻斷了腦中的多巴胺傳遞。多巴胺神經元的死亡與多

巴胺傳遞的阻斷，兩者皆能在基底核造成多巴胺的功能失調。卡爾森不久後便提出報告指出，托拉靈和其他治療思覺失調症的藥物所作的正是如此。

無論如何，這是一項說明了藥物「斷連」特定腦部區域的研究發現。藥物並未使腦部功能變得正常；它們創造了深度的病理狀態。然而同一時間，研究者提出報告，安非他命（amphetamines），眾所週知這是一種會觸發幻覺與偏執妄想的藥物，會提高腦中多巴胺的活性。因此，精神病似乎可能是由過多的多巴胺活性所造成，而神經抑制藥物的作用正是抑制此活性（因而回復平衡狀態）。若是如此，這類藥物可說是一種抗精神病劑，1967年，荷蘭科學家雅克・凡羅森（Jacques van Rossum）明確提出思覺失調症的多巴胺假說（dopamine hypothesis of schizophrenia）。「當神經抑制藥物阻斷多巴胺的假說能受到進一步證實，這或許對思覺失調症的生理病理學有更廣泛的重要性。那麼，過度刺激多巴胺受體可能會是（作者注：思覺失調症）病因的一部分。」[41]

達成期望

美國國會二十年前創立國家精神衛生研究院時，期望能促成心理健康照護革命，如今已經達成，或者說似乎達成了。研發出來的精神科用藥是生物學上障礙症的解藥，而研究者相信可以透過藥物調整腦中的化學失衡，進而發揮作用。二戰末期時那種可怕的、讓全國蒙羞的精神病院，現在可以關門了，因為多虧了這種新藥，思覺失調症患者能在所住的社區接受治療；至於那些程度較輕微的

障礙症，例如憂鬱者或焦慮者，只需朝藥櫃子伸手就能得到舒緩。1967年，美國三分之一的成年人有「精神作用」藥物的處方，這類藥物的總銷售額高達6億9,200萬美元。[42]

這個回合科學勝利，1960年代末到1970年代初，「精神藥理學」此一新興領域的先鋒者們，驕傲地回顧他們的成果。「它是革命，而非只是過渡期，」《國際藥療通訊》（*International Drug Therapy Newsletter*）的主編小法蘭克・艾德（Frank Ayd Jr.）說道，「在精神醫學史上這的確是一場革命，也是醫學史本身最重要且戲劇性的史詩之一。」[43]「發現」丙咪嗪的羅蘭・庫恩（Roland Kuhn）推論，抗憂鬱劑的開發可被理所當然地視為是「人類智識向前邁進之成就」。[44]眠爾通的創造者法蘭克・柏格說，抗焦慮劑「增加人們的快樂、成就，以及人性尊嚴」。[45]以上就是領導這場革命的人之觀點。最後，在一場1970年於巴爾的摩舉行的生物精神醫學論壇，納森・克萊恩總結了大多數參加者心照不宣的事實：他們之中的每一個人，都在醫學偉人的萬神殿中取得了一席之地。

「因為我們的存在，醫療和科學**從此變得不同**，」克萊恩向他的同儕說道，「人們對（精神）疾病的治療和理解被永久地改變了……我們對人類的探索所作出的微小貢獻，使我們所開墾出來的道路得以萬世流芳。」[46]

科學革命……亦或社會妄想？

透過追溯第一代精神科用藥的發現，以及轉型為神奇子彈的過程，我們可以了解1970年有兩種歷史的可能性正在開展。其中一種

可能是，精神醫學在非常偶然的事件中轉變其方向，並在無意間發現許多種藥物，雖然這些藥物在動物身上會造成異常行為，但卻得以修復各種精神疾病患者腦中的化學失調。倘若如此，那麼的確進行了一場真正的革命，且可以期待，當我們回顧使用這些藥物的長期成效，會發現它們幫助人們康復，並保持健康。另一種可能是，精神醫學渴望擁有自己的神奇藥丸，渴望在主流醫學中取得地位，因此把那些藥物變成名不符實的東西。但如同動物研究所顯示的，第一代精神科用藥純粹只是以某些方式擾亂正常腦部功能的藥劑，而且若果真如此，那麼可預期的是，**長期**用藥也許會有某些問題。

　　眼前有兩種可能的歷史發展，1970與1980年代，研究者著眼的關鍵問題是：被診斷有憂鬱症和思覺失調症的患者，是否有化學物質失衡的問題，並藉由藥物導正回來？這些新藥是否真的是腦中化學出了某些差錯的**解藥**？

第五章　追獵化學失衡

科學的大悲劇，便是以醜陋的事實扼殺美麗的假說。

——湯瑪士・赫胥黎（Thomas Huxley, 1870）[1]

　　成人的大腦重約1.5公斤，把它從頭骨裡挪出來，靠近點看，它會比你想像的還大一些。我一度以為人腦能夠輕易地放在手掌心，但事實上你需要用兩手才能將它穩穩捧起來。如果這顆大腦是新鮮的，還沒被泡進福馬林做成標本，表面會有蜘蛛網般、粉色的血管網絡，而且腦組織摸起來軟軟的，像凝膠。人腦的性質的確是「生物學的」，然而它也以某種方式造就了人類心靈所有不可思議且非凡的才能。因為我的一位朋友，麻州總醫院神經科學家車章浩（Jang-Ho Cha，音譯）的邀請，我參加了該院的腦部切片研討會。當時我認為親眼見到人腦，可讓我更能想像那些據稱導致憂鬱和精神病的神經傳導路徑；但很自然的，參訪中所獲得的遠比這多得多。能近距離觀察人的腦部，著實令人屏息。

　　目前，我們對人腦傳訊系統的原理已有相當程度的了解。車章浩提到，人腦中有1,000億個神經元。一個「典型」神經元的細胞，會從範圍廣大的樹突（dendrites）網絡接收訊號，並經由單一的軸突（axon）傳出訊息，軸突可投射到腦內遠端的區域（或向下傳至脊

髓）。軸突結束之處分支為許多末端，多巴胺、血清素等化學傳訊者便是從這些軸突末端將訊號釋放至約20奈米寬（1奈米為10億分之1公尺）的突觸間隙（synaptic cleft）。一個神經元有1,000到1萬個突觸連結，一個成人的腦部總計約有150兆個突觸。

使用同一種神經傳導物質神經元的軸突通常會形成一束，有點像電纜線，而科學家發現多巴胺、正腎上腺素和血清素在福馬林蒸氣下會發出不同的螢光色，讓他們得以追蹤這些腦中神經傳導物質的路徑。約瑟夫・希爾德克勞特提出情感障礙症的理論時，認為正腎上腺素最有可能是憂鬱時所缺乏的神經傳導物質，但後繼的研究者們很快就把注意力轉移到血清素上。為了探究精神疾病的化學失衡理論，我們必須看一看腦中憂鬱症的路徑，以及思覺失調症的多巴胺路徑。

血清素路徑有著古老的演化根源。所有脊椎動物與多數無脊椎動物的神經系統內，都可發現血清素神經元，它在人類身上的細胞體位於腦幹內一處被稱為縫核（raphe nuclei）的區域。這些神經元有些向下長出長條的軸突直至脊髓，脊髓是涉及控制呼吸、心臟以及腸胃活動的系統；其他的血清素神經元則往上延伸至所有腦部區域的軸突，包括小腦、下視丘、基底核、顳葉、邊緣系統（limbic region）、大腦皮質，以及額葉。這條路徑與記憶、學習、睡眠、食慾，以及情緒和行為的調控有關。如紐約大學生物學教授艾弗蘭・埃思米迪亞（Efrain Azmitia）所言，「腦部的血清素系統是人們所知最大的單一腦部系統，可被描述為『巨大』神經系統」。[2]

腦中有三條主要的多巴胺路徑。這三個系統的細胞體皆位

圖2　腦中的血清素路徑

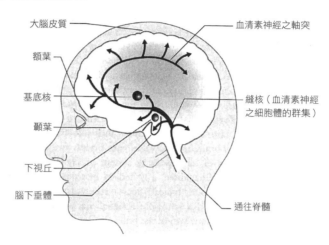

於腦幹上方，在黑質（substantia nigra）或腹側被蓋區（ventral tegmentum）。它們的軸突投射至基底核（黑質紋狀體系統）、邊緣系統（中腦邊緣系統），以及額葉（中腦皮質系統）。基底核啟動並控制運動。邊緣系統的結構，包括嗅結節（olfactory tubercle）、伏隔核（nucleus accumbens）和杏仁核（amygdala），位於額葉後方，幫助調控情緒。我們就是在此處得以感受到這個世界，這是我們產生自我感與現實感至關重要的過程。額葉是人類腦部最與眾不同的區域，提供我們如上帝般的能力，得以觀照自身。

　　這一切生理學的知識，包括1,000億個神經元、150兆個突觸，以及各種神經傳導物質的路徑，都說明了大腦幾乎是無與倫比的複雜。可是精神疾病的化學失衡理論卻將這種複雜性簡化為簡單的、易於理解的疾病機轉。憂鬱症的問題在於血清素神經元釋出至突觸

圖3　腦中的多巴胺路徑

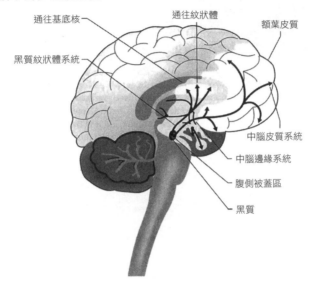

間隙的血清素太少，因此腦中的血清素路徑「活性不足」；而抗憂鬱劑使突觸間隙的血清素濃度回到正常，使這些路徑能以適當的步調傳遞訊息。同時，思覺失調症典型的幻覺和幻聽，是源於過度活化的多巴胺路徑。若非突觸前神經元釋出過多的多巴胺至突觸，就是目標神經元具有異常高密度的多巴胺受體；抗精神病劑為這個系統踩了煞車，使多巴胺路徑能以較為正常的方式運作。

　　這就是希爾德克勞特和雅克‧凡羅森提出的化學失衡理論，也正是那份讓希爾德克勞特提出其假說的研究，為研究者提供了測試假說的方法。異菸鹼異丙醯肼和丙咪嗪的研究顯示，神經傳導物質會以兩種方式從突觸移除，要不是化學物質被帶回突觸前神經元

並儲存留待後續使用，就是被酵素代謝並當成廢物運走。血清素被代謝為5-氫氧靛基醋酸（5-Hydroxyindoleacetic acid，5-HIAA）；多巴胺轉變為高香草酸（homovanillic acid，HVA）。研究者可仔細尋找腦脊髓液中的這些代謝物含量，其數值能間接測量突觸之神經傳導物質的濃度。既然理論上憂鬱症是由血清素濃度太低所導致，任何處於這種情緒狀態者腦脊髓液的5-氫氧靛基醋酸都應該低於正常值；同樣地，既然理論上過度活化的多巴胺系統會導致思覺失調症，那麼有幻聽或偏執妄想者的腦脊髓液中都應該含有異常高濃度的高香草酸。

這條研究路線讓科學家忙了將近十五年的時間。

接受考驗的血清素假說

1969年，耶魯大學的麥爾坎．鮑爾斯（Malcolm Bowers）是首位針對憂鬱症患者的腦脊髓液中是否有較低濃度之血清素代謝物提出報告的人。在一份針對8位憂鬱症患者的研究中（這些患者先前皆使用過抗憂鬱劑），他宣布患者的5-氫氧靛基醋酸濃度比正常值低，但並非「顯著」的低。[3]兩年後，麥基爾大學的研究者也說，他們無法在憂鬱症患者與正常的控制組之間找到5-氫氧靛基醋酸濃度有「統計上顯著」的差異，亦無法找到憂鬱症狀嚴重程度與5-氫氧靛基醋酸濃度有任何關連。[4]1974年，鮑爾斯再度進行一項調控更加精密的追蹤研究：從未使用抗憂鬱劑的憂鬱症患者具有完全正常的5-氫氧靛基醋酸濃度。[5]

憂鬱症的血清素理論似乎無法成立。1974年，兩位賓州大學

的研究者約瑟夫‧孟德斯（Joseph Mendels）與艾倫‧弗雷澤（Alan Frazer）重新檢視那些一開始引導希爾德克勞特推展其理論的證據。希爾德克勞特指出，消耗腦中單胺類（正腎上腺素、血清素，以及多巴胺）的蛇根鹼，通常使人們憂鬱；但當孟德斯與弗雷澤仔細檢視科學文獻發現，事實上對高血壓患者投以蛇根鹼，只有6%的人變得憂鬱。更有甚者，1955年，一群英國醫師對他們的憂鬱症患者投以這種草藥，它反而**提振**了許多人的精神。孟德斯與弗雷澤的結論是，蛇根鹼根本不會引發憂鬱；[6]他們也提到，即使投以其他消耗單胺類的藥物，這些藥劑亦不會引發憂鬱。他們寫道，「此處回顧的文獻，強烈顯示出腦中單胺類的消耗，無論是多巴胺或血清素本身，皆無法充分解釋憂鬱之臨床症狀的產生」。[7]

看來，這個理論即將被宣告死亡，並埋葬起來。但1975年，斯德哥爾摩的卡羅琳斯卡學院（Karolinska Institute）的瑪麗‧艾斯柏格（Marie Asberg）與她的同事，為這個理論注入了新生命。在他們測試的68位憂鬱症患者中，有20位的5-氫氧靛基醋酸濃度較低，而這些血清素不足的患者比其他患者更具有自殺傾向，事實上這20位患者中最終有2位自殺了。這群瑞典的研究者說，這就是證據，顯示可能存在「有一個次群體的憂鬱症是生化因素所致，其特色即是血清素代謝轉換的擾動」。[8]

沒多久，美國著名的精神科醫師便寫道有「將近30%」的憂鬱症患者血清素濃度較低。憂鬱症的血清素理論似乎至少獲得部分的平反。但今日若重新檢視艾斯柏格的研究並檢驗其資料，我們可以看到她所謂憂鬱症患者中「有一個次群體是生物因素所致」的發

現，幾乎就是個一廂情願的說法。

在其研究中，艾斯柏格報告指出「正常」群組中有25%，每毫升腦脊髓液中5-氫氧靛基醋酸的含量低於15奈克（nanogram），50%的人每毫升具有15到25奈克的5-氫氧靛基醋酸含量，剩下的25%則是超過25奈克。她的「正常人」的鐘形曲線顯示，5-氫氧靛基醋酸含量的變化相當大。但她未能在討論中記錄的是，該研究中68位憂鬱症患者的鐘形曲線和正常人幾乎完全相同。這些患者中有29%（68位中有20位）的5-氫氧靛基醋酸含量低於15奈克，47%的患者含量為15到25奈克，而24%的患者有超過25奈克的含量。這29%的憂鬱症患者，在他們的腦脊髓液中可能有「低的」血清素代謝物含量（這就是她所謂的「生物因素造成的次群體」），但「正常」人也有25%是如此。正常人的中間值是20奈克，而結果卻有超過一半的憂鬱症患者（68位中有37位）的含量**超過**此數值。

這樣看來，艾斯柏格的研究並未提供任何新的理由使人相信憂鬱症的血清素理論。過沒多久，日本的研究者也在無意間揭露此理論背後的錯誤邏輯。他們報告指出，有些日本使用的抗憂鬱劑阻斷了血清素的受體，抑制那些路徑的啟動，因此推論憂鬱可能是由於「突觸間隙過多游離的血清素」所造成。[9]他們所使用的反向推論，就是和推導出憂鬱症的低血清素理論一樣的方式，所以如果他們想這麼做，這些日本科學家也可以搬出艾斯柏格的研究來支持自己的理論，因為這些瑞典人也發現24%的憂鬱症患者有「高」血清素濃度。

1984年，美國國家精神衛生研究院的研究者再次研究憂鬱症的

低血清素理論。他們想看看憂鬱症患者中那些具有「低」血清素濃度的「生物因素次群體」，對一種作用為選擇性阻斷血清素回收，名為阿米替林（amitriptyline）的抗憂鬱劑，是否有最佳的反應。如果抗憂鬱劑是腦中化學失衡的解藥，那麼阿米替林應該會對這個次群體有最佳的療效。但研究主持人詹姆士・馬斯（James Maas）寫道，「與我們期待的相反，腦脊髓液的5-氫氧靛基醋酸濃度和患者對阿米替林的反應沒有關連」。[10]此外，他與其他美國國家精神衛生研究院的研究者發現，憂鬱症患者的5-氫氧靛基醋酸濃度變化甚大，而這與艾斯柏格的發現是一樣的。有些人的腦脊髓液裡血清素代謝物的濃度高，但有些人則濃度低。美國國家精神衛生研究院的科學家只能得出一種可能的結論：「血清素系統本身活動的增加或減少，不太可能和憂鬱症有關。」[i]

即便發布了這份報告，憂鬱症的血清素理論此一說法並未完全消失。禮來大藥廠於1988年帶進市面的百憂解，就是一種「選擇性血清素回收抑制劑」（selective serotonin reuptake inhibitor, SSRI），它在商業上的成功促使認為「憂鬱症是由於血清素濃度不足所致」這種

---

i　美國國家精神衛生研究院的研究者也探查不同的神經傳導物質濃度，與患者對抗憂鬱劑的反應之間，其他可能的關連。研究者測量正腎上腺素代謝物與多巴胺代謝物的濃度；他們將憂鬱患者分為雙相情緒障礙症與單相性憂鬱症兩組；評估患者對丙咪嗪和阿米替林這兩種抗憂鬱劑的反應。研究者在這些子群體中不少的組別，與其對兩種藥物之一的反應發現些微的關連；我在此著重的研究發現有以下幾點：（1）憂鬱是否由低濃度的血清素所導致，（2）低血清素濃度的患者子群體，是否對選擇性阻斷神經傳導物質之回收的藥物有更佳的反應。

說法再度流行起來，並再度有許多研究者開始進行試驗，測試是否真是如此。但第二回合的試驗結果跟前一回合並無不同。「我職業生涯的頭幾年整天都花在腦部血清素代謝的研究，但從未看到任何有說服力的證據能證明任何精神疾病，包括憂鬱症在內，是源自腦部缺乏血清素。」史丹佛大學的精神科醫師大衛・柏恩斯（David Burns）2003年時這麼說。[11]其他許多研究者也提出同樣的說法。達拉斯西南醫學中心的精神科副教授柯林・羅斯（Colin Ross），在其1995年的著作《生物精神醫學中的偽科學》（*Pseudoscience in Biological Psychiatry*）中寫道，「沒有任何科學證據指出，臨床所見的憂鬱症是起因於任何一種生理上的匱乏狀態」。[12]2000年，《基礎精神藥理學》（*Essential Psychopharmacology*）一書的作者對醫學生說，「沒有明確且令人信服的證據能證實，缺乏單胺類是憂鬱症的成因；也就是說，並沒有『真正的』缺乏單胺類這回事」。[13]然而，在藥品廣告推波助瀾下，這種信念持續存在，而這讓著有多本精神醫學史著作的愛爾蘭精神科醫師大衛・希利（David Healy）於2005年出言嘲諷，認為此理論應該要被丟到醫學的垃圾桶裡，跟其他假的理論擺在一起。「憂鬱的血清素理論，」他的語氣中帶有明顯地惱怒，「可以跟瘋癲的手淫理論相提並論。」[14]

多巴胺的舊事重演

　　凡羅森提出思覺失調症的多巴胺假說時，提到研究者第一件需要做的事是「進一步證實」抗精神病劑確實阻礙了腦中的多巴胺傳遞。這要花一些時間，而直到1975年，約翰霍普金斯醫學院的索羅

門‧史奈德（Solomon Snyder）與多倫多大學的菲力普‧西曼（Philip Seeman）才為藥物如何造成效果的理論增添了內涵。首先，史奈德辨別出兩種多巴胺受體，稱作第一型多巴胺受體與第二型多巴胺受體（D_1 and D_2 receptors）；接著，兩位研究員都發現抗精神病藥阻斷了70-90%的第二型多巴胺受體。[15]此時報紙便開始報導，這些藥物可能如何矯正了腦中的化學失衡。

「腦中有太多發揮作用的多巴胺，而這能說明為何思覺失調症患者會有那些幾欲將人淹沒的豐沛情感，」《紐約時報》這麼解釋，「透過阻斷腦中的多巴胺受體，神經抑制劑能將那些並非真實存在的景象和聲音關起來。」[16]

然而，就算史奈德與西曼提出如上的研究結果，麥爾坎‧鮑爾斯的發現仍為多巴胺假說蒙上陰影。他測量未用藥的思覺失調症患者腦脊髓液中多巴胺代謝物的濃度，發現濃度相當正常。「我們的發現，」他寫道，「無法為支持患者的中腦多巴胺系統過度活化的情形，增加神經化學方面的證據。」[17]其他研究者很快也提出類似的報告。1975年，美國國家精神衛生研究院的羅伯特‧普斯特（Robert Post），測量20位未用藥之思覺失調症患者腦脊髓液中的香草酸濃度，發現「與控制組並無顯著差異」。[18]病理解剖的研究亦顯示，未用藥的思覺失調症患者，其腦組織的多巴胺濃度並無異常。1982年，加州大學洛杉磯分校的約翰‧赫拉池（John Haracz）回顧這些研究，得出相當明顯且重點的結論：「這些研究結果並不支持（未用藥的）思覺失調症患者腦部有較多的多巴胺代謝。」[19]

發現未用藥的思覺失調症患者有正常的多巴胺濃度後，研究者

把注意力轉向第二種可能性。或許思覺失調症患者有過多的多巴胺受體。如果是這樣，突觸後神經元會變得對多巴胺「過敏」，而這會造成多巴胺路徑的過度活化。1978年，多倫多大學的菲力普・西曼在《自然》期刊宣布確實如此。病理解剖顯示，20位思覺失調症患者腦部的第二型多巴胺受體比常人多70%。乍看之下，人們似乎找到了思覺失調症的原因，但西曼也提出警告，這些患者在死亡前皆有使用過神經抑制劑。「雖然這些研究結果大體上與思覺失調症的多巴胺假說明顯相符」，他寫道，第二型多巴胺受體的增加可能「源於長期使用神經抑制劑。」[20]

　　各式各樣的研究很快證實，藥物才是兇手。對大鼠投以神經抑制劑，牠們第二型多巴胺受體的數量便快速增加；[21]若對大鼠投以阻斷第一型多巴胺受體的藥物，這種類型的受體分布的密度就會增加。[22]在不同的例子中，受體增加是腦部試圖彌補藥物阻斷其訊號的證據。緊接著在1982年，安格斯・麥凱（Angus MacKay）與他的英國同僚報告指出，當他們檢驗48位思覺失調症死亡患者的腦部組織，「（第二型）多巴胺受體增加的狀況，只出現於持續使用神經抑制劑至死亡的患者身上，顯示這完全是醫源性的（藥物造成的）結果」。[23]幾年後，德國研究者指出，他們的病理解剖研究也得到相同的結果。[24]最後，法國、瑞典、與芬蘭的研究者使用正子攝影，在活著且從未使用過神經抑制劑的患者身上，研究第二型多巴胺受體的分布密度，所有結果都顯示，思覺失調症患者與「正常控制組」之間「無顯著差異」。[25]

　　自那時起，研究者持續研究那些被診斷有思覺失調症者的多巴

胺路徑究竟哪裡出了問題，偶爾會有人報告，在某個子群體的患者中找到了某些類型的異常之處。但到1980年代晚期，思覺失調症的化學失衡假說，即認定這是一種由過度活化的多巴胺系統所導致的疾病，且可利用藥物把它調整得平衡一些的說法，已經到達終點。1990年，皮耶・丹尼克觀察到，「思覺失調症的多巴胺理論，對精神科醫師而言僅剩些許的可信度」。[26]四年後，長島猶太醫學中心一位知名的精神科醫師約翰・凱恩（John Kane）也附和這種想法，提到「沒有夠好的證據能證明，思覺失調症代表多巴胺功能受到任何擾動」。[27]但社會大眾持續得到的訊息仍是，被診斷為思覺失調症者具有過度活化的多巴胺系統，而藥物就如同「糖尿病的胰島素」。因此美國國家精神衛生研究院前院長史蒂芬・海曼（Steven Hyman），在他2002年的著作《分子神經藥理學》（*Molecular Neuropharmacology*）中，再次提醒讀者要注意事實真相。他寫道，「沒有任何可靠的證據能證實多巴胺系統的損傷是思覺失調症的主因」。[28]

理論的輓歌

　　憂鬱症的低血清素假說，以及思覺失調症的高多巴胺假說，一直以來都是精神疾病化學失衡理論的兩大支柱，而到1980年代晚期，兩者都被發現其缺失之處。其他精神疾病同樣也是以該疾病是由化學失衡所造成的樣貌呈現於大眾面前，但從未有任何證據能支持這些主張。家長們被告知，診斷為注意力不足過動症的孩童是因為多巴胺濃度不足，但其實這麼做唯一理由是利他能會刺激神經元釋放更多的多巴胺。這成了藥廠一再仰賴的故事公式：研究者會辨

別出某一類藥物的作用機制，看這些藥物是如何降低或升高腦中神經傳導物質的濃度，不久後社會大眾便會被告知，以該藥治療的患者之所以致病是因為與其相反的問題。

從科學的觀點回顧，化學失衡的假說很明顯地並不穩固，許多目睹這假說樓起樓塌的科學家回想過去時都帶著一抹尷尬。早在1975年，約瑟夫・孟德斯和艾倫・弗雷澤就下了結論，希爾德克勞特的憂鬱症假說是出自「狹隘的思維」，而之所以會有此思維，是因為「當某些研究發現與起始假設不符時，沒有對其進行適切的評估」。[29]1990年，丹尼克認為思覺失調症的多巴胺假說也有同樣的問題。當精神醫學研究者將藥物改頭換面為「抗精神病」藥物，丹尼克提到，他們實在說得「有點超過……人們可以說神經抑制劑消除了特定思覺失調症的現象，但（此藥）不能假裝是這些精神病的病因治療」。[30]大衛・希利在他的《精神藥理學之創建》（*The Creation of Psychopharmacology*）一書中寫道，精神疾病的化學失衡理論被精神科醫師擁護，是因為它替他們「創造了一個可以成為真正醫師的舞台」。[31]內科醫師有抗生素，現在精神科醫師也能有「對抗疾病」的藥丸了。

雖然社會對化學失衡的信仰依然存在（理由後續會探討），使得那些調查並書寫這段歷史的人一再強調相同的重點結論。密西根大學的神經科學教授艾略特・華倫斯坦在他1998年的著作《歸咎於腦》一書中提出結論，「現有的證據並不支持任何精神疾病的生化理論」。[32]美國公衛署沙契爾在他1999年的報告書《精神衛生》中也坦承，「精神疾病的確切原因（病因）仍不清楚」。[33]哈佛醫學院的

精神科講師約瑟夫·葛蘭姆倫（Joseph Glenmullen）在《百憂解的後座力》（*Prozac Backlash*）一書中提及，「每次人們認為找到了一種化學失衡，後來就被證明是錯的。」[34]最後，2005年，《心理醫學》（*Psychological Medicine*）的共同總編輯肯尼斯·坎德勒（Kenneth Kendler）為這整個故事執筆寫下簡潔而令人欽佩的墓誌銘：「我們為精神疾病追索重大且簡單的神經化學解釋，但毫無發現。」[35]

這帶領我們進入下一個大哉問：若精神科用藥並未修復腦中的化學異常，那它們做了什麼？

百憂解，常在我心

1970到1980年代，研究者將不同種類的精神科用藥如何作用於腦部，以及腦部如何回應這些藥物的詳細記錄彙集起來。我們可以講述抗憂鬱劑、神經抑制劑、苯二氮平類藥物，或是興奮劑的歷史，而所有這些歷史會顯露出其背後共同的運作過程。在大眾的心目中，化學失衡的故事是從禮來大藥廠將百憂解（氟西汀，fluoxetine）帶進市面後才真正深植人心，那麼回顧禮來的科學家與其他研究者發表在科學期刊上的報告，看看他們是怎麼說明「選擇性血清素回收抑制劑」的確起了作用，似乎頗為適當。

如同先前提到的，一旦突觸前神經元釋放血清素到突觸間隙，就必須被快速移除，才能明確地終止信號。小部分的血清素會由一種酵素代謝掉，剩下的部分則是被送回突觸前神經元，經由一種名為血清素轉運體（serotonin reuptake transport, SERT）的通道傳送。氟西汀會阻斷這個回收的通道，禮來的科學家詹姆士·克萊門斯（James

Clemens）在1975年寫道，這會造成「血清素堆積在突觸」。[36]

　　然而，一如禮來的研究者所發現的，回饋機制隨之出現。突觸前神經元末端的細胞膜具有「自體受體」（autoreceptors），能監測突觸的血清素濃度。一位科學家調侃道，如果血清素濃度太低，這些自體受體會大喊「打開血清素機器」；濃度太高則會大喊「把它關掉」。這是演化設計的回饋循環，以保持血清素系統的平衡，而氟西汀觸發的是後面那則訊息。當突觸的血清素不再被清除，自體受體會命令突觸前神經元以超級緩慢的速率啟動，神經元便會開始釋放比平常少量的血清素至突觸。

　　回饋機制也改變了突觸後神經元。禮來的科學家於1981年提出報告，四週內，突觸後神經元血清素受體的密度會比正常值少25%；[37]其他研究者也隨後指出，「長期的氟西汀治療」可能導致腦部特定區域的血清素受體減少50%。[38]因此，突觸後神經元變得對化學傳訊者「不敏感」了。

　　由此看來，腦部似乎已成功地適應藥物。氟西汀阻斷突觸的血清素正常回收，但接著突觸前神經元就會開始釋放較少的血清素，突觸後神經元則變得對血清素較不敏感，也因而不太容易啟動。此藥是設計來促進血清素路徑，而腦部的回應則是踩下煞車。這使得血清素路徑或多或少處於平衡狀態，它是研究者稱為「突觸韌性」（synaptic resilience）的適應性反應。[39]然而，用藥頭兩週還發生了另一項改變，最終造成腦部補償反應的短路。突觸前神經元之血清素的自體受體，數量減少了。結果，這種回饋機制有部分失去功能，而「關掉血清素機器」的訊息也變得相當微弱。突觸前神經元開始

再次以正常速率啟動，至少有一陣子如此，而且每次釋放的血清素都比正常值來得多。[ii][40]

當禮來的科學家與其他研究者將氟西汀作用於腦部效果的全貌拼湊起來，他們開始思索，過程中的哪一個部分是抗憂鬱劑特性的來源。精神科醫師長久以來觀察到，抗憂鬱劑要花上二至三週的時間才能「起作用」，因此禮來的研究者於1981年推論，血清素受體的減少（這要花上幾週的時間才會出現）是「與治療反應相關的根本機制」。[41]若是如此，那我們之所以能說藥物有用，是因為它使血清素系統變成較不容易起反應的狀態。可是當研究者發現氟西汀使回饋機制失去部分功能，麥基爾大學的克勞德‧德蒙蒂尼（Claude de Montigny）便提出反駁，指出這才是使藥物起作用的原因。這個失能的過程也要花二或三週的時間才會出現，且這使得突觸前神經元開始釋放比正常值更大量的血清素至突觸。在那一刻，氟西汀持續阻斷血清素的移除，神經傳導物質可以真正「堆積」於突觸，並導致「中樞血清素神經傳導的增強」，德蒙蒂尼寫道。[42]

這就是氟西汀如何改造大腦的科學故事，可能正是這道程序，幫助憂鬱的人們恢復健康並保持健康。唯有用藥成效的文獻能透露是否真是如此。但這藥物顯然並未**修復**腦中的化學失衡；它其實是起了相反的作用。用藥之前，憂鬱之人並沒有已知的化學失衡。氟西汀破壞了將血清素移開突觸的正常過程，而這又觸發一連串的改

---

ii　但長期而言，血清素的釋放似乎會降到一個低得異常的狀態，至少在特定腦部區域是如此。

變；數週後，血清素路徑便以絕對**異常**的方式運作。突觸前神經元釋放比平常更多的血清素，血清素回收通道被藥物阻斷；整個系統的回饋循環已部分失能。突觸後神經元變得對血清素「不敏感」。若以機制的觀點來看，血清素系統現在可是被弄得亂七八糟。

禮來的科學家相當明白這個事實。1977年，雷伊‧富勒（Ray Fuller）與汪大衛（David Wong）觀察到，既然氟西汀會擾亂血清素路徑，就可用於研究「血清素神經元在不同腦部功能的角色，例如行為、睡眠、調節腦下垂體荷爾蒙釋放、調節溫度、對疼痛的反應等等」。為了進行這類試驗，研究者對動物投予氟西汀，並觀察會有何種功能受損。他們期待**病狀**出現。事實上，這種類型的研究已經作過了：富勒與汪大衛於1977年報告指出，該藥在大鼠身上激起「典型的過度活動」，並在大鼠與貓的身上皆造成「快速動眼睡眠（REM sleep）受抑制的情況」。[43]

1991年，在一篇發表於《臨床精神醫學期刊》（*Journal of Clinical Psychiatry*）的論文中，普林斯頓大學的神經科學家貝瑞‧雅各（Barry Jacobs）精確表達了關於選擇性血清素回收抑制劑的論點。他寫道：

> 這些藥物「改變了突觸傳導的水平，使其超出（正常的）環境／生物條件之下所能達到的生理範圍。因此，任何這種情況下產生的行為或生理改變，比較適當的看法應是將其視為病理狀態，而非反映出5-羥基色胺（血清素）正常扮演的生物學角色。」[44]

1970到1980年代，研究神經抑制劑療效的研究者也描繪出類似的故事。托拉靈與其他標準的抗精神病劑，阻斷了腦中70-90%的第二型多巴胺受體。為了回應這些改變，突觸前神經元開始釋放更多的多巴胺，而突觸後神經元也增加其第二型多巴胺受體密度達30%以上。大腦可說在試圖「補償」藥物的效果，以維持多巴胺路徑一路上的訊息傳遞。然而，大約三週後，這條路徑的回饋機制開始失靈，突觸前神經元開始以不規則的方式啟動，甚至變得靜止不動。正是這種多巴胺路徑「失去功能」，「可能是抗精神病劑作用的基礎」，美國精神醫學會的《精神藥理學教科書》（*Textbook of Psychopharmacology*）如此解釋。[45]

這又是一次神經傳導物質路徑受到藥物影響轉型的故事。數週後，多巴胺路徑的回饋循環部分失能，突觸前神經元釋放出比正常值低的多巴胺，藥物透過阻斷第二型多巴胺受體以妨礙多巴胺的效果，而突觸後神經元則具有異常高密度的受體。此藥並未使腦中的化學恢復正常，反而是擾動了它，若依雅各的推論，某種程度上這可被視為「病理狀態」。

一個理解精神藥物的模式

今日，史蒂芬‧海曼是哈佛大學的教務長，主要的工作是領導一間大型機構必須應付的諸多政治與行政作業。但他所受的訓練可是要成為一位神經科學家，1996到2001年，當時身為美國國家精神衛生研究院院長的他，寫了一篇兼具紀念性與挑釁的論文，文中總結了人們對於精神科用藥的一切認識。該篇文章的標題是

〈開始與適應：一個理解精神藥物如何作用的模式〉（Initiation and Adaptation: A Paradigm for Understanding Psychotropic Drug Action），發表於《美國精神醫學期刊》，文中講述了我們如何理解所有精神藥物作用在大腦的共通方式。[46] [iii]

海曼寫道，抗精神病劑、抗憂鬱劑，以及其他的精神藥物，「對神經傳導物質的功能造成擾動」。為了回應上述的改變，大腦便開始進行一系列補償性的適應行為。若藥物阻斷了神經傳導物質（如抗精神病劑所做的那樣），突觸前神經元會換成高速檔並釋放更多神經傳導物質，突觸後神經元則是增加化學傳訊者受體的密度。反過來說，若藥物增加突觸神經傳導物質的濃度（如抗憂鬱劑所做的那樣），則會觸發相反的反應：突觸前神經元減慢啟動的速率，而突觸後神經元減少神經傳導物質受體的密度。在每一個例子中，大腦都在試圖抵消藥物的作用。「這些適應，」海曼解釋道，「是根植於人體內的恆定機制，其存在大抵是要使細胞在面對外界環境變化，或內在環境改變時，仍能保持均衡。」

然而一段時間後，這些補償機制瓦解了。海曼寫道，「長期使

---

iii　譯注：抗精神病藥物、精神科藥物，以及精神用藥三個用詞在使用時略有差異。抗精神病藥物（antipsychotics）是指可用以改善精神病（psychosis）症狀的藥物，諸如妄想、幻覺、激動等等。精神科用藥（psychiatric drugs/ medications）：指的是經過核准、通常由精神科醫師開立處方之藥物，主要包括（1）抗精神病藥物、（2）抗憂鬱劑、（3）情緒穩定劑、（4）抗焦慮劑／安眠劑／鎮定劑／肌肉鬆弛劑、（5）興奮劑。而無論合法或非法，會影響知覺、情緒、意識等等的藥物，則統稱為精神藥物（psychotropic drugs/ medications）。

用」藥物後來造成了「神經功能本質上的長久改變」。細胞內部訊息傳遞路徑與基因表現的改變，都是長期適應過程的一部分。他的結論是，幾週後，用藥者腦部的運行方式「不管質或量，都與正常狀態不同了」。

海曼的論文寫得優雅，並總結了數十年來令人印象深刻的科學研究所帶來的學問。四十年前，人們發現了托拉靈與其他第一代精神科用藥，科學家對神經元間如何溝通的了解還很少；現在，他們對腦中的神經傳導物質系統與藥物如何在其間作用已有非常詳細的了解。科學告訴我們：用藥物治療前，被診斷為思覺失調症、憂鬱症、以及其他精神疾病的患者並未苦於任何已知的「化學失衡」；然而一旦使用精神科用藥，就像是以某些方式破壞了神經路徑平常的運行，如同海曼觀察到的，患者他（她）的腦袋就開始**異常**運作。

回到最初

海曼的論文或許看來相當驚人，但正好可作為科學故事的終章；事實上，這個故事從頭到尾都是一致的。他的論文不應被視為提出了出乎意料的結論，反而該說，精神藥理學一開始的篇章就已如此預測。

一如所見，托拉靈、眠爾通，以及馬西理，都是從為了其他目的所開發的化合物，是從那些可用於手術、或作為對抗傳染病的「神奇子彈」，衍生而來。而後人們發現這些化合物會造成情緒、行為與思考的改變，這些改變似乎對精神病患頗有幫助。本質上，人們認為這些藥物具有有益的**副作用**。它們擾亂正常的功能，這層

理解反映在其最初的命名上。氯丙嗪是「強鎮定劑」，人們並說它能帶來類似額葉切除術的改變。美普巴是「弱鎮定劑」，在動物實驗中顯示，它是一種強烈的肌肉鬆弛劑，並會阻斷受試動物對環境壓力源正常的情緒反應。異菸鹼異丙醯肼是「精神興奮劑」，倘若結核病患在病房跳舞的報導為真，這便是一種能觸發某些類似躁症狀態的藥物。然而，精神醫學接著做的是將這些藥物重新設想為精神疾病的「神奇子彈」，它們被假定為腦中化學失衡的解藥。但這種一半來自於科學，一半來自一廂情願想法的理論，經研究調查後並無法成立。如同海曼所言，精神藥物反倒是擾亂了腦中神經路徑的正常功能。精神醫學對這些新藥的第一印象，原來才是科學上準確的印象。

　　如今，帶著這種對精神科用藥的了解，我們便有可能提出本書核心的科學問題：長期下來，這些藥物是幫助或傷害了病患？五十年來用藥成效的研究可以告訴我們些什麼？

第三部：治療結果

第六章　揭露一場悖論

倘若我們希望將精神醫學置於實證醫學的基礎上，我們便要冒著真正的風險，深究長久以來被認定為事實的事物。

——伊曼紐爾·史帝普（Emmanuel Stip, 2002）[1]

　　哈佛醫學院康特威圖書館（Countway Library）的地下室，是波士頓我最愛的地方之一。電梯下樓後，你會進入一間巨大、有些灰撲撲的房間，充斥著舊書的霉味。我時常站在離門幾公尺處，望著眼前壯觀的場景：一排接一排裝訂成冊的醫學期刊，時間從1800年代早期到1986年為止。這裡通常乏人問津，但仍有豐富的歷史有待挖掘；不消多久時間，當你開始拼湊特定的醫學故事，從一份期刊跳到另一份，桌前成堆的書本也開始愈疊愈高。在這兒，你可以享受緊追不放的刺激與樂趣，康特威圖書館的地下室似乎永遠不會令人失望。這裡所有的期刊皆以英文字母排序，當你發現有興趣的引用文獻，只消走上幾公尺，必將找到你所需要的。至少直到目前，康特威圖書館應該收藏了所有已出版的醫學期刊。

　　這個地下室是我們探索的起點，目的在找出精神科用藥對長期服藥的患者有什麼影響。我們依循的研究方法直接而明確。首先，我們要盡可能地將每一種特定障礙症其自然病程所展現的各種

後果描繪出來。沒有抗精神病劑時，被診斷為思覺失調症的人們，隨著時間推移會有怎樣的進展？他們康復的機會（如果有的話）有多大？這群人能在社會中生存得多好？相同的問題，也適用於焦慮症、憂鬱症，以及雙相情緒障礙症。抗焦慮劑、抗憂鬱劑，以及情緒穩定劑缺席的後果會是如何？一旦我們對某種障礙症的基本變化有所了解，就能追溯文獻記載的患者用藥成效，並可期待從中得到與預期一致且連貫的故事。對所有病人來說，藥物治療改變了精神疾病的**長期**病程嗎？變好，抑或變差了？

既然氯丙嗪（托拉寧）是開啟精神藥理學革命的藥物，從它開始考察思覺失調症的用藥成效，似乎十分理所當然。

思覺失調症的自然史

今日人們普遍認為思覺失調症是一種終生的慢性疾病，會有這樣的理解源自於德國精神醫學家埃米爾・克雷普林（Emil Kraepelin）的調查成果。1800年代晚期，克雷普林系統性地追蹤一間位於愛沙尼亞的精神病院病患受疾病影響的結果，並注意到有一群很容易辨別的病患，的確惡化到失智的程度。這些病患進入精神病院沒多久即顯得缺乏情緒表現，其中許多患者僵直不動（catatonic），或是絕望地陷在自己的世界裡，也常有肢體動作方面的問題。這群人會有走路姿勢怪異、面部抽搐、肌肉痙攣的狀況，或無法按自己的意志完成身體動作。克雷普林在1899年出版的《精神醫學教科書》（*Lehrbuch der Psychiatrie*）中，描寫這群病患罹患早發性癡呆（*dementia praecox*）；1908年，瑞士精神醫學家尤金・布魯

勒（Eugen Bleuler）創造了「思覺失調症」（schizophrenia）一詞作為替代的診斷詞彙，以形容這類處於殘頹狀態的病患。

　　然而，如同英國歷史學家瑪麗‧波伊爾（Mary Boyle）1990年刊出的一篇頗有說服力的文章，〈思覺失調症是人們之前認為的那樣嗎？克雷普林與布魯勒研究對象的重新分析〉（Is Schizophrenia What It Was? A Re-analysis of Kraepelin's and Bleuler's Population），文中指出，許多被克雷普林診斷為早發性癡呆的患者，毫無疑問是患了一種由病毒造成、稱作嗜眠性腦炎（encephalitis lethargica）的疾病，只不過在1800年代晚期尚未能夠辨識出來。嗜眠性腦炎有可能使人陷入譫妄，或不省人事，或在行走時肌肉會不由自主地抽動。1917年，奧地利神經學家康斯坦汀‧馮‧伊可諾默（Constantin von Economo）將此病的症狀描述出來，自此之後，嗜眠性腦炎的患者不再是「思覺失調症」群體的一部分，被診斷為思覺失調症的患者群體，便和克雷普林記錄下的早發性癡呆患者群體有了相當大的差異。「那些難以接近、麻木僵直、智力下降的患者」，波伊爾寫道，這一類的思覺失調症患者大多數消失了。因此在1920到1930年代的精神醫學教科書中，關於思覺失調症的描述改變了。所有先前描述的關於身體的症狀：油膩膩的皮膚、怪異的步態、肌肉痙攣、面部抽搐，都從診斷手冊中消失了；留下來的則是精神病症狀——幻聽、妄想、怪異的思想。「思覺失調症所指涉的內容，」波伊爾寫道，「逐漸轉變，直到該診斷適用於某一群患者，而這群患者的症狀與克雷普林所記載的症狀僅有微小、也許只是表面上的相似。」[2]

　　所以現在我們必須要問：**那群**未接受治療的精神病患，結果如何？遺憾的是，在此我們遇到了第二個問題。從1900年到二戰結束，人們普遍以優生學的態度對待精神病患，而這種社會哲學戲劇化地影響了病患的治療結果。優生學論者認為，精神病患需要被隔絕在醫院裡，以避免他們生兒育女，散播「壞基因」。優生學論者的目標，是將精神病患者限制於精神病院內，1923年發表在《遺傳期刊》（*Journal of Heredity*）的一篇社論，結尾即滿意地表示，「隔離精神病患的做法相當完善」。[3]因此在20世紀前半，許多診斷患有思覺失調症的患者被收治住院，而且再也沒有離開醫院。這種社會應對策略造成的結果，後來被誤解為思覺失調症罹病結果的資料。思覺失調症患者從未離開醫院的事實，被視為一種證據，用以論斷思覺失調症是一種慢性且毫無希望的疾病。

　　然而，二戰之後，優生學成為眾矢之的。優生學正是希特勒與納粹德國擁抱的「科學」，而且在雅柏・德伊琦批露美國精神病院極度惡劣的景況後（他把精神病院比擬為集中營），美國許多州開始討論關於將精神病患置於社區治療的可能性。社會應對的策略改變，病患的出院率隨之提高。從1946到1954年，有一個短暫的破口，我們得以一窺新近被診斷為思覺失調症患者的遭遇，並大致了解思覺失調症患者在氯丙嗪出現之前的「自然下場」[i]。

　　數據是這麼說的。根據美國國家精神衛生研究院進行的一份研

---

i　在這段期間，思覺失調症是一個廣泛套用在住院精神病患的診斷。今日這些病患大多會被診斷為雙極性情感疾患或情感思覺失調症。不過，思覺失調症仍是當時美國社會中給那些極度「嚴重心理障礙」者的診斷。

究顯示，在1946到1950年間，精神病首次發作並在賓州華倫州立醫院（Warren State Hospital）住院的患者，有62%在十二個月內出院，73%在首次病發的三年後出院。[4]另一份針對在1948到1950年間，216位住進德拉瓦州立醫院（Delaware State Hospital）思覺失調症患者的研究，得到的結果與前一個研究非常相似：有85%的病患於五年內出院，而且直到1956年1月1日，也就是距離首次住院六年或六年以上，有70%的患者可以順利地在社區中生活。[5]同時，紐約市皇后區的山坡醫院（Hillside Hospital）追蹤87名在1950年出院的思覺失調症患者，判定有超過半數的患者，在接下來四年內並未復發。[6]而在思覺失調症定義更為嚴謹的英格蘭，這段期間病患治療結果的研究也同樣顯示出鼓舞人心的光景：33%的患者足以稱其「完全康復」，20%的患者達到「社會康復」，意即這群人可以自力更生並獨自生活。[7]

　　關於思覺失調症患者的治療結果，上述這段時期的研究提供了令人頗為驚訝的觀點。人們普遍認為，是氯丙嗪讓思覺失調症患者有在社區內生活的可能性。但從研究數據可以發現，1940年代晚期到1950年代早期，首次發病住院的思覺失調症病患，能在十二個月內復原者，大多數都能重返社區生活；能在三年內復原者，則有75%的患者能返回社區；僅有少部分，大約20%的患者需要持續住院。再者，那些患者返回社區後並非住在庇護所或教養院，因為這類設施當時根本還不存在。這群患者也並未領取政府的失能補助，因為當時也尚未建立每月補助津貼或失能給付等計畫。大部分出院的患者會回到原生家庭，而且根據社會康復的資料判斷，許多人有

工作。總而言之，許多因素讓戰後那段時期被診斷為思覺失調症的患者感到樂觀，因為他們能好起來，同時在社區內維持良好的生活機能。

另外也值得一提的是，氯丙嗪的出現並未改善1950年代新被診斷為思覺失調症患者的出院率，也沒能促使醫院准許慢性思覺失調症患者離院。1961年的加州精神衛生部報告指出，1956年共計1,413位思覺失調症首次發作並住院的患者中，未開立抗精神病劑處方者，有88%在十八個月內出院。那些使用抗精神病劑治療的患者，約占1,413位病患中的一半，出院率**較低**，僅有74%在十八個月內出院。這是1950年代唯一一份針對是否使用抗精神病劑，對首次發病患者出院率影響的大規模研究，而該調查結論表示「使用藥物治療的患者傾向有較長的住院時間……未以藥物治療的患者始終表現出稍微低一點點的留院率」。[8]

1965年，隨著聯邦醫療保險和醫療補助計畫的制定，原本收治於州立精神病院的**慢性**思覺失調症患者陸續出院，從而開啟了精神病患的去機構化。1955年，州立或郡立的精神病院收治有26萬7千名思覺失調症患者，八年後這個數字幾乎沒什麼改變，仍有25萬3千名思覺失調症患者居住於精神病院。[9]但接下來，照護精神病患的經濟狀況改變了。1965年，聯邦醫療保險和醫療補助計畫的立法，提供給養護中心聯邦補助以照顧病患，但為了節省預算，卻沒有提供同樣的補助給州立精神病院和各州政府，此舉使得醫院將慢性精神病患轉至養護中心。州立精神病院的病患統計數字是在這個時間點才開始顯著下降，而非引進氯丙嗪的1955年。遺憾的是，我們社會相

信是氯丙嗪這個藥物的引進清空了精神病院，這正是「精神藥理學革命」敘事的核心，卻與醫院病患的統計數字不符。

模糊的鏡中之影

在1955年，製藥公司並不需要向美國食品及藥物管理局證明它們的新藥具有療效（該項規定是於1962年新增），因此要評估氯丙嗪與其他新的「非凡藥物」上市後的功績，便落入美國國家精神衛生研究院的管轄範圍。有賴美國國家精神衛生研究院的安排，1956年9月舉行了一場研討會，目的就是要「仔細思考所有與精神疾病用藥相關的問題」，而會議中的對話最終聚焦在一個非常明確的問題：安慰劑對照、雙盲且隨機分派的臨床試驗，這套近來在傳染病學已充分證明其價值的科學工具，精神醫學可以怎麼加以調整，使它能夠為己所用？[10]

一如會議中許多講者所提，這套工具並非特別適合用來評估精神科用藥的用藥成效。精神藥物的研究怎麼可能是「雙盲」的？精神科醫師很快就能看出哪位病人有用藥，哪位病人沒有用藥，而任何被投予氯丙嗪的患者也都會知道自己正在服藥。接著還有診斷的問題：研究者如何能辨別被隨機分派到臨床試驗中的患者，是否真的患有「思覺失調症」？畢竟精神疾病的診斷界限時常在變動。同樣有問題的是，什麼定義了「好的用藥成效」？一位講者在會議中提到，精神科醫師與醫院職員也許想看到的是藥物促使患者表現出「較能為社會所接受」的行為改變，但這樣的改變不一定是「患者的最大利益」。[11]同時，用藥成效要如何測量？在已知疾病的用

藥研究中，死亡率或實驗室結果能作為該治療是否有效的客觀衡量標準。舉例而言，欲檢測結核病的用藥有沒有效，從肺部X光就可看出引起結核病的桿菌是否消失。而什麼是思覺失調症藥物試驗中可被測量的療效指標？美國國家精神衛生研究院的艾德華‧艾瓦茲（Edward Evarts）醫師在會議中表示，問題在於「思覺失調症治療的目標，除了讓患者變『好』之外，幾乎沒有明確的定義」。[12]

精神醫學因這些問題而苦惱，不過在會議之後，美國國家精神衛生研究院即開始著手制訂計畫，準備進行一場精神藥物的試驗。歷史推力之強大，由此可見。這是當今內科醫學用以評估治療成效的科學方法，而美國國會之所以創建國家精神衛生研究院，就是企圖將精神醫學轉換成一門更現代、更科學的學科。精神醫學採用這套工具，將能證明自己正朝著該目標前進。為了統籌領導前述的目標，美國國家精神衛生研究院設立精神藥理學服務中心，並任命美國國家科學研究委員會的精神科醫師強納森‧科爾（Jonathan Cole）為該中心主任。

接下來數年，科爾與其他精神科醫師確立了測試精神藥物的實驗設計。精神科醫師與護理師會用「評分量表」測量，並以數字表示欲研究疾病的典型症狀。思覺失調症的某項藥物是否減少患者的「焦慮」？「自大」？「敵意」？「猜疑」？「不尋常的思想內容」？「不合作」？所有這些症狀的嚴重程度，以數字量表測量並加總為其「症狀」分數；與安慰劑相比，一種藥物若能在六週內使總分顯著地降低，就會被認為具有療效。

至少在理論上，精神醫學現在有了進行精神科用藥試驗的方

法，同時能產出「客觀」的結果。但這種評估方式讓精神醫學走上一條非常特別的道路：精神醫學領域現在將能在短期內降低症狀，視為藥物有效的證據。就像內科醫師會對細菌感染開立抗生素的處方，精神科醫師會開藥以降低「特定疾病」的「目標症狀」，而六週的「臨床試驗」將會證明這麼做是否正確。然而，這套工具根本無法讓人洞悉患者過得如何，如果把時間拉長的話。他們有辦法工作嗎？他們能享受生活嗎？他們有朋友嗎？他們結婚了嗎？這套工具並無法回答上述問題。

這正是「神奇子彈」藥物形塑精神醫學前景的時刻。採用這套臨床試驗，使得精神科醫師透過一種特定性很高的稜鏡，來看待自己的治療方法。紐約州精神醫學研究中心（New York State Psychiatric Institute）的研究者約瑟夫・祖賓（Joseph Zubin）甚至早在1956年的會議上提出警告，若談到評估精神疾病的治療方式，六週的研究會帶來某種科學上的「近視眼」。「沒有兩到五年的追蹤就要宣稱某項特定療法有明確的益處，是過於魯莽的行為。」約瑟夫・祖賓說，「要觀察長期療效，兩年的追蹤研究似乎是最基本的要求。」[13]

抗精神病劑的例子

1961年，精神藥理學服務中心發起一項抗精神病劑試驗，試驗範圍涵蓋九間醫院，這項研究被標註為科學記錄的開端，這些記錄如今被視為抗精神病劑的「實證基礎」。在這六週的試驗中，270位患者被投以氯丙嗪或其他的抗精神病劑（也就是我們知道的「吩噻嗪」），另外的74名患者則被投以安慰劑。抗精神病劑的確幫忙減

緩了許多目標症狀，諸如不現實的想法、焦慮、猜疑、聽幻覺……等等，而且比安慰劑的表現好，因此，根據評比量表的加總分數，這些抗精神病劑是有療效的。而且參與研究的精神科醫師，對那75%接受藥物治療患者的評價為「改善許多」或「大幅改善」，相較之下，使用安慰劑的患者僅有23%獲此評價。

在該試驗之後，有數百個規模較小的試驗也得到了類似的結果，因此可以說，研究者們有了相當有力的證據，證明這些藥物可在短期內減少症狀，而且比安慰劑來得有效。[ii]1977年，哈佛醫學院的羅斯·柏德薩瑞尼（Ross Baldessarini）回顧149個與上述類似的研究，發現83%的研究都證實了抗精神病劑的確比安慰劑來得好。[14]「簡短精神症狀量表」（Brief Psychiatric Rating Scale, BPRS）是類似研究中常規使用的評估表，美國精神醫學會最終決定，如果簡短精神症狀量表的總分減少20%，即代表患者對某種藥物有臨床上的顯著反應。[15]以這種測量法為基礎，在六週的時間內估計有70%急性精神病發作的思覺失調症患者，對抗精神病劑「有反應」。

---

ii　2007年，一群未收取藥廠補助科學家組成的國際組織，考科藍合作組織（the Cochrane Collaboration），對藥物短期療效的記錄提出質疑。他們針對所有科學文獻記載的氯丙嗪與安慰劑對照研究進行統合分析（meta-analysis），在檢視50組品質良好的研究後，結論是，與安慰劑相比，藥物所能提供的好處，其實比普遍認為的小。科學家們計算出以氯丙嗪治療患者，需要治療7名患者，才能有一位達到「整體改善」，而且「即使是這種調查結果，也可能是高估了以氯丙嗪治療患者的正面效果，並低估了其負面效果」。考科藍的審查者對他們的研究結果感到有點吃驚，「有關（氯丙嗪）短期療效的可靠證據，薄弱的令人吃驚。」

美國國家精神衛生研究院的研究者們一旦確定了抗精神病劑在短期內是有效果的，接著自然會想知道該讓思覺失調症患者持續用藥多長的時間。為了研究此問題，研究者開始進行試驗，而多數的試驗會這樣設計：將對抗精神病劑反應良好的患者分成兩組，一組持續用藥，一組則會讓他們突然停藥。1995年，加州大學聖地牙哥分校的派翠西亞‧吉爾伯特（Patricia Gilbert）回顧66個、研究對象總計4,365名，關於思覺失調症復發的研究，發現有53%的停藥患者在停藥後十個月內復發，相較之下，持續用藥患者復發的比例則只有16%。吉爾伯特的結論是，「這些藥物對減少精神病復發的療效是有據可查的」。[iii][16]

這就是支持思覺失調症患者使用抗精神病劑的科學證據，無論是在住院時使用或長期使用都一樣。如同著名的英國研究員約翰‧紀德斯（John Geddes）2002年發表在《新英格蘭醫學期刊》（*New England Journal of Medicine*）的一篇文章所言，「抗精神病劑對於治療急性精神症狀與預防疾病復發具有療效」。[17]但是，如同許多研究者提到的，這種實證基礎有漏洞，而且正是祖賓之前預言會出現的漏洞。「關於傳統抗精神病劑在非臨床治療結果方面的療效

[iii] 吉爾伯特的統合分析有一個相當明顯的缺失。她並未測定中斷用藥的速度是否影響疾病的復發率。吉爾伯特的研究公布後，哈佛醫學院的艾黛兒‧維格拉（Adele Viguera）重新分析相同的66個研究，並測定出，逐漸停止用藥，與突然中斷用藥的研究相比，復發率僅有二分之一。針對疾病復發的研究，多數是採用突然中斷用藥的研究設計，戲劇性地使思覺失調症患者疾病復發的風險增加。實際上，逐漸停止用藥的患者，其復發率和持續用藥的患者相差不大。

（efficacy）或用藥效果（effectiveness）幾乎沒什麼討論。」[iv]馬里蘭大學醫學院的麗莎·迪可森（Lisa Dixon）和其他精神科醫師於1995年承認，「設計良好的長期追蹤研究實際上並不存在，所以我們並不清楚使用傳統抗精神病劑治療的長期影響。」[18]

這樣的懷疑催生了一篇2002年刊載於《歐洲精神醫學》（*European Psychiatry*）的傑出社論，主筆者是蒙特婁大學的精神科教授伊曼紐爾·史帝普。「在抗精神病劑出現的五十年後，我們是否能夠回答下面這個簡單的問題？抗精神病劑對於治療思覺失調症有療效嗎？」在該篇文章中，他說，「如果我們考慮的是『長期』，就沒有什麼強而有力的證據。」[19]

難題出現

雖然迪可森與史帝普的評論表明了思覺失調症並沒有長期的追蹤資料可供回顧，但事實上，還是有可能拼湊出抗精神病劑是如何影響思覺失調症患者的病程。故事剛好就是這麼開始的：美國國家精神衛生研究院以在前述9間醫院進行臨床試驗的344名患者為對象，進行了後續的追蹤研究。在某些方面，這群患者過得並不差，無論他們曾在醫院裡接受過何種治療。臨床試驗結束一年後，有254位患者得以重新回到社區生活；其中根據年齡與性別判斷，能夠繼續工作的患者，有58%確實受到雇用。三分之二的「家庭主婦」在

---

iv　譯注：療效指的是理想環境下的用藥效果，而用藥效果指的是在各種因素影響下使用藥物的結果，如多重用藥、同時罹患他種疾病等……，通常比較接近現實上的狀況。

扮演家庭角色上的功能尚可。雖然研究者並未匯報患者在一年追蹤
期內的用藥狀況，但他們驚訝地發現「（六週試驗中）接受安慰劑
治療的患者，其再度住院的可能性，比當時接受三種吩噻嗪中任何
一種治療的患者還**低**」。[20]

　　在首次有科學文獻記載的此刻，同時也暗示了一場悖論：抗精
神病劑儘管在短期有效，但長期來說，或許它使人們更容易受到精
神病的侵害，接受藥物治療的患者也因此在一年後，有較高的比例
再度住院。同時，美國國家精神衛生研究院的研究員們很快又發現
了另外一個令人吃驚的結果：在兩組研究開始時皆有病患未使用任
何藥物的停藥試驗中，復發率與患者的用藥劑量呈現**正**相關。研究
開始時服用安慰劑的患者，只有7%的復發率；相較之下，停藥前服
用超過500毫克氯丙嗪的患者有65%的復發率。研究員們寫道，「疾
病復發與患者服用安慰劑前使用的鎮靜藥物劑量有顯著關連；劑量
越高，復發的可能越大」。[21]

　　他們發現有些事不太對勁，而臨床上的觀察更加深了這個疑
慮。帶著藥物出院的思覺失調症患者們，再度回到精神科急診，醫
院員工把這稱作「旋轉門症候群」。就算患者確實服藥，疾病復發
的情況還是很普遍，研究員們觀察到「試驗時期投藥的患者，其復
發的嚴重程度比沒有用藥的患者還高」。[22]科爾同時還注意到，若
在停藥後復發的患者，其精神病症狀會「持續並加劇」，而且至少
有一段時間會出現新的症狀，例如：噁心、嘔吐、腹瀉、躁動、失
眠、頭痛，與奇怪的動作抽搐（motor tics）。[23]只要一開始使用抗精
神病劑，彷彿為患者塑造了一種未來，一種有著嚴重精神病發作的

未來，而且無論患者是否持續用藥，這一點都無庸置疑。

這些不幸的研究結果，促使波士頓精神病院（Boston Psychopathic Hospital）的兩位精神科醫師，森勃恩·巴克歐文（J. Sanbourne Bockoven）和哈利·索羅門（Harry Solomon），開始重新爬梳歷史。他們在這間醫院已經服務了幾十年，二戰結束後的那段時間，這兩位醫師以漸進式的心理照護治療精神病患，他們也親眼見證通常大多數患者的病情都會有所進展。這使他們相信「大多數的精神疾病，尤其是最嚴重的那些，如果患者本身沒有遭遇過被人瞧不起的經驗，或曾失去權利與自由，本質上大部分都可以自我痊癒」。兩位醫師因而推論，抗精神病劑應該能加速這個自然療癒的過程。但是藥物改善了患者的長期治療結果嗎？在一份回溯性研究當中，他們發現1947年在這間醫院內治療的患者，有45%在未來五年內不曾復發，而在研究追蹤期的尾聲有76%的患者成功地回到社區生活。相較之下，1967年時在這間醫院內以抗精神病劑治療的患者，只有31%在未來五年內沒有復發，而且這群患者更「依賴社會」，這裡指的是依賴社會福利並且需要其他形式的支持。「相當出人意料的，這些數據顯示抗精神病劑可能並非絕對必要，」巴克歐文和索羅門寫道，「讓患者在病後調養繼續使用抗精神病劑，可能延長了許多出院患者的社會依賴。」[24]

隨著有關抗精神病劑功過的辯論越演越烈，美國國家精神衛生研究院於1970年代開始資助三項研究，重新檢驗思覺失調症患者，尤其是那些思覺失調症首次發病者，是否能成功地不用藥物治療。在美國國家精神衛生研究院位於馬里蘭州貝賽斯達的臨床研究中

心，由威廉・卡本特（William Carpenter）和湯瑪斯・麥克葛拉遜（Thomas McGlashan）進行的第一個研究指出，沒有用藥物治療的患者比用藥的患者**更快**出院，且未使用藥物治療的受試組，在出院後一年內只有35%的患者復發；相較之下，用藥治療的受試組則有45%的復發率。未用藥的患者也比較少出現憂鬱、情感遲鈍和動作遲緩的症狀。實際上，患者們向卡本特和麥克葛拉遜表示，他們發現，不以藥物麻痺情感的方式來度過精神病發作的期間，其過程是「令人滿足且有益的」；用藥的患者則沒有類似的學習經驗，因此卡本特和麥克葛拉遜得到結論，長遠看來用藥的患者「較無法處理後續的生活壓力」。[25]

在前述第一份研究發表後一年，加州大學舊金山分校的莫里斯・拉帕波特（Maurice Rappaport）宣布他的研究也得出同樣的結論，只是他的報告更加強而有力。他將80位新診斷為思覺失調症並收治進入艾格努斯州立醫院（Agnews State Hospital）的男性患者，隨機分派為用藥治療與未用藥治療兩組；以抗精神病劑治療的患者其症狀減少的速度較快，但兩組平均都只有六週的住院時間。拉帕波特追蹤這群患者長達三年的時間，發現住院時未以抗精神病藥治療的患者和出院後持續未用藥的患者，其結果是到目前為止最好的。在三年的追蹤期中，24位從未用藥治療的患者僅有2位復發。同時，那些在研究中從頭到尾都有使用藥物的患者，可以說過得最糟糕。根據精神醫學的「實證基礎」而來的照顧標準，應該要能帶來最好的結果，但在這個研究中反而卻帶來最差的。

「如果有人對長期的臨床改善有興趣，我們的研究結果顯示，

抗精神病藥並非治療的首選，至少對特定患者而言。」拉帕波特這麼寫道，「相較於住院時被投以氯丙嗪治療的患者，許多住院時未用藥物治療的患者，長期改善較佳，追蹤時的病狀以及再入院次數都較少，同時在社區中維持更好的整體功能」。[26]

　　第三份研究主持者是美國國家精神衛生研究院思覺失調症研究的負責人，羅倫・莫雪（Loren Mosher）。他當時已算是美國治療思覺失調症頂尖的醫師，但他對思覺失調症的看法還是與許多同僚有所分歧；他的同僚們通常認為，思覺失調症患者之所以患病，是因為有了「壞掉的腦」。莫雪相信，精神病症可能產生於人對情緒與內在創傷的反應，而且，以它自己的方式，成為一種可能的處理機制。就此而論，他相信應該有這樣的可能性，就是人們可以自己設

表2　拉帕波特針對思覺失調症患者三年的追蹤結果

用藥內容 （住院期間／出院後）	病患數	疾病嚴重度	再入院率
安慰劑／未用藥	24	1.70	8%
抗精神病劑／未用藥	17	2.79	47%
安慰劑／抗精神病劑	17	3.54	53%
抗精神病劑／抗精神病劑	22	3.51	73%

說明：在此研究中，患者依據其住院照護（安慰劑或用藥）與出院後是否使用抗精神病藥來加以分組；在「疾病嚴重度」的項目中，1表示結果最佳、7表示結果最差。因此，41位住院時使用安慰劑的患者中，有24位在追蹤期依然保持未使用藥物。到目前為止，這組從未用藥的組別有最佳的結果。資料來源：莫里斯・拉帕波特，〈思覺失調症患者是否有可能不需要用藥，或用藥其實是一種禁忌？〉，《國際藥理精神醫學》，第13期，1978：100-111。

法應付幻覺與妄想，努力度過思覺失調症的發作，並重獲健全的神智。莫雪推論，若能提供新發病的精神病患者安全的機構，且其中的職員也對他人具同理心，不會害怕奇怪行為，就算不以抗精神病劑治療，許多患者還是能夠恢復健康。「我認為，真誠的人際互動與理解，對療癒性的互動而言非常關鍵。」莫雪說道，「這想法在於把人看作人，當成有尊嚴且受到尊重的人類來對待。」

　　1971年，莫雪在加州的聖塔克拉拉設立了一間精神病治療機構，建築有維多利亞風格，有12間房間，可同時收住6名病患。他將其稱作蘇提雅之家（Soteria House）；後來又設立了第二間，名字叫作愛瑪儂（Emanon）。蘇提雅計畫進行了十二年，總計有82名患者曾於這兩間機構接受治療。莫雪早在1974年就記錄到，比起與其配對的群組（意即那些在醫院以傳統方式用藥物治療的患者們），蘇提雅的患者們生活得更好；他也於1979年宣布他兩年來的研究結果。在六週實驗觀察的最後階段，蘇提雅的患者們精神病症狀減緩的程度和住院病患相當；而到了兩年實驗結束，蘇提雅的患者「精神病症狀評分較低，（醫院）再入院次數較少，整體適應也較好」。[27]之後，莫雪與南加大的助理教授約翰‧博拉（John Bola）也報告了患者的用藥狀況：在蘇提雅的患者有42%從未使用藥物，39%的患者會暫時性的使用藥物；在兩年的追蹤期內，僅有19%的患者需要持續使用藥物。

　　「與一般看法正好相反，對於新診斷為思覺失調類群障礙症的患者，使用最低限度的抗精神病劑，加上特殊設計的社會心理介入，並不會對患者造成傷害，而且似乎頗有助益，」莫雪和博拉這

麼寫道,「幾乎所有早期發作的精神病都是以藥物治療,而我們認為這種常規做法的利弊得失應該重新受到檢驗。」[28]

美國國家精神衛生研究院資助的三份研究全都指向同樣的結論。[v]新診斷為思覺失調症的患者若不使用抗精神病劑治療,或許有50%的患者可以在漫長的研究追蹤期康復,並持續保持健康的狀態。僅有少數患者似乎需要持續不停地服藥。抗精神病劑即使已在臨床試驗中證明對降低精神病症狀頗具療效,但我們也無法否認,「旋轉門」症候群之所以變得如此常見,大部分仍是由於藥物的緣故。卡本特和麥克葛拉遜以優美的文筆為精神醫學當今面臨的科學難題做出結論:

> 毫無疑問的,患者一旦服用抗精神病劑,並持續使用,他們的疾病便較不易復發。但倘若這些患者從一開始就從未使用過藥物治療呢?……我們提出這種可能:相較於疾病的自然病程,抗精

---

v 1960年代早期,菲力普‧梅伊(Philip May)做了個研究,比較五種住院治療的形式:藥物治療、電擊療法、心理治療、心理治療合併藥物治療,與環境療法(提供支持性的環境)。短期內,藥物治療的患者表現最好。因此,這份研究成為思覺失調症患者不能不用藥物治療的引用證據。然而,為期兩年的研究結果卻透露出不同的故事。一開始使用環境療法但未用藥的患者,在研究初期有59%的患者成功出院,且這群患者「在追蹤期的功能比其他療法的治療效果還好,至少也有同等的效果」。梅伊的研究通常被引用證明所有精神病患都應用藥,但該研究事實上卻顯示,大多數首次發作的患者若能在一開始就使用環境療法而非藥物治療,長期看來會生活得最好。資料來源:菲力普‧梅伊,〈思覺失調症:五種治療形式的結果之追蹤研究〉,《一般精神醫學檔案》第38期,1981:776-784。

神病劑或許使某些思覺失調症患者在未來更易復發。[29]

　　若果真如此，那麼精神藥物就是增加了精神病發作的患者轉變成慢性精神病的可能性。

比疾病更糟的治療？

　　所有藥物都有風險與益處，而醫學的常理就在於，藥物提供的益處應該多過其風險。抑制精神病症狀的藥物顯然提供了明顯的益處，這也就是為何儘管有一長串的負面影響，抗精神病劑仍被認為對患者有幫助。氯丙嗪與其他第一代抗精神病劑會造成帕金森氏症狀（Parkinsonian symptoms）和異常疼痛的肌肉痙攣；患者常常會抱怨藥物使他們變成情感上的「殭屍」。1972年，研究者得到的結論指出抗精神病劑「使學習受損」。[30]其他研究者報告指出，用藥的患者即使不住在醫院，似乎也完全提不起勁，同時與社會脫節。一位研究者寫道，許多住在教養院的患者活在「實質的孤寂」中，將大部分的時間花在「眼神空洞地盯著電視」。[31]這一切都顯示，使用藥物的思覺失調症患者過得並不健康，而這是當今精神醫學面臨最大的窘境：若長期而言藥物增加了疾病的復發率，那它的益處何在？許多持續用藥的患者出現遲發性運動障礙，而這使得問題變得更加棘手。遲發性運動障礙是一種大型肢體動作的機能障礙，就算停藥，患者的症狀仍會持續存在，這是腦部永久受損的證據。

　　這些質疑使精神醫學必須重新計算抗精神病劑的風險及益處。1977年，強納森・科爾在一篇標題相當挑釁的文章〈治療比疾病更

糟？〉（Is the Cure Worse Than the Disease?）中的確這麼做了。他回顧所有抗精神病劑可能造成的長期傷害，並觀察到已經有研究顯示，至少有50%的思覺失調症患者即使不依靠藥物，也可以健康地過活。對精神醫學而言，只有一件道義上要做的事：「每一位持續服藥的思覺失調症門診患者，都應該有接受一次適當的無用藥臨床試驗的額外待遇。」科爾解釋，這會將許多患者從「遲發性運動障礙的危險與延長用藥造成的財務與社會負擔」[32]中拯救出來。

要求思覺失調症患者持續使用抗精神病劑的實證基礎已經崩潰了。1950年代初期，首先開始推廣抗精神病劑的法國精神科醫師皮耶・丹尼克問道：「我們要撤回抗精神病劑嗎？」[33]

超敏性精神病

1970年代晚期，麥基爾大學的醫師蓋・紹伊納（Guy Chouinard）和貝里・瓊斯（Barry Jones）又往前邁進一步，他們找到一個生物學的解釋，說明為何抗精神病劑會使思覺失調症患者在生物學上更容易受到精神病的傷害。他們的理解大部分是來自於其他研究者對思覺失調症提出的多巴胺假說，此假說詳細描述了藥物如何擾亂神經傳導物質系統。

氯丙嗪與其他種類標準的抗精神病劑會阻斷腦內70-90%的第二型多巴胺受體。為了彌補這樣的阻斷，突觸後神經元會增加自身的第二型多巴胺受體達30%，甚至更多。紹伊納和瓊斯解釋道，大腦現在因而對多巴胺「超敏感」，而這種神經傳導物質被認為是精神病的中介者。「抗精神病劑會導致大腦對多巴胺超級敏感，同時造

成運動困難與精神病的症狀，」紹伊納和瓊斯寫道，「這其中的意義在於，發展成對多巴胺超敏感的患者，其精神病復發的可能性比正常病程者來得高。」[34]

有個簡單的譬喻可以幫助我們更加了解，為何在生物學上這種藥物更容易引發精神病，以及為何停藥會使情況變得更嚴重。抗精神病劑對多巴胺的神經傳導踩了煞車，大腦則踩下多巴胺的油門（額外的第二型多巴胺受體）作為回應。突然停藥，等於忽然放開了多巴胺的煞車，但油門還是踩到底，這時大腦的系統完全失去平衡，就像車子可能會傾斜失去控制，大腦中的多巴胺路徑也是如此。基底核的多巴胺神經元快速啟動，導致停藥的患者產生怪異的抽搐、躁動，與其他動作異常。同樣的道理，這種失控也發生在邊緣系統的多巴胺路徑，導致「精神病復發或惡化」，紹伊納和瓊斯寫道。[35]

這兩位加拿大的研究者完成了科學研究上非凡的一頁。他們至少已經在理論上找到，為什麼停藥的臨床試驗中復發率如此之高，而過去精神醫學將此現象錯誤地詮釋為抗精神病劑能預防復發的證據。許多停藥的患者遇到嚴重的復發現象並不一定是因為「疾病」回來了，反而是藥物引起的。紹伊納和瓊斯的研究成果，也揭露出精神科醫師和患者兩者常會有臨床上的誤解：他們會把停藥後立即再度出現精神病症狀的情況，當成必須使用抗精神病劑的證據，並認為藥物「有用」。於是，疾病復發的患者恢復用藥，精神病緩解，而這又進一步證明藥物有用。醫師和患者都親身經歷這一切，自然會認為這是「真的」；但事實上，患者的精神病之所以會隨著

恢復用藥減輕，其原因在於抗精神病劑再度踩下了多巴胺傳導的煞車，抵擋了卡住的多巴胺油門。一如紹伊納和瓊斯所解釋的，「需要持續使用抗精神病劑，也許是藥物本身造成的」。

　　總之，一旦開始使用抗精神病劑，就把患者導向了可能需要終生用藥的方向。而這又會帶到抗精神病劑故事中，第二個揮之不去的面向：持續用藥經常帶來不好的下場。紹伊納和瓊斯注意到，長期下來，多巴胺路徑會出現永久功能失調的傾向。多巴胺路徑會**不可逆地**卡在過度激活的狀態，不久後患者的舌頭會無法控制地從嘴裡滑進滑出（遲發性運動障礙），精神病症狀也惡化了（遲發性精神病）。接著，醫師就需要開立更高劑量的抗精神病劑，以減少這些遲發性的症狀。紹伊納和瓊斯說，「抗精神病劑特殊之處在於，最有效的治療，就是造成這些症狀的元兇，抗精神病劑自己。」

　　接下來數年，紹伊納和瓊斯繼續充實與測試他們的假說。1982年，他們的研究記錄到在216名思覺失調症門診患者中，有30%出現了遲發性精神病的癥狀。[36]他們也觀察到，抗精神病劑反而使那些最初診斷時被認為有「好的預後」的患者遭受疾病的折磨，這些患者本來有機會可以長期過著更好的生活；如果他們一開始沒有使用藥物。在拉帕波特和莫雪進行的研究中，過得最好的是那些「對安慰劑有反應的患者」，現在根據紹伊納和瓊斯的記錄，這些患者在服用抗精神病劑數年後，變成了慢性精神病患。最後，紹伊納把風險量化，指出遲發性精神病似乎比遲發性運動障礙發展得稍慢一些。每年有3%的思覺失調症患者會受到遲發性精神病影響，結果顯示持續用藥十五年後，約有45%的患者為此病所苦。紹伊納同時補充，

一旦出現遲發性精神病，患者會比之前任何時期「顯得更糟」，「會出現新的思覺失調症狀，或使原有症狀更加嚴重」。[37]

動物試驗也證實了這種情況。菲力普·西曼報告指出抗精神病劑會增加大鼠的第二型多巴胺受體，雖然只要停止用藥，受體的密度就可回復到正常值（西曼記錄了每個月的用藥情況，大鼠需要兩個月的時間才能再度回復正常），但某些時候受體的增加會變成不可逆的過程。[38]

1984年，瑞典醫師拉爾斯·馬騰松（Lars Martensson）在一場由世界心理健康聯合會（World Federation of Mental Health）於哥本哈根舉行的會議中做了個簡報，並總結出一個相當具毀滅性的論點。「使用抗精神病劑是個陷阱，」他說，「這就像是在大腦中放入會引起精神病的藥。」[39]

這是個瘋狂的主意嗎？

1980年代早期，各界對抗精神病劑的看法在當時看來可說再科學不過。精神科醫師見證了藥物確實「有用」。他們親眼見到抗精神病劑擊退了精神病症狀，也同時觀察到停藥的患者會再次出現精神病症狀。科學試驗強化了他們在臨床上感知的情況。六週試驗證明了藥物有效，關於疾病復發的研究也證明患者應該持續用藥。可是，研究者一旦開始了解藥物是如何對大腦產生作用，一旦開始調查為何患者會出現遲發性運動障礙且最後演變成慢性精神病，腦中馬上就會閃過一絲**不合常理**念頭：抗精神病劑增加了患者成為慢性精神病患的機會。紹伊納和瓊斯把所有的問題明確地串在一起，而

他們的這項作為一度在精神醫學界引起騷動。在麥基爾大學醫師演說的會議上，一位醫師語帶震驚地問他們：「我讓我的患者使用抗精神病劑，是因為他們有精神病。而現在你們說的是，用來控制他們思覺失調症的藥物同樣也會造成精神病？」[40]

但精神醫學應該如何處理這樣的訊息？這顯然危及到精神醫學界最根本的基礎。精神醫學能真正地對社會大眾坦承，甚至對自己承認，這種被喻為替精神疾病照護帶來「革命」的藥物，事實上卻讓患者成了慢性精神病患？至少整體而言，抗精神病劑會隨著時間使患者的精神病症變得更嚴重？精神醫學界不顧一切地想要讓這種討論消失。沒多久，紹伊納和瓊斯那篇關於「超敏性精神病」的論文就被歸到「有趣的假說」分類。關於多巴胺受體研究頗有聲望的索羅門‧史奈德在1986年出版《藥物與腦》（*Drugs and the Brain*）一書，他在書中向眾人保證此事只不過是個假警報，而這讓精神醫學領域所有的人都發出了安心的嘆息。「如果遲發性運動障礙的患者對多巴胺受體的敏感度變強，那麼人們應該會想知道，這些患者是否也同樣為了隨之增加的思覺失調症狀所苦。有趣的是，研究者在開始出現遲發性運動障礙的患者身上，仔細尋找任何可能是思覺失調症狀惡化的跡象，卻一直都找不到什麼。」[41]

精神醫學的危機時刻，也就是因超敏性精神病而引起的短暫騷動，已是將近三十年前的事了。如今，抗精神病劑會使被診斷為思覺失調症的人演變為慢性精神病這個概念，表面上看來是荒謬的。你去問問頂尖醫學院的精神科醫師、精神病院的職員、美國國家精神衛生研究院的官員、全國精神病患者聯盟的領導者、主流報紙

的科學作家，甚至是路上的一個普通人，每個人都會拍胸脯保證抗精神病劑對於治療思覺失調症是必要的，藥物是照護的基石；而且若有任何人企圖誘使你相信其他不同的想法，嗯，這個人應該有點**不太正常**。沿著這條研究之路，我們繼續往前走，各位已經被我邀請進入這間瘋人院，現在我們需要在康特威圖書館裡再往上走一層樓。地下室的書冊停止在1986年，現在我們必須從這個日期開始梳理科學文獻，看看它要告訴我們什麼故事。前面的危機只是（或者不是）假警報？

　　要回答這個問題最有效率的方法是，一件一件來，總結相關的調查和研究。

■ 佛蒙特長期研究

　　1950年代末到1960年代初，有269位慢性思覺失調症患者從佛蒙特州立醫院（Vermont State Hospital）出院，回歸社區；其中大多數是中年人。二十年後，考特尼‧哈定（Courtenay Harding）訪談了這群人中的168位（還活著的人），並發現其中34%的患者康復了，這表示他們「沒有症狀且能獨立生活，擁有親密關係，或受雇用、或本身即有生產能力，能照顧自己，大體上過著充實的生活」。[42]對這些在1950年代被認為是沒有希望的患者而言，這種長期治療結果好的令人驚訝，哈定對《美國心理學會通訊》（*APA Monitor*）說，這些康復的患者有一個共同點：他們都「停止服藥很長一段時間了」。[43]她在結論中指出，思覺失調症患者「終其一生都必須用藥」是一個「神話」，事實上「可能只有少部分的患者需要永久服藥」。[44]

■ 世界衛生組織跨文化研究

　　1969年，世界衛生組織開始在九個國家追蹤思覺失調症患者的治療結果。五年後，三個「開發中」國家的患者——印度、奈及利亞、哥倫比亞，比起美國和另外五個「已開發」國家的患者，有著「明顯較佳的病程與治療結果」。這些患者在研究追蹤期可能比較沒有症狀，更重要的是，他們享有「格外良好的社會治療結果」。

　　這個結果刺到了美國和歐洲的精神醫學社群。他們提出抗議，認為這個研究設計一定有瑕疵。1978年，世界衛生組織進行了一個橫跨十個國家的研究，以作回應，而這次主要收案的對象是初次發作的思覺失調症患者，且所有診斷都是以西方的標準。再做一次研究，結果依然差別不大。試驗進行了兩年，「開發中」國家有約三分之二的患者有好的治療結果，比三分之一略多一些的患者成為慢性精神病患者。而在富裕的國家，僅有37%的患者有好的治療結果，卻有59%的患者成為慢性精神病患者。「開發中國家的患者有較好的治療結果，此項研究發現已受到確認，」世界衛生組織的科學家如此寫道，「身處已開發國家，是此疾病無法完全治癒的強烈預警。」[45]

　　雖然世界衛生組織的研究者並未找到理由來解釋前述結果的明顯差異，但他們追蹤了第二個研究中患者使用抗精神病劑的情況，他們假設貧窮國家的病患之所以過得較好，或許是因為他們有比較確實的服藥。然而，最後發現情況正好相反。貧窮國家的患者中只有16%會規律地用藥，相較之下，富裕國家的患者規律服藥的比例

則有61%。再者，在可以說是病患生活得最好的城市，印度的阿格拉
（Agra），僅有3%的患者持續使用抗精神病劑。用藥比例最高的城
市是莫斯科，而該城市也擁有最高比例的慢性精神病患者。[46]

　　這個跨文化研究中最好的治療結果，明顯與低度用藥有關。
1997年，世界衛生組織的研究者再度對前兩次試驗的患者進行訪談
（與試驗開始的時間相距了十五到二十五年），他們發現相較於富
裕國家患者，身處貧窮國家的患者表現仍然好得多。「治療結果的
差異」展現於「整體臨床狀態、症狀學（symptomatology）、失能，
以及社會功能」。在開發中國家，思覺失調症患者有53%的比例
「再也沒有精神病症狀」了；同時，有73%的患者得以受雇工作。[47]
雖然世界衛生組織的研究者在這一次的追蹤研究中並未報告用藥情
況，但重點很明確：在患者患病早期並無規律使用抗精神病劑的國
家中，大多數的患者在十五年後都康復了，並過著健康的生活。

■ 遲發性運動障礙與整體功能衰退

　　遲發性運動障礙和遲發性精神病之所以發生，是因為通往基
底核與邊緣系統多巴胺路徑的功能失調。但多巴胺路徑有**三條**，故
可以預期的是，傳遞訊息至額葉的第三條路徑，其功能也會隨著時
間逐漸失調。研究者預期能在診斷為遲發性運動障礙的患者身上發
現腦部功能的整體性衰退，而從1979到2000年，超過二十個以上的
研究也顯示確實如此。1987年，維吉尼亞醫學院的精神科醫師詹姆
士・韋德（James Wade）報告指出「兩者間似乎有線性關係存在」，
「最嚴重的思覺失調症患者，認知功能受損也最為嚴重」。[48]研究者

判定遲發性運動障礙與思覺失調症的負性症狀（情感疏離）惡化有關，而患者同時也會出現社會心理損害，記憶、視覺保留與學習能力衰退等症狀。一位研究者的結論指出，遲發性運動障礙的患者失去他們「意識的路標」。[49]研究者把這種長期認知功能惡化稱作遲發性失智症（tardive dementia）；1994年，研究者發現70歲以上且使用藥物的思覺失調症患者中，有四分之三的患者罹患與阿茲海默症相關的腦部病變。[50]

■ 磁振造影研究

核磁共振影像技術的發明給了研究者機會，得以測量被診斷為思覺失調症患者的腦部結構大小；研究者們期待能藉此技術辨識出思覺失調症特有的腦部結構異常，沒想到最終卻記錄到抗精神病劑對腦容量的影響。1994到1998年有一系列的研究報告指出，藥物會導致基底核結構與視丘（thalamus）膨大，並且造成額葉萎縮，而這些體積變化「與藥物劑量相關」。[51]爾後於1998年，賓州大學醫學中心的拉奎爾・格爾（Raquel Gur）報告指出，基底核、視丘膨大「與思覺失調症的負性症狀和正性症狀變得更為嚴重皆有關連」。[52]

上述的研究清楚描繪出醫療導致疾病的過程。抗精神病劑造成腦部體積變化，此時患者會產生更多精神病症狀（在此被稱為思覺失調症的「正性症狀」），並變得更加情感疏離（「負性症狀」）。磁振造影研究顯示，抗精神病劑惡化了它應該要用以治療的症狀，而且這個惡化的過程在患者開始用藥的頭三年就已經開始發生。

■ 為精神病提出模型

在思覺失調症的研究中，有一部分的研究者試圖找出精神病的生物學「模型」，而他們嘗試的方式之一是去研究被安非他命、天使塵……這類可觸發妄想及幻覺藥物所誘發的腦部改變。研究者發展出各式不同方式，試圖在大鼠和其他動物身上誘發類似精神病的行為；海馬迴（hippocampus）的損傷會造成前述混亂的行為、特定的基因可以被「剔除」（knocked out）以產生類似症狀。2005年，菲力普・西曼報告指出，**所有**這些觸發精神病的因子，皆會造成腦中對多巴胺有「高度親和力」的第二型多巴胺受體增加，而西曼所謂的高度親和力是指這些受體相當容易與神經傳導物質結合。他寫道，這些「結果意謂著許多造成精神病的路徑，包括多重基因突變、藥物濫用，或是腦損傷，這些全部都可能集合起來，並透過有高度親和力的第二型多巴胺受體引發精神病症狀」。[53]

西曼推論這就是為何抗精神病劑有效的原因：藥物阻斷了第二型多巴胺受體。但他的研究也發現，這些藥物會使「高度親和力」的第二型多巴胺受體分布的密度倍增，其中包含較新一代的藥物，例如金普薩與理思必妥。藥物引發的異常與天使塵的作用相同，因此這個研究證實了馬騰松在1984年的觀察：服用抗精神病劑就像「在人腦中放入會引起精神病的藥」。

■ 南西・安卓森的長期磁振造影研究

南西・安卓森（Nancy Andreasen）是愛荷華大學的精神科教

授，並於1993到2005年間擔任《美國精神醫學期刊》的總編輯；1989年她展開一個長期的研究，對象是超過500位思覺失調症患者。2003年，她報告指出患者的額葉在初始診斷時就比正常人稍微小一些，且在接下來的三年內持續萎縮。此外，這個「額葉白質體積逐漸縮減」的現象，與惡化的負性症狀及功能損害是有關連性的，因此安卓森的結論表示體積縮減證明了思覺失調症是一個「漸進的神經發展障礙症」。但不幸的是，它是抗精神病劑無法阻止的疾病；「目前使用的藥物無法修正腦中發生的傷害過程，此過程是各種症狀的根源」。[54]

安卓森是認為抗精神病劑沒有療效，而非有害；兩年後，她進一步充實了這個想法。她發現在初始診斷五年後，患者的認知能力開始「顯著惡化」，其衰退與「腦容量在病發後逐漸縮減」相關。[55]換言之，當患者額葉體積萎縮，他們思考的能力也跟著衰退。但其他進行磁振造影研究的研究者發現，額葉萎縮其實**與藥物有關**，安卓森在2008年一篇《紐約時報》的訪問中也承認「你使用越多藥物，你就失去越多腦組織」。額葉萎縮可能是疾病進程的一部分，但藥物**加劇**了這個進程。安卓森說道，「這些藥物到底做了什麼？」「它們阻斷基底核的活動。前額葉皮質（prefrontal cortex）沒有接收到它需要的訊息輸入，並被藥物關閉起來。這減少了精神病症狀，也造成前額葉皮質緩慢地萎縮。」[56]

安卓森的研究調查再次揭露了醫療導致疾病的過程。藥物阻斷腦中的多巴胺活性，導致腦萎縮，接著再與負性症狀的惡化和認知功能損害產生關連。這不只是另一個令人煩擾的調查結果，它促使

耶魯的精神科醫師湯瑪斯・麥克葛拉遜再次對整個照護模式提出質疑。三十年前，麥克葛拉遜就想知道抗精神病劑是否會使患者「在生物學上更容易受到精神病的傷害」。他把自己的困惑放進科學脈絡之中：

> 短期而言，急性的第二型（多巴胺受體）阻斷，使患者不再對環境特別敏感，也擺脫了正性症狀。長期而言，慢性的第二型阻斷使患者對日常生活的每件事都失去了敏感性，導致化學藥品造成的快感缺乏（anhedonia），這有時被稱為精神病後的憂鬱症（postpsychotic depression）或抗精神病劑造成的不安（neuroleptic dysphoria）……我們用第二型阻斷的藥物將病人從精神病院釋放出來，難道就是為了阻斷他們的動機、阻斷他們對世界的參與、阻斷他們日常生活的樂趣？危機來臨時藥物可以救命，但停藥可能使患者更易產生精神病，而持續用藥則可能使患者背負各種缺陷。[57]

麥克葛拉遜的評論於2006年刊載在一份《思覺失調症通報》（*Schizophrenia Bulletetin*）上，那一刻就像1970年代末期的情況重現。研究者們再次證實了「治療」彷彿「比疾病更糟糕」。

臨床醫師的錯覺

我之所以參加美國精神醫學會2008年的會議有好幾個原因，但其中最大的原因是我想聽伊利諾大學醫學院心理學家馬丁・哈洛

（Martin Harrow）的演講。他在1975到1983年間招募了64名年輕的思覺失調症患者，加入一個由美國國家精神衛生研究院資助的長期研究；患者來自芝加哥的兩間醫院，一間私立、一間公立，以確保受試群體涵蓋不同的經濟狀況。哈洛從那時開始定期評估患者的生活情況。他們有症狀嗎？正在康復中嗎？受雇用嗎？他們有服用抗精神病劑嗎？哈洛的研究提供了美國思覺失調症患者生活情況的第一手觀察，可將我們對科學文獻的調查帶入合適的高潮。如果普遍的看法得到證實，持續用藥的患者應該會有較好的結果；如果我們先前回顧的科學文獻才是對的，結果應該會正好相反。

以下是哈洛的數據。2007年，他在《神經與精神疾病期刊》（*Journal of Nervous and Mental Disease*）發表了一篇患者十五年追蹤結果報告，並且在美國精神醫學會2008年的會議簡報中進一步更新這些回顧資料。[58]試驗開始兩年後，未使用抗精神病劑的組別在「整體功能量表」的表現比用藥的組別稍微好一些，不過再接下來的三十個月，兩個組別的命運開始產生戲劇性的分歧。未用藥組的狀況開始顯著改善，在試驗開始四年半後，39%的患者「康復中」，而且超過60%的患者有工作；相較之下，用藥組的結果在三十個月的追蹤期內**惡化**了。整組來看，受試者的整體功能輕微衰退，而在同樣四年半的時間點，只有6%的患者康復中，很少患者有工作。之後十年，試驗結果仍持續存在明顯的差異。在十五年的追蹤期，未用藥的患者有40%康復中，一半以上在工作，只有28%的患者仍為精神病症狀所苦。與其相比，服用抗精神病劑的患者僅有5%康復中，並有64%的患者仍具有明顯的精神病。哈洛對美國精神醫學會的聽眾

圖4　思覺失調症患者之長期復原比例

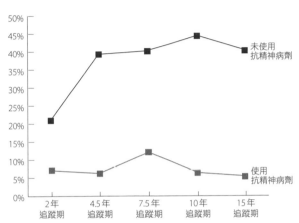

資料來源：馬丁‧哈洛，〈未使用抗精神病劑之思覺失調症患者的治療結果與復原之影響因子〉，《神經與精神疾病期刊》第195期，2007：406-414。

說，「我的結論是，比起用藥患者，長期未用藥的思覺失調症患者有顯著較好的整體功能。」

實際上，未使用藥物的組別不只是有更多康復的患者。這組當中糟糕的結果也比較少。治療結果的整個**光譜**出現了位移。停止用藥的25位患者中，有10位復原，11位的結果普通，僅有4位（16%）有「同樣糟糕的治療結果」。相較之下，39位持續用藥的患者中，只有2位復原，18位的結果普通，並有19位（49%）落入「同樣糟糕」的陣營。用藥患者的復原率是未用藥患者的八分之一，並有三倍高的機率得過著悲慘的生活。

這是美國國家精神衛生研究院資助的研究所揭露的結果，也

圖5　思覺失調症患者之治療結果分布

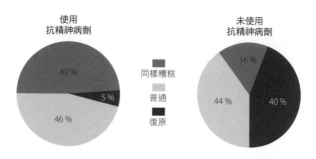

說明：用藥與未用藥結果分布的對比。用藥的患者復原率較低，並較可能有「同樣糟糕」的結果。資料來源：馬丁·哈洛，〈未使用抗精神病劑之思覺失調症患者的治療結果與復原之影響因子〉，《神經與精神疾病期刊》第195期，2007：406-414。

是我們目前看到最新的研究。此研究讓我們看到要花多長的時間，才能明顯看到一整群未用藥的患者出現比較好的治療結果。兩組間的差異在試驗開始兩年後便已出現，但直到四年半的時間點才可明顯看出未用藥組的患者表現好得多。此外，哈洛透過嚴密追蹤患者的動向，發現了精神科醫師為何會對這個事實視而不見。他說，那些停止用藥的患者離開了醫療體系。患者再也不會告訴其他人自己曾被診斷患有思覺失調症，並就此隱沒在社會中。哈洛研究中有少數未用藥的患者甚至擁有「高階職業」——有一位患者成為大學教授，另一位成為律師；有幾位患者則是擁有「中階職業」。哈洛是這麼解釋的，「我們（臨床醫師）的經驗來自於看著病患離開我們，他們會回來是因為疾病復發。我們沒有看到那些未復發的病患。他們不會回來了，而且過得相當開心」。

　　後來我問哈洛博士，何以他會認為，未用藥患者表現比較好。他並未將其歸因於沒有使用抗精神病劑，他說是因為這個組別的患者「有較強的內在自我感」，一旦他們一開始就用藥並穩定下來，這個「較好的人格」給了他們擺脫藥物的信心。「並非不用藥的患者表現較佳，而是（一開始）表現較佳的人後來擺脫了藥物。」而我繼續追問哈洛博士，他的研究發現是否有可能支持不同的解釋，比方是藥物惡化了長期治療結果，此時他漸漸顯得有點不悅。「那是個可能性，但我不這麼認為。」他說，「大家都知道用藥可能會有副作用……我並非試圖迴避問題，我是這個領域裡少數沒有拿藥廠錢的人。」

　　我最後再問了一個問題。最起碼，他的研究結果難道不應該被納入這個社會治療思覺失調症患者的照護模式上嗎？「這是毫無疑問的事，」他如此回應，「我們的數據壓倒性地支持，並非所有的思覺失調症患者終其一生都需要用藥。」

證據回顧

　　追蹤文獻紀載的軌跡已經到了令人驚訝的尾聲，因此我認為我們必須問最後一個問題：這些反駁普遍看法的證據是否能夠前後連貫？換言之，文獻記載的結果是否能構成一個連貫且一致的故事？我們需要再次確認過程中並未遺漏了什麼，畢竟我們得到的結論與社會「知道」為真的結論如此衝突，而這的確令人感到不安。

　　第一點，如研究者麗莎‧迪可森與伊曼紐爾‧史帝普所承認的，沒有良好的證據能支持抗精神病劑改善了思覺失調症的長期治

療結果。就此而論，我們可以自信地認為我們的調查並未遺漏任何這類研究。第二點，支持藥物可能惡化長期治療結果的證據，出現在美國國家精神衛生研究院所進行的第一個追蹤研究，同時也一次又一次地出現在往後五十年的研究中。這些研究者可以列成一長串：科爾、巴克歐文、拉帕波特、卡本特、莫雪、哈定、世界衛生組織，以及哈洛。第三點，一旦研究者了解了抗精神病劑如何對大腦產生作用，紹伊納和瓊斯進一步提出生物學解釋，為何長期而言藥物會使患者更容易受到精神病的傷害。他們也能解釋，為何藥物引起的腦部改變，使停藥變成一件相當冒險的事。他們因而揭露了為何停藥的試驗會誤導精神科醫師相信，是藥物避免了疾病的復發。第四點，許多不同型態的調查與研究，都顯示未用藥患者長期之復原比例較高的證據。此證據出現在拉帕波特、卡本特，以及莫雪的隨機分派研究中，出現在世界衛生組織的跨文化研究中，也出現在哈定與哈洛的自然研究中。第五點，我們在遲發性運動障礙的研究中看到證據，證明藥物長期下來會在相當高比例的患者中引起腦部的整體功能失調。第六點，有可研究腦部結構的新工具（磁振造影）出現，研究者發現抗精神病劑造成腦部的型態變化，而這些變化與正性症狀和負性症狀的惡化皆有所關連，也與認知功能損害有關。最後一點，大多數進行這些研究的精神醫學研究者，都希望並預期得到與上述相反的結果。他們想要講的故事是，長期而言藥物能幫助思覺失調症患者過著好的生活——他們懷有這樣的偏見。

我們試圖在本書中解開一道難題——為何罹患精神疾病而失能的人數在過去五十年內暴增，而我認為現在我們手上已經握有第

一塊拼圖。我們看見氯丙嗪被引入的十年前，約莫65%首次發作的思覺失調症患者會在十二個月內出院，而這些住院病患在追蹤期的四、五年內，大多不會再度入院。這也跟我們在巴克歐文研究中所見的相同：1947年時以漸進式社會心理照護治療的精神病患，五年後有66%可成功生活於社區中。但如同我們在哈洛的研究中所看到的，持續用藥的思覺失調症患者，長期下來僅有5%最終得以康復。現代精神疾病復原率戲劇性的衰退，而較年長的精神科醫師，那些仍能記得和未用藥患者相處起來是什麼樣子的醫師，能夠以個人的立場證明此結果的差異。

「在沒有抗精神病劑的年代，我的思覺失調症患者的確活得比現代的患者好得多。」馬里蘭州的精神科醫師安·西佛（Ann Silver）在一篇訪談中這麼說道。「他們選擇自己的生涯，努力工作，而且也成家了。一位當初住進（她醫院的）青少年部門，被認為是該部門病得最嚴重的患者，現在不僅扶養三個小孩，而且還是個登記有案的護理人員。在後來（用藥）的年代，沒有任何一位患者有生涯選擇，雖然當中不少人有各式各樣的工作，但沒有一位結婚，甚至連保有持久關係的都沒有。」

我們也能看到，這個藥物造成的慢性病是如何促使罹患精神疾病而失能者的人數增加。在1955年，美國有26萬7千位思覺失調症患者分布於州立及郡立的精神病院；換句話說每617位美國人中有一位患者。今天，據估計有240萬人每月接受補助津貼或失能給付，因為他們患有思覺失調症（或其他精神病障礙症），失能比例提高到約每125位美國人中就有一位。[59]自從氯丙嗪出現，我們社會精神疾病

導致的失能比例增加了四倍。

凱希，喬治，和凱特

在第二章，我們遇見了兩個人，凱希‧勒溫和喬治‧巴迪洛，不是被診斷為情感思覺失調症（凱希）就是思覺失調症（喬治）。現在我們看看可以如何從前述這些治療結果的文獻來理解他們的故事。

如我所說的，凱希‧勒溫是我見過對非典型抗精神病劑反應最好的人之一，好到甚至可以當楊森大藥廠（Janssen）推銷理思必妥的看板女郎了。但凱希仍持續接受失能給付，並察覺到藥物是她想要獲得專職工作的障礙。現在讓我們回到她在厄爾翰學院初次精神病發的那個時刻，如果她沒有立刻被施以抗精神病劑，而是以其他形式的社會心理照護作為治療方式，她的生活會是什麼樣子？或者，如果早些時候，某個時間點有人鼓勵她逐漸脫離抗精神病劑呢？她還會在接下來的十四年頻繁進出醫院嗎？她最終還會領取失能給付嗎？我們無法真的回答這些問題，我們只能說藥物治療增加了凱希長期飽受持續住院之苦的可能性，並減少了她從一開始的崩潰中完全康復的可能性。如同凱希所言：「**我記得的事情是，回過頭想想，我早先並非真的病得那麼重。我真的只是感到迷惑而已。**」

同時，喬治‧巴迪洛的故事說明了為何擺脫用藥是康復的關鍵，至少對某些被診斷有思覺失調症的人是如此。他跨出州立醫院後排病房的旅程，是起於他開始把抗精神病劑含在嘴裡。喬治現在

是個健康的人，對生活有明顯的熱情，對於能當兒子的好爸爸相當得意，女兒瑪德蓮也重新回到他的生活中。他是個例子，如同在哈定與哈洛的長期研究中許多康復的人一樣——原本的患者擺脫抗精神病劑之後，現在過得很好。

接下來的第三個故事是關於一位年輕女性，我稱她為凱特（Kate），因為她不希望使用真名。她在19歲時被診斷患有思覺失調症，而她使用抗精神病劑的表現不錯。在哈洛的研究中，她可能會是那5%用藥的康復者。不過她也知道在不用藥的情況下活得很好是什麼樣子，而且從她的觀點看來，不用藥的康復和前面那種用藥的康復完全不同。

在實際和凱特碰面前，我已經從電話中得知她故事的梗概，知道她如何花了十年在抗精神病劑上頭。考量到藥物可能對身體的不良影響，當她出現在辦公室時，我對她的外表相當驚豔。坦白說，當時我腦中閃過了「大美女」這個詞。一位黑髮女性，穿著牛仔褲、玫瑰色上衣，還上了點淡妝，並以自信而溫暖的方式介紹自己。不久，凱特向我展示一張「以前」的照片，是三年前拍的。「我那時的體重將近100公斤，」她說，「我的動作非常慢，我的臉是垂的，我抽很多菸……這都讓我沒辦法有任何專業的打扮。」

凱特的童年故事聽起來似曾相似。她的父母親在她8歲時離婚，她還記得自己在社交上十分笨拙且害羞的樣子。她說「我只具有能和我的家庭成員互動的社交技巧」，而這種笨拙一路跟隨到她上大學。在麻州大學達特茅斯分校就讀大一的時候，她發現自己很難交到朋友，她覺得非常孤獨以致於常哭。大二那年，她早早就辦了退

學，和母親一起住在波士頓，希望能找到「人生的目標」。但回想起來，取而代之的卻是「我的現實感開始崩解」。「我開始擔憂上帝與魔鬼的對抗，我開始變得害怕所有的事。我會對我媽的朋友說，『這食物有被下毒嗎？』我的行為相當古怪，也不能理解周遭對話的意思。我會說非常奇特的事情，我講話的樣子非常慢、謹慎小心，而且很怪。」

當凱特開始提到在臥室裡看見狼的時候，她母親就把她帶到醫院去了。雖然凱特使用抗精神病劑後的狀況非常穩定，但她討厭藥物給她的感覺，所以出院後沒多久突然就不吃藥了，而這引發了一次誇張的精神病發作。1997年2月是她第二次住院，她被診斷有思覺失調症，這次她接受了自己要終生服用抗精神病劑這個事實。她最後終於找到對她來說很有效的兩種藥物組合，她開始重建自己的生活。2001年，她畢業於麻州大學波士頓分校，一年後，她和一位在日間病房相遇的男人結婚。「我們的精神狀況都不穩定，菸也都抽得很兇，」她說，「我們每天去找心理師。這是我們的共同之處。」

凱特在一間為心理障礙者設立的教養院工作，因為藥物的副作用，要保持清醒偶爾會有困難，但她仍賺到足夠的錢，所以不需要領取失能給付。對一位患有思覺失調症的人而言，她已經做得非常好。但她仍然不快樂。她胖了40幾公斤，她的丈夫時常殘酷地嘲笑她，說她不但「醜」還有個「肥屁股」。她對於這個體系中的每一個人是怎麼對待她的感到非常生氣。她解釋道，「使用藥物的康復模式需要你像個孩子一樣地順從。」「你得服從你的醫生，順從你的治療

師，乖乖吃藥。那裡沒有任何空間能爭取更多智識方面的關注。」

2005年，凱特開始和一個過去的老友重新親近起來，他比她大20歲，屬於一個基本教義派的宗教社群。凱特開始參加他們的聚會，他們則開始建議凱特以較為正常的方式穿著、談吐，以及向外界表達自我。她說道，「他們跟我說，『你正代表著上帝，你不想讓上帝蒙羞』。」凱特的老友也督促她，別再把自己想成是一位思覺失調症患者。「他讓我跳脫原本的思考框架，並以我從前絕對不會接受的方式思考。我總是為我的心理師辯護，為我的精神科醫師辯護，為藥物辯護，也為我的疾病辯護。他要我放棄心理障礙者的身分。」

不久後，凱特原本的生活完全崩解。她發現自己丈夫和自己的朋友睡在一起，在搬離共同的公寓後，她一度必須睡在自己的車裡。在一開始那段絕望的時間，她非常依賴藥物，但她心中那幅沒有思覺失調症的自我形象也在召喚著她。2006年2月，她決定要把握機會：她停止抽菸，停止喝咖啡，也漸漸停掉她的精神科用藥。「現在的我沒有藥物，沒有尼古丁，沒有咖啡，我的身體開始接受衝擊。我從這些東西上頭落下來，我現在幾乎在發抖，因為我需要我的菸、我的藥。」

這個決定也使她幾乎與生命中的每一個人起了衝突。「我停止和我的家人交談，因為我不想再回到那個身分（障礙者）。我的心很脆弱。所以我必須與我所知的任何一切斷絕關係，也和我的心理師斷絕關係。」沒多久她的體重掉了很多，瘦到她的朋友都認為她一定是生病了。當她掙扎著要保持神智健全，她也緊抓著宗教社群給的建議，以非常正式的舉止和其他人說話，而這種行為卻使她母

親確信她的病復發了。「奇怪的不是用字，親愛的」，這是她母親的說法，連凱特私底下都擔心自己的精神狀態是不是又再出現狀況了。「但我有希望、有信仰，所以我對自己說，『我將要走在拉緊的繩索上，渡過可怕的峽谷，希望我到達彼岸時，有我能立足的山脊。』無論它將我帶領至何處，我必須專注地向前邁進，因為一旦從繩索上跌落，我就又得回到醫院去了。」

在那個千鈞一髮、看似要墜落的時刻，凱特同意和她的母親共進晚餐。「我覺得她就要崩潰了，」她母親說道，「她坐得很端正，但看起來很散漫和混亂茫然。她的身體僵硬。我以前看過很多同樣的症狀。她的雙眼張得大大的，看起來很偏執。」當她們離開餐廳，凱特的母親原本是要驅車轉往醫院，但在最後一秒改變了心意。凱特「並沒有那麼瘋狂」到需要被鎖起來。她母親記得，「我回到家後哭了。」「我不知道發生了什麼事。」

據她母親的估計，凱特花了六個月的時間度過停藥過程。但她後來的樣子的確已經**改頭換面**。「我看她現在的臉上充滿活力，心神也比較和身體相連了。」她母親說道。「她對自己的樣子感到比較自在，也比以往更能和自己相處。她身體很健康，我不知道有可能康復成這樣。」2007年，凱特和鼓勵她走上這條道路的老友結婚；她在工作上也有相當的進展，成為收容精神病患的教養院經理，而教養院在2008年認可她「傑出」的表現，並為此頒獎及獎金給她。

凱特的確也有不好過的時候。她管理的教養院也收容許多性偏差的男性，「有人對我說要把我搞得慾火焚身，或說他們要尿在我

的嘴裡」，她說道，而她面對壓力的情緒反應，已不再是被藥物麻痺時的那副樣子。「我已經停藥兩年，有時我發現要處理自己的情緒非常、非常困難。我動不動就生氣或發怒。藥物是不是遮蔽了我的心，讓我變得昏沉，以致於我從來不懂要怎麼處理我的情緒？現在我發現自己比以往更憤怒，也比以往更快樂。情緒循環的範圍越來越廣。的確，開心的時候要處理情緒很簡單，但憤怒的時候要怎麼辦？我正在努力不要有過度的防備心，並試著從容面對事物。」

　　凱特的故事當然是比較特別的那一種。她成功擺脫藥物，但這並非表示所有人都能成功。凱特是個**了不起**的人，有著無比的意志力和勇氣。的確，科學文獻顯示，一旦使用抗精神病劑，要停藥就非常困難且具有風險，還有許多人會為嚴重的疾病復發所苦。但文獻也顯示，能成功擺脫藥物的人會是長期看來過得最好的一群。凱特做到了，她屬於那群人。

　　「2005年，當我決定要變好的那天，是我生命中的分隔線。」凱特說，「我當時是一個完全个同的人。找體重很重，我整天抽菸，我情感疏離。現在我遇見從前認識我的人，他們甚至認不出我來。就連我的母親都說，『你不是同一個人了。』」

第七章　苯二氮平類藥物的圈套

我和苯二氮平類藥物打交道的時候，看似最好的是，我們好像真的有了一種沒有太多問題的藥物。但現在回想起來，要將一把扳手放到手錶裡面，然後期待它不會造成任何傷害，實在困難。

——英國首度進行苯二氮平類藥物試驗的醫師，亞歷克·詹納（Alec Jenner, 2003）[1]

　　有線電視影集《廣告狂人》（*Mad Men*），描寫的是1960年代唐·德雷柏（Don Draper）和一群在麥迪遜大道工作的廣告人，影迷們或許還記得第二季最後一集的一幕場景：德雷柏妻子貝蒂（Betty）的一位朋友對她說：「你想要一顆眠爾通嗎？它是唯一能讓我不要咬指甲的東西。」這是相當細微且歷史感精確的一筆。如果《廣告狂人》的團隊在第三季之後對時代的描述依然精確，那麼觀眾應該可以預期，在這個描寫動盪的1960年代中期，廣告人和他們家庭的故事中，貝蒂·德雷柏和她的朋友們會開始把手伸進她們的皮包，並且暗示著裡面有「媽媽的小幫手」。[i] 1963年，羅氏大樂

廠將煩寧（Valium）帶進市面，並特別針對女性設計廣告，在1968
到1981年這段期間，煩寧是西方世界賣得最好的藥物。然而，正當
美國人狼吞虎嚥這些設計來使他們鎮靜下來的藥丸的同時，也發生
了一些非常奇怪的事：住進精神病院、去精神科急診以及門診的人
數暴增。

　　科學文獻能夠解釋這兩者為何相關。

眠爾通問世前的焦慮症

　　焦慮是人類正常的心理現象，演化本就將我們的心智塑造成
會擔憂、焦躁；但有些人會比其他人更焦慮。至於將這類情緒困擾
視為一種可被診斷狀況的想法，最早可追溯到一位紐約的神經科醫
師，喬治‧畢爾德（George Beard）。1869年，畢爾德宣稱畏懼、擔
憂、疲勞，以及失眠，都起因於「神經疲倦」，而這是一種他稱為
「神經衰弱」（neurasthenia）的身體疾病。這個診斷在當時相當盛
行，人們普遍認為這種疾病是緊接著南北戰爭後橫掃美國之工業革
命的副產品，市面上也自然出現了各式宣稱可修復人們「疲倦」神
經的療法。專利藥藥商販售摻入鴉片、古柯鹼和酒精的「神經復活
劑」；神經科醫師大力宣傳電的修復力量，導致被診斷有神經衰弱
的患者開始購買電腰帶、電吊帶，以及手持電動按摩器；比較富有
的患者可以前往提供「休息治療」的礦物溫泉，讓神經透過放鬆沐
浴、按摩和各種帶電小配件帶來的療癒效果進行修復。

　　西格蒙德‧佛洛伊德（Sigmund Freud）提供精神醫學一套基本
原理治療前述那群患者，並在這麼做的同時，使精神醫學得以離開

瘋人院，進入會談室。佛洛伊德生於1856年，1886年在維也納以神經科醫師掛牌營業，而這意味著他的患者有不少是受神經衰弱所苦的女性（當時，歐洲也開始流行畢爾德所稱的那種疾病）。與委託人會談數小時後，佛洛伊德開始確信他們那些畏懼和擔憂的感覺是心理因素，而非神經疲倦的結果。他在1895年寫下關於女性的「焦慮精神官能症」（anxiety neurosis）的理論，認為此症大部分產生自人們對性慾和幻想之無意識的壓抑。心理衝突所帶來的痛苦，可透過精神分析得到緩解；躺椅上的病人可藉由醫師的帶領，探索自己無意識的心靈。

　　精神醫學在這個時期還是一門治療精神病院內瘋子的職業。一般人若有神經疲倦的症狀，可能求助於神經科醫師，也可能會找一般科別的醫師；但如果焦慮是源自腦中的心理失調，而非疲倦的神經，那麼由精神科醫師照顧這群患者就顯得頗為合理了。在佛洛伊德1909年訪問美國後，開始有人組織精神分析協會，並以紐約市作為這種新療法的集散地。1909年，全美國只有3%私人執業的精神科醫師；三十年後，有38%的精神科醫師在私人執業的環境中看診。[2]此外，佛洛伊德的理論幾乎使所有人都成了精神科醫師躺椅的候選對象。「精神官能症患者，」佛洛伊德在他1909年的旅程中解釋道，「其患病的情結與我們健全之人掙扎的情結是相同的。」[3]

　　感謝佛洛伊德的理論，精神障礙症現在區分為兩種基本類型：精神病和精神官能症（neurosis）。1952年，美國精神醫學會出版第一版的《精神疾病診斷與統計手冊》，裡面是這樣描述精神官能症患者：

（精神官能症）主要特色是「焦慮」，它或許可以直接被感受與表達，也可能無意識且自動地由各種心理防衛機轉所控制……相較於精神病患者，精神官能症患者並未展現出對外在現實的重大曲解或歪曲（妄想、幻覺、錯覺），他們也並未表現出人格的重大瓦解。[4]

這就是眠爾通問世之際，眾人對焦慮的理解。焦慮的人是緊緊立足於現實上的，焦慮患者很少需要住院。1955年，美國州立的精神病院只有5,415名「精神官能症」患者。[5]如同史丹佛的精神科醫師李歐‧霍利斯特（Leo Hollister）在苯二氮平類藥物引進後坦承，這些藥物是「設計來治療許多原先被視為是『輕度障礙症』的病症」。[6]此藥是給「能走動的傷者」塗抹的藥膏，因此若我們回顧使用苯二氮平類藥物的文獻，應可預期這群患者有不錯的治療結果。畢竟，這是眠爾通的發明者法蘭克‧柏格所承諾的未來，他說：「鎮定劑，透過減輕焦慮對心靈造成的擾亂，使人們能更好且更協調地使用既有的天賦。」[7]

失寵的抗焦慮劑

眠爾通首次出現時，許多發表在醫學期刊的研究表示，這藥「幾乎像魔法般有效地減少了焦慮」；而這也的確符合兩位哈佛醫學院研究者，大衛‧葛林布拉特（David Greenblatt）和理查‧雪德（Richard Shader）事後的回憶。但就像精神醫學界常發生的現象，一旦新藥上市（利眠寧於1960年上市），老藥的效果就開始迅速消

退。葛林布拉特和雪德於1974年對眠爾通做文獻回顧，發現在26個控制良好的試驗中，僅有5個研究顯示用眠爾通治療焦慮「比安慰劑更有效」。沒有任何證據顯示在安定心神方面，眠爾通比巴比妥類藥物更為有效。他們寫道，眠爾通一開始的流行，「說明了科學證據以外的因素是如何可能決定醫師的用藥模式」。[8]

然而，眠爾通的失寵，問題並非在於缺乏科學功效。許多試過此藥的人發現自己停藥後變得病懨懨；1964年，肯塔基州萊辛頓成癮研究中心（Addiction Research Center）的一位科學家卡爾・艾西格（Carl Essig）報告指出眠爾通「可能對人體誘發生理上的依賴」。[9]《科學新聞》也很快就宣告，這顆快樂藥丸可能「使人上癮」；1965年4月30日，《時代》雜誌的一篇報導幾乎形同替眠爾通掘了墳墓。「對眠爾通幻滅的醫師越來越多，」雜誌寫道，「有些醫師懷疑它的鎮定效果搞不好還沒有假的糖果藥丸來得好……有少數醫師報告指出，在某些患者身上眠爾通可能會引起真正的成癮現象，並隨之出現類似『戒除毒癮』之類，毒品使用者的戒斷症狀。」[10]

1960年代，苯二氮平類藥物大致上躲過了輿論的抨擊。羅氏大藥廠在1960年將利眠寧帶進市面時，宣稱他們的藥物提供的是「純粹的減緩焦慮」，而且不像眠爾通和巴比妥類藥物，這種藥「安全、無害且不會上癮」。社會大眾持續這麼相信著，而美國食品及藥物管理局也並沒有提出反對——儘管該局很早就開始收到患者的投訴信，信中提到當他們試圖停用苯二氮平類藥物時，會遇到古怪且令人困擾的症狀。這些症狀包括可怕的失眠、比以往更嚴重的焦慮，以及例如顫抖、頭痛，或是神經「緊繃到要崩潰」等，一堆令

人不適的身體症狀。如同一名男子寫給食品及藥物管理局的信件內提到，「我睡不著，而且整個人感到十分驚恐。有時候我覺得我要死了，其他時候我希望我已經死了。」[11]雖然食品及藥物管理局曾針對此事舉行聽證會，但卻並未像對安非他命和巴比妥類藥物那樣，對苯二氮平類藥物施以法律控管，大眾也因此相信，相對而言這種藥不易成癮，也較無害；直到1975年，美國司法部要求依照《列管物質法》（Controlled Substances Act），苯二氮平類藥物必須被歸類為第四級的藥物。這個規定限制患者若沒有拿到新的處方箋就只能拿到一定份量的補充藥物，並對社會大眾揭露了政府的結論：事實上，苯二氮平類藥物會使人成癮。

「前方危險！煩寧——你喜愛的藥丸會出其不意地攻擊你」，《時尚》雜誌某一次的頭條如此大聲宣告；雜誌內文解釋，一顆苯二氮平類藥物，可能導致「比海洛因更糟的上癮狀況」。[12]市面上開始出現對煩寧激烈的反彈，尤其是女性雜誌；沒多久，《女士》（Ms.）雜誌便讓讀者現身說法，告訴其他讀者，這種藥停止使用後會有多恐怖。「我的戒斷症狀是讓我過往的焦慮、易怒和失眠，都加倍出現」，一位藥物使用者說道；另一位則坦承：「我根本無法描述那種伴隨著停藥而來的身體和心理上的痛苦。」[13]1950年代的快樂藥丸，成了1970年代的悲慘藥丸，1976年，《紐約時報》報導「有些評論者竟然說（煩寧的）弊大於利，甚至否認它對大多數的患者有任何好處。有些人高聲疾呼煩寧根本不如它宣稱的那麼安全，它不但可怕且危險地令人上癮，並可能是造成上癮者死亡的直接原因」。[14]據稱有200萬美國人對苯二氮平類藥物成癮，是海洛

因成癮人數的四倍，其中一位服藥者甚至是前第一夫人貝蒂・福特（Betty Ford），她在1978年自己登記住進酒精和藥物戒斷中心。她的醫師約瑟夫・波爾許（Joseph Pursch）說，鎮靜劑的濫用，是「這個國家的頭號健康問題」。[15]

之後的幾年，苯二氮平類藥物正式失寵。1979年，參議員愛德華・甘迺迪（Edward Kennedy）舉辦一場參議院健康小組委員會的聽證會，內容是苯二氮平類藥物造成的危害，他說苯二氮平類藥物「帶來依賴和成癮的噩夢，兩者皆難以治療和復原」。[16]在回顧科學文獻後，白宮藥物政策辦公室（White House Office of Drug Policy）和美國國家藥物濫用研究院（National Institute of Drug Abuse）得到一個結論，此藥的助眠效果不會持續超過兩週。這個結果很快得到英國藥物回顧委員會（Committee on the Review of Medicines in the United Kingdom）的支持，他們發現此藥的抗焦慮效果無法持續超過四個月。就這一點而言，該委員會建議「應該要謹慎選擇與監測接受苯二氮平類藥物治療的患者，處方應限制於短期使用」。[17]如一篇《英國醫學期刊》的社論所評論的：「現在苯二氮平類藥物已被證實會造成藥物依賴，應該嚴密控管其使用，或甚至禁用？」[18]

苯二氮平類藥物的入門課

事實上，要不是苯二氮平類藥物從未真正遠離，這個失寵故事看來只像是段古老的歷史，而在我們追尋精神藥物使用歷史的過程中補上這一段故事，只是為了幫助我們更加了解，為何過去五十年來美國因精神疾病而失能的人數暴增。苯二氮平類藥物處方箋的

數量在它被列為第四級藥物後開始減少，1975年的處方箋數量為1億300萬份，到了1980年只剩下7,100萬份；幸好，隔年普強大藥廠（Upjohn）將贊安諾（Xanax）引進市場，這才使苯二氮平類藥物的銷售穩定下來。[19]精神科醫師繼續為他們緊張的患者開立苯二氮平類藥物的處方；2002年，加州大學聖地牙哥分校一位知名的精神藥理學家史蒂芬‧斯塔爾（Stephen Stahl）在一篇名為〈不問，不說，但苯二氮平類藥物仍是焦慮症的主要療法〉（Don't Ask, Don't Tell, But Benzodiazepines Are Still the Leading Treatments for Anxiety Disorders.）的文章中，承認了這個精神醫學界骯髒的小祕密。[20]從那時起，美國苯二氮平類藥物處方箋的數量止跌回升，從2002年的6,900萬，到了2007年再度增加到8,300萬，而這數字已與1973年的煩寧狂熱時期相距不遠。[21]

所以，考量到苯二氮平類藥物已被廣泛使用了五十年，我們必須研究一下科學究竟是如何討論這些藥物，以及這類藥物的使用是否可能會在某些方面造成美國因精神疾病而失能的人數增加。

■ 短期療效

任何一個服用過苯二氮平類藥物的人都可以向你保證，它的效果迅速；而且如果你（妳）還沒用成習慣，它可以有效地麻痺你（妳）情緒的困擾。就此而言，苯二氮平類藥物在幫助人們度過危急時刻這一方面的確效用顯著。作家安德莉亞‧唐（Andrea Tone）在她的書《焦慮的年代》（*The Age of Anxiety*）中就提到，當她莫名冒出不知從何而來的飛航恐懼時，苯二氮平類藥物讓她能夠搭上飛

機。但如同臨床試驗所揭露的，這種立即的療效也消退得很快，在四到六週時就已差不多消失殆盡。

1978年，紐約州阿爾巴尼醫學院的肯尼斯・索羅門（Kenneth Solomon）回顧78個苯二氮平類藥物的雙盲試驗，並判定其中僅有44個能夠證明藥物明顯比安慰劑來得有效。這個整體結果，充其量只能說是「暗示有療效」，他寫道。[22]五年後，紐約市西奈山醫學院的亞瑟・夏皮羅（Arthur Shapiro）為這幅療效想像再增添了幾筆色彩，他在一個224位焦慮患者的試驗中證實，煩寧在第一週的表現優於安慰劑，但這個領先的態勢維持不了多久。根據患者對其症狀的自我評估，第二週結束的時候就已經看不出藥物和安慰劑的差別，到了第六週的最後，安慰劑組甚至還過得稍好一點。「我們的意見是，謹慎控制的研究不可能持續顯示出，苯二氮平類藥物在治療焦慮上有顯著的效果。」夏皮羅寫道。[23]

從那時起，苯二氮平類藥物短期療效的描繪便再也沒有明顯的改變。這種藥物會在第一週顯現出明確的療效，之後其相較於安慰劑的優勢就開始減少。但是，如同英國研究者在1991年的評論，這種短時間療效的代價可不小。他們說道，「患者的心理動作（psychomotor）及認知功能都有可能受損，而且所有苯二氮平類藥物往往都會帶來失憶症的問題。」[24]2007年，西班牙的研究者想知道這些用藥導致的不良後果是否會抵消它帶來的些許「療效利益」，他們發現，使用苯二氮平類藥物與安慰劑的患者，臨床試驗的退出率（drop-out rates）——這是一種常被用來評估整體「用藥效果」的度量標準——其實不相上下。他們報告指出，「此系統性回顧，

並未發現苯二氮平類藥物用於治療廣泛性焦慮症（generalized anxiety disorder）有令人信服的證據，得以證實其短期的用藥效果。」[25]

倫敦精神醫學研究院的精神科醫師麥爾坎・雷德（Malcolm Lader），是全世界研究苯二氮平類藥物頂尖的專家之一。他曾在一次訪談中，解釋了前述研究結果的重要性：「用藥效果是評估藥物在真實使用情況下的測量標準。」[26]

■ 戒斷症候群

科學文獻中第一份關於苯二氮平類藥物依賴性的報告出現於1961年，史丹佛大學的李歐・霍利斯特早在那時就曾指出，患者停止使用利眠寧後會產生奇怪的症狀，但一直到美國司法部將苯二氮平類藥物列為第四級藥物，研究者才開始投入心力研究此問題。1976年，貝瑞・麥列斯基（Barry Maletzky）醫師和詹姆士・柯特（James Kotter）醫師很快開始投入研究這個問題，並指出他們的患者停止使用煩寧後，許多人抱怨自己會「極度焦慮」。[27]兩年後，賓州州立大學的醫師宣布，停止使用苯二氮平類藥物的患者時常會出現「比一般標準更高的焦慮……是一種我們稱為『反彈性焦慮』的情況」。[28]在英國，雷德也提出類似的報告結果。「停藥期間，患者的焦慮快速升高，並有許多人達到恐慌的程度。患者通常會出現焦慮的身體症狀，例如嗆咳感、口乾舌燥、忽冷忽熱、腿軟……等。」[29]

看來，停止使用苯二氮平類藥物的患者，似乎變得比使用前更焦慮。接下來的十年，雷德與其他英國醫師繼續調查這個問題；其中包括知名的海瑟・艾希頓（Heather Ashton）醫師，他任教於泰恩

圖6　對煩寧的反彈性焦慮

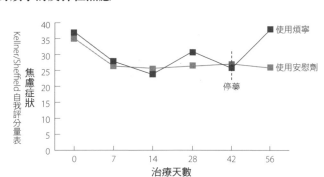

說明：從這份1985年由英國研究者進行的調查中可以看出，在一開始的六週，使用煩寧的患者並未過得比使用安慰劑的患者好。但使用煩寧的患者停藥後，焦慮症狀明顯增加，並比使用安慰劑患者的嚴重程度高出許多。資料來源：Power, K.，〈使用煩寧治療廣泛性焦慮六週後的戒斷症狀與反彈性焦慮之對照研究〉，《英國醫學期刊》第290期，1985：1246-1248。

河畔紐卡索大學，同時經營一間戒斷診所；他們蒐集了一長串症狀清單，記載著折磨那些停藥患者的症狀。除了反彈性焦慮，患者還會經歷失眠、癲癇發作、顫抖、頭痛、視力模糊、耳鳴、對聲響極度敏感、覺得昆蟲爬滿全身、惡夢、幻覺、極度憂鬱、喪失自我感，以及喪失現實感（也就是覺得外在世界不是真實的）。一位患者向海瑟·艾希頓表示，戒斷就像「活死人……我以為我要發瘋了」。

　　「這些結果非常明白地顯示，苯二氮平類藥物戒斷本身就是一種嚴重的疾病，」艾希頓寫道，「這些患者通常嚇壞了，會感受到強烈的痛苦，並且打從心底覺得無助和沮喪……不是這些患者的錯，但他們還是遭受相當程度身體和心理上的困擾。」[30]

　　並非所有停止使用苯二氮平類藥物的患者都得面對上述的痛苦。患者產生戒斷症狀的風險會根據其用藥時間長短、苯二氮平類藥物的效價（potency），以及停藥過程的速度而有所不同。大多數使用苯二氮平類藥物時間相對較短的患者，譬如一個月或二個月，停藥的過程可能沒什麼困難。然而，還是有些患者只用藥幾個星期，依舊出現戒斷症狀；所以對長期使用者來說，逐漸停藥往往要花上一年，甚至更長的時間。此外，有一小部分的患者會產生「延長性戒斷症候群」（protracted withdrawal syndrome），艾希頓觀察到，「在停止使用苯二氮平類藥物後的數個月內」他們的焦慮會持續維持在升高的狀態；[31]患者的憂鬱可能會加深，古怪的感知症狀，例如喪失自我感、喪失現實感、覺得昆蟲在皮膚上爬等，會有更長一段時間揮之不去。最令人擔憂的是，少數苯二氮平類藥物的長期使用者從未完全復原。「這令人相當憂心，」雷德在一次訪談中說道，「不知怎麼地，（腦中）有些東西改變了。我無法說每一個長期用藥者在停止使用苯二氮平類藥物後都會回復到正常的狀態。」

■ 苯二氮平類藥物戒斷的生物學

　　1977年，研究者發現苯二氮平類藥物會影響腦中一種名為 γ-胺基丁酸（GABA）的神經傳導物質。多巴胺或血清素是傳遞「刺激性」的訊息，告訴神經元要開始動作，γ-胺基丁酸則不同，是會抑制神經元的活動。一個接收到 γ-胺基丁酸訊息的神經元，不是改以較慢的速度動作，就是停止動作一段時間。腦中多數的神經元都有 γ-胺基丁酸受體，表示這種神經傳導物質的作用正是腦中神經元活

動的煞車。若將苯二氮平類藥物結合到γ-胺基丁酸受體，則會擴大γ-胺基丁酸的抑制效果；這相當於將γ-胺基丁酸煞車再往下踩，也因此抑制了中樞神經系統的活動。

為了回應前述的過程，腦部會減少γ-胺基丁酸產出，並減少γ-胺基丁酸受體的分布密度。這是試圖「恢復正常的γ-胺基丁酸傳遞」，英國科學家在1982年如此解釋。[32]然而這種為了適應所做的改變，卻會使得腦部的煞車系統在生理上處於缺損的狀態；也就是造成了腦部的煞車液不足（γ-胺基丁酸產出量）且煞車片磨損（γ-胺基丁酸受體）。因此，當停止使用苯二氮平類藥物，大腦再也無法適當地抑制神經活動，腦中的神經元可就手忙腳亂了。艾希頓的結論認為，這種神經元的過度活動，可以「解釋許多戒斷用藥帶來的效果」。[33]焦慮、失眠、覺得昆蟲爬過皮膚、妄想、喪失現實感、癲癇發作——這些令人惱怒的症狀，可能全都起因於神經的過度活動。

患者若是逐漸減少使用苯二氮平類藥物，γ-胺基丁酸系統能夠慢慢恢復正常，可能只會有輕微的戒斷症狀。然而，艾希頓說道，有些長期使用苯二氮平類藥物的患者苦於「延長的症狀」可能正是「由於（γ-胺基丁酸）受體無法恢復到正常狀態」。[34]她解釋，長期使用苯二氮平類藥物，「不僅導致中樞神經系統功能變化的回復速度緩慢，偶爾也可能會造成結構性的神經損傷。」[35]而在這類案例中，名為γ-胺基丁酸的煞車將再也無法發揮它原本應有的功能。

■ 長期療效

一旦美國和英國的研究者判定苯二氮平類藥物其實無法對焦慮

症狀產生長久療效，便會出現一個顯而易見的問題：持續服用這些藥物，是不是反而**惡化**了它原本應該要治療的症狀？1991年，賓州大學醫學院的卡爾‧瑞寇斯（Karl Rickels）報告指出，在一群三年前試圖停止使用苯二氮平類藥物的焦慮患者中，他發現比起停藥失敗的患者，停藥成功的患者表現「明顯」較好。[36]數年後，他又發表了一項研究，發現：當苯二氮平類藥物的長期使用者戒除用藥，他們「變得更機警、更放鬆，也較不焦慮，而這改變也連帶造成了心理動作功能的改善」。[37]反之，持續使用苯二氮平類藥物的患者，反而有比停藥者更嚴重的情緒困擾。

其他研究者也陳述了類似的長期用藥成效。加拿大研究人員發現，使用苯二氮平類藥物會導致憂鬱症狀增加到四倍；[38]在英國，艾希頓也觀察到持續用藥的患者往往會病得更嚴重：「許多患者發現，儘管持續使用苯二氮平類藥物，幾年下來焦慮症狀仍持續增加，還首次出現恐慌發作和特定場所恐懼症（agoraphobia）的狀況。」[39]這些研究和觀察，呈現出一個大有問題的長期病程，而且在2007年，法國研究者調查4,425名苯二氮平類藥物的長期使用者，發現其中有75%「顯著至重度患病……大多數的患者有明顯的症狀，尤其是重度憂鬱症（major depressive disorder）和廣泛性焦慮症，且時常伴隨著明顯的劇烈症狀和失能」。[40]

除了造成情緒困擾，長期使用苯二氮平類藥物也會導致認知損害。早期就有研究者提出，短期使用苯二氮平類藥物與記憶問題有關，田納西大學的大衛‧諾特（David Knott）醫師曾於1976年提出警告，「我非常確信煩寧、利眠寧和其他這類的藥物會對腦部造成

損傷。我見過大腦皮質的損傷，我相信那些損傷是由於使用這些藥物而造成的，而且我也開始思考，這些損傷是否是永久性的。」[41]接下來的二十五年，有關苯二氮平類藥物長期使用者認知損害的報告經常出現於科學期刊。這些研究陳述的是人們在專注、記憶、學習新事物，以及解決問題方面發生困難；然而，患者「並未察覺他們能力減退」，雷德寫道，證據顯示，他們的自我洞察力也受到損害。[42]2004年，一群澳洲科學家在回顧相關文獻後，提出他們的結論，「與控制組相比，苯二氮平類藥物長期使用者在所有的認知類別都一致地表現出更為嚴重的損害」，且缺損的程度是「中度至重度」。此研究顯示「服用劑量和（苯二氮平類藥物）使用時間越長，損害的風險越大」。[43]

焦慮增加、憂鬱增加、認知損害——這些因素每一個都會造成個人在社會中克盡其職的能力下降。1983年，世界衛生組織注意到苯二氮平類藥物的長期使用者「在個人照護與社會互動上驚人的惡化」；[44]另一位研究者則報告指出，這些長期藥物使用者到頭來具備的是不良的應對技能。[45]在一項由煩寧的製造者羅氏大藥廠資助的研究中，密西根大學的研究人員判定，服用此藥「與不良的生活品質、工作及個人生活的不良表現、低度社會支持、自覺欠缺內在控制、自覺健康不良，以及高度壓力相關」。[46]艾希頓判定長期使用苯二氮平類藥物將導致「身體不適、健康狀態不佳，以及神經質分數升高」；[47]艾希頓說，苯二氮平類藥物會造成「丟掉工作、失業，以及因病喪失工作」。[48]

以上就是科學文獻告訴我們關於苯二氮平類藥物的歷史，它的故事相當容易追溯，緬因州立成人心理健康服務的負責人史蒂凡・格拉希特（Stevan Gressitt）醫師也能證明這一點。2002年，他協助成立緬因州苯二氮平類藥物研究群組，成員除了醫師，還有其他專業健康照護者，而他們的研究結論指出「沒有證據支持苯二氮平類藥物應該長期使用於任何一種心理健康狀況」。格拉希特和他的同僚寫道，苯二氮平類藥物可能使得「身體健康問題和心理健康問題」皆「惡化」。在一次採訪中，我問格拉希特醫師這些「問題」是否包括焦慮增加、認知損害，以及功能減退。我在想，他對科學文獻的理解是否和我一樣？

他的回應是，「我不會反駁或爭辯你所說的話」。[49]

潔拉汀，海爾，和麗茲

科學文獻揭露了苯二氮平類藥物——和抗精神病劑一樣——作用起來就像個圈套。這種藥能短暫地改善焦慮症狀，因此能帶給痛苦的人適時的舒緩。然而，藥物是透過**擾亂**神經傳導系統才得以發揮作用，而腦部會做出補償性的調適，以為回應；這種變化的結果就是，用藥者一旦停藥會變得更容易受到疾病復發的傷害。這樣的困境可能導致某些人無限期地服藥下去，而這些患者有可能變得更焦慮、更憂鬱，以及認知受損。

這裡有三個落入圈套之人的故事。

潔拉汀・波恩斯（Geraldine Burns）身形清瘦，有一頭暗紅色的

頭髮，現在仍住在自小長大的房子裡。她坐在廚房裡告訴我她的故事，而她年長的母親則在一旁進進出出。

　　潔拉汀是家中六個孩子之一，1955年出生。他們是一個快樂的家庭，她的父親是愛爾蘭人，母親是黎巴嫩人，他們在波士頓住的街坊被稱為「小黎巴嫩」，那是一個街坊鄰居彼此認識的地區，阿姨、叔叔，以及其他親戚也都住在附近。潔拉汀18歲時開始和住在隔一個街角的男孩喬・波恩斯（Joe Burns）約會。「我從那時開始就一直跟他在一起」，潔拉汀說道，而且有段時間他們的生活正如她希望的那樣開展。她有一份喜歡的工作，是在一間復健中心的人力資源部門；她和喬在1984年有了一個健康的男孩，蓋瑞特（Garrett），他們很享受那份鄰里之間緊密連結的溫暖。潔拉汀個性外向且充滿活力，永遠是家庭和朋友聚會的女主人。「我愛我的生活，」她說道，「我愛工作，我愛我的家庭，我愛這個街坊。我是小學同學會的主辦人。我到現在還和幼稚園的朋友保持聯繫。我再正常不過了。」

　　然而，1988年3月，潔拉汀生下女兒莉亞娜（Liana）之後覺得身體不太舒服。「我一直跟醫生和護理師說，我覺得自己的身體好像有千斤重。」她說道。醫師排除了感染的可能性，判斷她的症狀一定是因為焦慮的關係，並開給她安定文的處方。潔拉汀帶著那紙苯二氮平類藥物的處方從醫院回家。短期內它的確有所幫助，但幾個月後，潔拉汀還是覺得有什麼地方不對勁，於是便去看了一位精神科醫師。「她立刻告訴我，我有化學物質的不平衡。」潔拉汀回想著，「她說我應該持續服用安定文，並向我保證它無害且不會成

癮。她告訴我，我後半輩子都得服用這個藥物。後來我問她這件事，她是這麼解釋的：『如果你患有糖尿病，你後半輩子都要用胰島素，不是嗎？』」

很快地，她的精神科醫師就在安定文之外再加上抗憂鬱藥物。當潔拉汀在女兒出生頭一年的生活中奮鬥，她的情緒似乎也麻木了，心裡一片茫然。「我有一半的時間都在發呆。我媽叫我，我會告訴她一些事情，而她說『你昨天晚上跟我講過了。』然後我會說，『我有嗎？』」更糟的是，幾個月下來，潔拉汀發現自己變得更焦慮了，焦慮到她得開始待在家裡面。現在要她回到之前在復健中心人力資源部門的工作，根本辦不到。只要她停止服用安定文一天到兩天，在某個時間點，她就會有「嚴重的恐慌發作」。聯邦政府同意她因為「焦慮」而失能，並因此符合每個月的失能給付條件。「我是這個星球上最會社交的人，但現在竟然沒辦法出門，」潔拉汀說道，一邊不可置信地搖頭，「除非我先生帶我出去，否則我不會出門。」

接下來的八年，潔拉汀無止盡地在各種抗焦慮和抗憂鬱藥物的組合之間來回。沒有任何一種組合有效。焦慮和恐慌的狀況仍舊持續，而且還增加了各式各樣的副作用——起疹子、性功能障礙、體重增加、心搏過速（由於恐慌發作），以及過量的月經來潮，最後一項甚至讓她得為此切除子宮。「所有我知道的，長期使用安定文的女人，最終都得將子宮切除，我們每一個人都是這樣。」她的話裡帶著明顯的苦澀。1996年10月，她去看了一個新的醫師，這位醫師回顧她的病史後，找出了使她落入這種困境、可能的罪魁禍首。

「他告訴我，『你正在使用的是人們所知最會成癮的藥物之一』，而我想，『感謝上帝。』我滿是淚水。自始至終都是這種藥。是醫療讓我生病了。」

潔拉汀花了惡夢般的兩年，斷除安定文以及其他幾種她一直在服用的精神科用藥。她身上會散發出可怕的氣味，她的肌肉抽搐，她體重減輕，並一度連續好幾週無法入睡。「這就像地獄之門大開，幾乎要把我吞進去。」她說道。戒除用藥的習慣後，她還是花了幾年，才讓身體覺得比較好過一些，而且實際上她仍為大量的焦慮所苦。1988年3月，攸關命運的那天，她被開立了安定文的處方，先前那個愛交際、善於與人相處的潔拉汀再也不會回來了。「我會回到以前的我嗎？不，」她低聲說道，「我為以前的我哀悼。我們所有人都哀悼著。我仍然對許多事情感到非常害怕。」

在我即將要前往南佛羅里達，和住在那兒的海爾‧佛萊格曼（Hal Flugman）見面的三天前，他打電話告訴我，他的焦慮又發作了；想到要離開家門和我談話，實在壓力太大。「我覺得不對勁，」他說，「我會過度換氣，腸胃也出了問題。我想我要增加可那氮平的劑量……而這就是在我身上發生的事。」

海爾是我在幾個月前電話訪問的對象，他首次出現焦慮症狀是在13歲。體重過重且身型矮小的海爾，中學時期跟同學相處的並不好。他回想道，「我會恐慌發作，也有點害怕四周都是人。」接下來五年他接受心理諮商，但並未得到任何藥物處方。「我和焦慮生活在一起，我試著處理它，」他說。但某一晚，在一場搖滾音樂會

上，海爾恐慌發作的非常嚴重，嚴重到他必須打給他的家人，求他們來接他回去。隔天，醫師開了可那氮平給他。

「我記得我問醫師，『我會對這個藥上癮，最後搞到無法脫身的地步嗎？』我也擔心會有副作用。但醫師說副作用在幾個星期內就會消失；他還說，那藥物不是打倒了你生活中難以忍受的恐慌發作嗎？我說，『嗯，當然。』打從吞下第一顆藥丸，我就知道這會解決我的焦慮問題。它對我非常有效。我覺得很棒。」

從那時開始，海爾的生活就是一個成癮的故事。他開始用藥後沒多久就搬到舊金山，打算追求音樂家的生涯。海爾也曾經一度事事順利——他甚至有機會跟偉大的吉他手卡洛斯·山塔那（Carlos Santana）一起聚會。但他的音樂生涯遲遲無法開展，他認為有部分要怪罪於可那氮平，藥物抑制了他的野心，也沒能讓他的手指頭變得靈巧。最後他陷入深深的憂鬱之中，「我感覺自己像個殭屍」，他說道。海爾在29歲那年回到佛羅里達，和他的父母住在一起。那時他被診斷有雙相情緒障礙症，政府承認他因精神疾病而失能，符合領取補助津貼的資格。幾年過去，海爾的母親去世了，2001年他開始服用更高劑量的可那氮平，不然他撐不過憂鬱的症狀。但醫師說他濫用藥物，並將他送到戒斷中心；十天後，他被迫戒除使用了十六年的苯二氮平類藥物。

「接下來發生的，絕對是我一生中最糟糕的事情，」他說，「我可以給你一長串的症狀清單，但那沒辦法完整呈現出我心理上經歷的一切。一個月接一個月，我變得越來越糟。我睡不著，而最讓我受不了的症狀，是我覺得自己已經死了。我感覺到我的腦子從

頭殼裡被拉出來，我甚至不像個活物。我喪失了自我感，我的皮膚怪怪的，我的身體也怪怪的。我甚至不想洗澡；因為稍微熱一點的水會讓我整個人感覺就像要燒起來，就算是室溫的水，我的皮膚也會覺得怪怪的。我沒辦法好好消化食物，一度連著好幾個星期都沒法子走進浴室，我沒法子好好小便……我一直處於恐慌發作的狀態，而這個醫生告訴我，這一切都只存在於我的大腦裡，所以他不會開處方給我。戒斷症狀最長可以維持三十天。我崩潰了，我要發瘋了。」

這樣的狀況持續了十個月。後來，海爾在網路上發現了潔拉汀・波恩斯，她發起了一個苯二氮平類藥物的互助團體，而她每一次都會安慰他好幾個小時。他會在一個晚上之內打給他姊姊蘇珊（Susan）十幾二十通電話，尖叫著說他要殺了自己。他拚命想取得新的可那氮平處方，但替他看診的醫師不相信他的痛苦與苯二氮平類藥物戒斷有關，反而推測這是因為他過去濫用藥物，所以拒絕讓他繼續使用先前的藥物。「他們不明白這個藥會改變你大腦裡整個生物反應，你的大腦再也沒辦法正常運作了。」海爾說。最後，他的姊姊找到一位同意為他開立處方的醫師，而且「幾個小時內，惡夢就結束了。每一種副作用，每一個我曾經歷過的戒斷問題都消失了。完全消失。就像魔術一樣。我跳上跳下，興奮極了」。

海爾再也沒有試著擺脫可那氮平。他的大腦已經適應這種藥，他說他現在已經沒有辦法調整回去了。「可那氮平毀了我的人生。它會剝奪你的動力。我早上根本不想離開床鋪，因為會覺得頭昏眼花。我甚至不知道感覺正常是怎麼一回事。這就是我的世界。我無

法像其他人那樣對事物感到興奮，因為我總是處於鎮靜的狀態。這種藥根本不應該被當成長期使用的處方。」

蘇珊也是以差不多的態度看待這件事。「我和我姊詳細地討論過，我們的弟弟外表有多好看，他正常的時候如何如何，你根本不會知道有什麼事情不對勁。」她說，「他很可愛、迷人；他總是有聊不完的話。他應該要和一個好女人在一起，並且共組家庭。但現在呢？他沒有朋友。一個也沒有。除了必須去商店的時候，他多數時間待在家裡。他被困住了。他無法擺脫可那氮平。我為他感到糟透了，我也為我爸感到糟透了，他一直到過世都沒有看到自己兒子好好的樣子。想到海爾本來可以有自己的生活，我們的心都碎了。」

如果一張照片能代表千言萬語，那麼這位俄亥俄州的女子，我稱呼她為麗茲（Liz），所寄來的照片，可說是以一種非常簡潔的方式告訴我她的故事。一張是「之前」的照片，她在照片中微笑，自信地看著相機，穿著時髦的黑色洋裝擺出模特兒般的姿勢，一隻手放在臀部上展現優美的體態，項鍊增添了幾分高雅，她還畫了點淡妝——妝容和有型的黑髮都說明一名女性是多麼慎重地向世人展示她自己。接著是「之後」的照片，她的雙眼空洞且充滿血絲，她的臉不自然地緊繃著，她的頭髮稀疏——這張看起來像個有點瘋狂的甲基安非他命成癮者被捕後所拍的照片。

我們第一次在電話上談話是2008年7月，也就是她最後一次使用苯二氮平類藥物的三個月後；她已經使用這種藥物十三年了。她的

故事即從此處展開，「我感覺我的頭要被壓碎了。就像有馬在踢我的頭骨一樣。」

麗茲大約35歲，成長於俄亥俄州哥倫布市一處富裕的市郊，她在那裡上私立學校，並在許多方面表現傑出。她的歌聲可以打敗許多人，美術作品也在學校獲獎，她還是個成績頂尖的學生。她的身型嬌小可愛，曾受邀去參加俄亥俄小姐的選美比賽。「我以前是一個活躍、有創意、有樂趣的人。」她說道。然而，她的確會偶爾掙扎於焦慮和憂鬱之中，所以在她就讀俄亥俄州立大學二年級期間，有服用精神科醫師開給她的抗憂鬱劑。不幸的是，這種藥物似乎會增加她的焦慮，所以最後精神科醫師必須加上可那氮平混合使用。「他說這是老太太用來幫助睡眠的溫和小藥丸。他說這不會成癮，如果我想停藥，頂多只會有幾個晚上睡不好覺。但他說我可能需要一輩子使用它，就像糖尿病患需要胰島素那樣。」

接下來的十年，麗茲生活上一切功能還算正常。1996年，她從俄亥俄州立大學以最優異成績畢業，獲得了諮商碩士學位；歷經各種嘗試，麗茲最後於2002年開始在一間公立學校教書，對象是四年級的學生。然而，一直以來，她的焦慮仍舊一次又一次地出現，每當焦慮來臨，她的精神科醫師就會調高可那氮平的劑量；而隨著藥物劑量增加，麗茲維持一切正常運作的能力也跟著衰退。「我會想知道，我怎麼了？為何我變得如此退縮？為何我失去對事物的興趣？我病得越來越重。」2004年末，焦慮、恐慌，和憂鬱再度出現，而且比以往更糟的是這回還出現了新的症狀——強迫性的想法與自殺的念頭。醫師告訴她，這意味著她是「**雙相情緒障礙症**」，

並開給她抗精神病劑的處方，安立復（Abilify）。「從那時開始，我就整個失控了。我的焦慮衝破天際，那就像是被注射興奮劑似的，有一天我正在上課，然後就沒來由地在班上哭了起來。我再也承受不了了，於是被送進了精神科病房。」

現在，輪到藥物旋轉木馬登場。接下來的兩年內，麗茲拿到樂命達（Lamictal）、立普能（Lexapro）、思樂康、鎮頑癲（Neurontin）、鋰鹽、威克倦（Wellbutrin），以及其他她已經記不起來的藥物，而且總是會加上可那氮平作為藥物雞尾酒的一部分。這種治療造成她的眼睛浮腫，皮膚起疹子，掉眉毛又掉頭髮。「我可憐的大腦像是被亂攪一通。」她說。只有在她問醫師，這種藥物雞尾酒是否會使她生病，「他們會說，『我們嘗試這些藥物，但都沒有幫助，所以問題是出在你身上。』」實際上，既然藥物沒什麼效果，她的精神科醫師便為她安排電擊療法，造成她記憶受損。

日益絕望的麗茲在2006年即將結束之際提出結論，「是這些藥讓我生病。」她開始一項一項地停藥。但是，即便她能擺脫抗憂鬱劑和抗精神病劑，每當她試圖減少可那氮平的劑量，就會遭受到一連串的煎熬：幻覺、可怕的焦慮、眩暈、疼痛的肌肉痙攣、感知扭曲，以及喪失現實感，這還只是其中幾項。2008年春天，她開始採用一種新的策略：以逐漸轉換到較低效力苯二氮平類藥物的方式停藥。用煩寧取代可那氮平，用利眠寧取代煩寧；2008年4月，她停用了利眠寧。她現在不需用藥了，但三個月後，也就是我第一次和她通電話的時候，她仍處於戒斷的痛苦中。「我經歷過的事……這種創傷，」她邊說就邊突然哭了起來。「我隨時都感到暈眩。就像地

板往一邊傾斜，我往另一邊旋轉。很可怕。先前還會出現幻覺，我連在屋子裡也必須戴太陽眼鏡，我有時會因為疼痛而尖叫。」

訪談的最後，我要她回想使用苯二氮平類藥物以前的生活是什麼樣子，她再次開始哭泣。

「當時，我的焦慮像輕微的氣喘，今天則像是得了末期肺病。我嚇壞了，我撐不下去的。我非常，非常害怕。」

*　*　*

這些訪談記錄概略描述了三個人的生活，幾個月後，我再次和每位受訪者談話，看看是否有任何改變。潔拉汀還是老樣子。海爾變得更心煩意亂，看來可那氮平已經失去療效，他的焦慮再次出現，而且更加猛烈；他的身體也開始感到不適。「我最終接受這就是我的人生」，他說道，聲音充滿著彷彿看不到盡頭的絕望。然而，麗茲故事後續的發展反而鼓舞了人心。在我們電話訪問後不久，她的戒斷症狀開始減輕，她在2009年初是這樣回覆我的：幻覺、眩暈、癲癇發作、掉髮，以及視力模糊的現象通通都消失了；肌肉抽搐、耳鳴、對光和聲音過度敏感的情況也變得較不嚴重；頭「裝在水泥裡」的感覺也減輕了。

「我現在有幾天好日子，而我的壞日子也不像從前那麼壞了，」她說，「我覺得我可以看見隧道盡頭的光。毫無疑問的是我會變得更好。我要搬到新的城市，雖然我必須從頭開始，但我知道一切都會沒事的。我現在比我所知的任何人都還重視生命。我享受著可

以再次走一直線，可以再次看見，甚至擁有正常的心跳。我的頭髮開始長回來了。我變得越來越好；我只是在等水泥完全離開我的頭腦。」

失能者的數目

我們至少可以在某種程度上追溯抗焦慮劑在過去五十年造成的損失。如同本章一開始提到的，眠爾通的狂潮暴發後，到精神病院、門診中心，以及精神病患收容所就診的精神病患人數開始急遽上升。美國衛生及公眾服務部（U.S. Department of Health and Human Services）把這個數目稱為「病患照護次數」，它由1955年的166萬件，提高到1975年的686萬件，而這時間正好接近煩寧狂熱的頂點。[50]以人均數來看，病患照護次數由每10萬人有1,028人次，上升至3,182人次，二十年內提高了將近三倍。雖然造成這個現象的因素有許多（例如我心裡想到的第一個可能是某些越戰退伍軍人的情緒掙扎，第二個則是違法藥物的使用），但煩寧狂熱顯然是最主要的因素。1970年代晚期，貝蒂‧福特的醫師約瑟夫‧波爾許結論指出，苯二氮平類藥物是「國家健康的頭號問題」，因為他知道此藥會驅使人們前往戒斷中心、急診室，以及精神科病房。

如同潔拉汀、海爾和麗茲的故事所證明的，苯二氮平類藥物仍持續將許多人導向失能之途。這三人屬於快速增加的「情感障礙症」患者的一部分，這群患者過去二十年來讓領取補助津貼和失能給付的名冊增厚了不少。雖然美國社會安全局（Social Security Administration）並未詳述因精神疾病而失能者，有多少人是以焦慮

作為其主診斷，但美國審計總署2006年的一份報告提供了可估計人數的替代方案。報告中提到，在補助津貼和失能給付的名冊內，有8%較年輕的成年人（18到26歲）是因焦慮而失能，如果此百分比適用於所有年齡層，那麼2006年美國約有超過30萬名成年人因焦慮症接受政府補助。[51]而這大約是1955年精神官能症住院患者數目的六倍。

　　雖然苯二氮平類藥物不應當作長期處方使用，是美國和英國的政府藥物回顧委員會三十年前做出的結論，而且後續還有數十個研究證實該建議是明智的，但是以連續處方開立苯二氮平類藥物的情況依然存在。實際上，2005年新英格蘭地區一項針對焦慮患者的研究發現，有超過一半的患者固定使用苯二氮平類藥物，並有許多雙相情緒障礙症的患者使用苯二氮平類藥物當作藥物雞尾酒的一部分。[52]科學證據似乎完全不影響許多醫師開立處方的習慣。「人們若不是從未學到教訓，就是不在乎它。」麥爾坎‧雷德說。[53]

第八章　偶發疾病變成慢性病

既然憂鬱症有一套有效的治療方式，人們可能會想知道，為何與憂鬱症有關的失能人數會持續上升。

——安大略成癮與精神衛生中心，卡蘿琳‧狄瓦
（Carolyn Dewa, 2003）[1]

　　波士頓的M力是精神疾病患者的同儕倡議團體，我在2008年4月參加了他們的某一場集會，當時一位年輕而安靜的女性靠近我身邊並低聲說道，「我會願意和你談談。」她披著及肩的紅髮，看來相當害羞，似乎很容易被嚇著的樣子。但幾天後，梅麗莎‧珊思（Melissa Sances）告訴我她的故事，她的害羞轉變成一種自省的誠實，這種強烈的自省，一度讓她在敘述自己成長於鱈魚角山德威治鎮的掙扎時，突然停了下來，並說道：「我以前雖然不開心，但我並沒有察覺到自己是憂鬱。」對她來說，我懂得這兩種情緒之間的差異是重要的。

　　梅麗莎兒時不愉快的因素很常見。在學校裡，她拙於和別人互動，而且覺得自己與其他孩子「不一樣」；她的父母在她8歲時離婚，之後她便和自己的兄弟們，以及正在與憂鬱症搏鬥的母親同住在一起。中學時期的梅麗莎終於開始敞開心房，交了朋友，也感到

自己「比較正常」；而唯有如此，她才能面對青春期的痛苦。「我14歲時體重過重，還長了青春痘。我覺得自己像是個被社會驅逐的人；而且那些高中的孩子非常殘忍，我被他們稱作怪物和醜女。那時我會低頭坐在桌邊，用頭髮遮住臉，試圖躲開這個世界。每天醒來我都覺得想死。」

如今，梅麗莎看起來是個相當具有吸引力的女人，所以聽著她過去那段醜小鴨時期的遭遇著實讓人有點驚訝。但由於學校同學的奚落，她兒時的不愉快變成了深深的憂鬱。她16歲時曾吞下好幾把苯海拉明（Benadryl）和煩寧藥片試圖自殺。她醒來時已經在醫院，醫師診斷她患有精神疾病，並且開給她抗憂鬱劑的處方。「那位精神科醫師告訴我，藥物會調整血清素的濃度，而我可能後半輩子都得吃它。我聽到的時候哭了出來。」

有段時間，樂復得（Zoloft）的效果不錯。梅麗莎回憶道，「我就像個全新的人。」「我變得可以對人們敞開心胸，我也交了好多朋友。我還是壘球隊的投手。」高中三年級那年，她開始計畫申請進入波士頓的愛默生學院，並認為自己將會研習創意寫作。但樂復得的魔法卻在那時開始緩慢地消退。梅麗莎得靠更高的劑量才能把憂鬱逼退；最後，她的精神科醫師把藥換成非常高劑量的克憂果（Paxil），那讓她覺得自己像殭屍一般。「我整個人是失神的。壘球比賽時，一記滾地球朝我而來，而我只是把球拿著。我不知道要怎麼處理它。我告訴我的隊友，我很抱歉。」

從此之後，梅麗莎一直在跟憂鬱搏鬥。憂鬱跟著她上大學，一開始是愛默生學院，然後是麻州大學達特茅斯分校；在她埋首於

為麻州大學達特茅斯分校的報紙寫稿時，憂鬱確實消散了幾分，但從未完全消失。她嘗試過好幾種藥，但沒有一種能讓她永遠擺脫憂鬱。畢業後，她找到一份雜誌編輯助理的工作，但憂鬱依然纏著她。2007年底，政府認定她因病符合領取失能給付的資格。

　　「人家總是告訴我，要接受這種疾病是慢性的，」在訪談快結束時她說，「我可能正處於『復原中』，但不可能是『已復原』。可是我不想永遠當個失能的人，我開始懷疑憂鬱真的是化學因素造成的嗎？我絕望的源頭究竟是什麼？我要怎麼做才能真正地幫助自己？我想讚揚其他部分的自己，而不是總掛念著生病的那個部分。我覺得憂鬱就像一叢我自己一直在灌溉的雜草，而現在我想拔掉它，我開始尋求其他人的建議。我真的不知道這些年來藥物到底替我做了什麼，我只知道我對這一切的結果感到失望。」

　　以上就是梅麗莎・珊思的故事。如今看來這是個相當常見的故事。有個苦惱的青少年被醫師診斷有憂鬱症，並給予抗憂鬱劑，而數年後的他或她仍持續地與病症搏鬥著。但如果回到1950年代，我們會發現憂鬱症狀很少會出現在像梅麗莎這樣的人身上，也很少轉變為她所經驗到的這種精神上的慢性折磨。她的這種疾病進程，絕大部分是我們時代所獨有的。

憂鬱症從前的模樣

　　當然，從古至今每個人幾乎都體會過抑鬱（melancholy）。希臘詩人米南德（Menander）在西元前4世紀時寫道，「我身為人，那便是足堪憂傷的理由」，這種傷感，從此得到許多作家與哲人們的共

鳴。[2]17世紀，英國醫師羅伯特‧波頓（Robert Burton）在其大部頭的著作《抑鬱之剖析》（*Anatomy of Melancholy*）中甚至提出忠告，每個人都會「感受到抑鬱的痛楚……人世間最荒唐可笑的事情，莫過於凡人想在此生中尋找永恆的快樂」。波頓說道，而這種陰鬱的狀態唯有成為「習慣」，才會變成一種「疾病」。[3]

這亦與兩千多年前希波克拉底所作的區分相同。希波克拉底將持續的抑鬱劃定為一種疾病，並將其歸因於是過量的黑膽汁（希臘文為*melaina chole*）所導致；其症狀包括「哀傷、焦慮、道德頹喪、（以及）自殺傾向」，並伴隨著「長時間的恐懼」。為了抑制過多的黑膽汁，使四種體液回復平衡，希波克拉底建議對患者施予曼陀羅草與菀葵，改變飲食，並使用致瀉與致吐的草藥。[4]

中世紀時，人們以為深度抑鬱的人是被惡魔附身了，因此會找神父與驅魔師來驅魔。隨著15世紀文藝復興，世人重新發現希臘人的教誨，醫師再次為持續的抑鬱提供醫學上的解釋。1628年，威廉‧哈維（William Harvey）發現人體血液循環，之後便有許多歐洲醫師推論，抑鬱這種疾病是起因於腦部缺乏血流。

現代精神醫學對憂鬱症（depression）的概念，起源自埃米爾‧克雷普林。克雷普林在其1899年的著作《精神醫學教科書》中，將精神病障礙症分成兩大類——早發性癡呆與躁鬱性精神病（manic-depressive psychosis）；而後者又分為三種亞型：僅有鬱期、僅有躁期，以及兩者兼有。早發性癡呆患者的病況會隨著時間每況愈下，但躁鬱的這群患者卻有著相當不錯的長期治療結果。「所有的病狀通常會完全消失；若有例外，也只是有幾分輕微而特殊的精神衰弱

狀況。」克雷普林在一篇1921年發表的文章中如此解釋。[5]

　　克雷普林所謂僅有鬱期的患者，在今日會被診斷為單相性憂鬱症（unipolar depression），而在1960年代到1970年代早期，學界的醫學中心與美國國家精神衛生研究院的著名精神科醫師對此障礙症的描述為：相當罕見，且具有良好的長期病程。主導美國國家精神衛生研究院流行病學研究的夏洛特・西佛曼（Charlotte Silverman），在其1968年的著作《憂鬱症之流行病學》（*The Epidemiology of Depression*）中提到，1930、40年代的社區調查發現，在1,000位成年人中，每年僅有不到一位會遭遇臨床上的鬱期。此外，這些憂鬱的患者大多無須住院治療。1955年，全美的州立及郡立精神病院中，僅有7,250位是因憂鬱症而「首度住院治療」的患者。當時全美精神病院的憂鬱症患者總人數大約是38,200人，而每4,345人之中僅有一位，會因憂鬱症而導致失能。[6]

　　西佛曼和其他作者都會提到，憂鬱症主要是「中老年人的疾病」。1956年，因憂鬱症而首度住進公、私立醫院的患者，有90%年齡超過35歲。[7]巴爾的摩精神科醫師小法蘭克・艾德在其1962年的著作《認識憂鬱症患者》（*Recognizing the Depressed Patient*）中解釋，鬱期「出現的年紀大多在30歲之後，40到60歲為發生高峰，之後即大幅下降」。[8]

　　克雷普林研究的躁鬱患者病情嚴重，心靈也受到精神病的打擊，但整體而言他們的長期治療結果相當不錯。在450位「僅有鬱期」的患者中，60%的患者僅經歷過一次鬱期，只有13%的患者經歷過三次以上的鬱期。[9]20世紀上半的其他研究者也得出類似的結果。

1931年，紐約州精神衛生部的何瑞修‧波洛克（Horatio Pollock）在一份長期研究中發現，從1909到1920年，2,700位住院治療的憂鬱症患者中，首次病發住院的患者，有超過半數僅發作過這麼一次，只有17%的患者有過三次以上的鬱期。[10]湯瑪斯‧雷尼（Thomas Rennie）研究1913到1916年入住於約翰霍普金斯醫院的142名憂鬱症患者，判定有39%的病患有五年以上的「持久康復」。[11]瑞典醫師貢納爾‧倫德奎斯特（Gunnar Lundquist）追蹤216名因憂鬱而接受治療的患者達十八年，而其中有49%的患者未曾經歷二度發作，21%的患者僅再發作一次。整體來看，216位患者中有76%的人回復到「社會性的健康」，並可持續他們平時的工作。倫德奎斯特寫道，有一位患者自鬱期恢復後，他「有與疾病發作前相同的工作能力以及人生展望」。[12]

這些良好的結果一直延續到抗憂鬱劑問世的頭幾年。1972年，聖路易華盛頓大學醫學院的塞謬爾‧古茲（Samuel Guze）與伊萊‧羅賓斯（Eli Robins）回顧科學文獻，確定經過持續十年的追蹤研究，因憂鬱住院治療的患者有50%並未復發。古茲與羅賓斯的結論是，只有一小部分，大約十分之一，單相性憂鬱症的患者會變成慢性病患。[13]

以上便是1960到1970年代，讓美國國家精神衛生研究院官方對憂鬱症的長期病程抱持樂觀說法的科學證據。強納森‧科爾於1964年寫道，「憂鬱症，整體而言是精神疾病中有著最佳預後的疾病之一，無論治療與否，最終皆有康復的機會。多數的憂鬱症都能自己痊癒。」[14]同年，納森‧克萊恩也提出這樣的看法，「治療憂鬱

症時，我們的身邊總有個盟友，事實是：大多數的憂鬱症都會自行消失。而這意指，很多時候無論做了什麼處置，患者的病況最終都會有所改善。」[15]華盛頓大學的精神科醫師喬治‧溫納克（George Winokur）在1969年建議社會大眾，「可向患者與其家屬保證，在躁期或鬱期首度發作後，後續再發的疾病週期並不會轉變為更慢性的病程。」[16]

　　確實，如同美國國家精神衛生研究院憂鬱症部門的主任狄恩‧斯凱勒（Dean Schuyler）在一本1974年的書中所言，疾病自行恢復的比例如此之高，幾個月便超過50%，使得人們難以「評斷藥物、電擊療法，或心理治療在憂鬱症患者身上的療效」。憂鬱症的自發性緩解通常需要幾個月，藥物或電擊療法也許能縮短復原的時間，但任何療法都難以改善此病自然的長期病程。斯凱勒解釋道，多數的鬱期「會走完其病程，並在沒有特別介入的情形下，以近乎完全的復原告終」。[17]

短期的藍色憂鬱

　　抗憂鬱劑短期療效試驗的歷史相當引人入勝，因為這段歷史揭露了整個社會及醫療專業體系，是如何對於一顆藥丸的神奇功效深信不疑，儘管臨床試驗得到的大多是令人沮喪的結果。1950年代發展出的兩種抗憂鬱劑，異菸鹼異丙醯肼以及丙咪嗪，後來演變成為兩大類型的抗憂鬱劑，也就是單胺氧化酶抑制劑（monoamine oxidase inhibitors, MAOIs）和三環類抗憂鬱劑，而1950年代晚期到1960年代早期的研究指出，這兩類藥物都非常有效。不過，這些研

究的品質頗令人懷疑。1965年,英國醫學委員會(British Medical Council)對此兩類藥物進行更嚴格的試驗。結果顯示三環類抗憂鬱劑(丙咪嗪)的確稍優於安慰劑,但單胺氧化酶抑制劑(苯乙肼,phenelzine)則否;以苯乙肼治療是「極度不成功的」。[18]

四年後,美國國家精神衛生研究院對所有抗憂鬱劑的研究進行文獻回顧,並發現「控制越嚴格的研究,該藥物得出的病況改善比例就越低」。在控制良好的研究中,以藥物治療的患者其改善比例是61%,以安慰劑治療的患者則是46%,藥物有效的比例僅多出15%。該研究表明,「抗憂鬱劑與安慰劑之間的療效差異並未令人印象深刻。」[19]之後,美國國家精神衛生研究院本身也針對丙咪嗪進行試驗,發現只有在治療**有精神病的**憂鬱症患者時,三環類抗憂鬱劑會有比安慰劑明顯的益處。同時,只有40%的患者完成七週的試驗,而許多人退出是因為他們的病況「惡化了」。對許多憂鬱症患者而言,美國國家精神衛生研究院在1970年提供的結論是,「藥物對其疾病的臨床病程影響不大」。[20]

丙咪嗪與其他種類的抗憂鬱劑療效非常有限,這促使某些研究者開始思考,是否安慰劑效應才是讓人們感到比較好過的機制。許多人推測,藥物所作的其實只是放大安慰劑效應,藥物在身體上產生的副作用,讓患者確信自己得到了治療憂鬱症的「神奇藥丸」。為測試這個假說,研究者至少進行了7項試驗,比較三環類抗憂鬱劑與「活性」安慰劑之療效,而非與惰性安慰劑進行比較。(活性安慰劑意指此種安慰劑會產生某些令人不快的副作用,例如口乾舌燥等。)7項試驗中,有6項結果顯示並無差異。[21]

這就是1970年代關於三環類抗憂鬱劑療效的紀錄：比非活性安慰劑稍好，但並未優於活性安慰劑。1980年代，美國國家精神衛生研究院再度探討關於丙咪嗪的療效問題，這次是將丙咪嗪與兩種形式的心理治療以及安慰劑加以比較，而結果仍然相同。試驗進行了十六週，結果發現「對憂鬱較不嚴重且功能受損較輕微的患者而言，各種療法之間並無顯著差異，包括安慰劑加上臨床處置亦然」。只有嚴重憂鬱的患者，使用丙咪嗪會過得比用安慰劑來得好。[22]

社會上對於抗憂鬱劑療效的信仰，隨著1988年百憂解的出現再度重生。禮來大藥廠看似發展出一種對抗憂鬱的完美藥丸；選擇性血清素回收抑制劑據稱能使人感到「比好更好」。不幸的是，一旦研究者開始探究藥商們——包括百憂解以及隨後上市的其他選擇性血清素回收抑制劑的製造商——繳交給美國食品及藥物管理局的臨床試驗資料，這個「神奇藥物」的故事就瓦解了。

選擇性血清素回收抑制劑形象遭遇的首次重擊，來自華盛頓西北臨床醫學研究中心的阿里夫・卡恩（Arif Khan）。他回顧了七種交給美國食品及藥物管理局的選擇性血清素回收抑制劑研究資料，並歸納出以下結論：以三環類抗憂鬱劑治療的患者中，症狀減輕的有42%，以選擇性血清素回收抑制劑治療的組別則有41%，被投以安慰劑的組別則是31%。[23]結果顯示新藥並未比舊藥更具有療效。第二個重擊則是來自奧瑞岡健康與科學大學的艾瑞克・透納（Erick Turner），他回顧1987到2004年間美國食品及藥物管理局核准的十二種抗憂鬱劑資料，判定74個試驗中，有36個並未顯示抗

憂鬱劑有統計上的益處。結果為負面或「令人質疑的」試驗數量，與結果為正面的差不多。[24]最後，英國赫爾大學的心理學家厄文·克爾希（Irving Kirsch）2008年發現，在百憂解、速悅（Effexor）、神閒寧（Serzone）和克憂果的試驗中，用藥患者的漢氏憂鬱量表（Hamilton Rating Scale of Depression）症狀評分下降了9.6分，安慰劑組則是7.8分，差別只有1.8分，而按照英國國家健康與照顧卓越研究院先前的認定，在漢氏憂鬱量表上，藥物與安慰劑要有3分以上的差異，才能顯示其具有「臨床上顯著的益處」。唯有在一小群患者，也就是那些憂鬱最嚴重的患者身上，藥物才顯得真正有用。克爾希與其共同研究者的結論是，「考量這些資料，除非其他治療都無法發揮效果，否則支持開立抗憂鬱劑的證據很少（最嚴重的憂鬱症患者除外）。」[25]

上述這些研究結果促使精神科醫師們開始在期刊上進行自我反省。《英國精神醫學期刊》2009年的一篇社論坦承，隨機分派臨床試驗的結果，使用這些藥物「有效的證據有限」；[26]一群隸屬於世界衛生組織的歐洲精神科醫師回顧克憂果的臨床資料，結論是「在患有中度至重度憂鬱症的成年人之間」流行的選擇性血清素回收抑制劑，「在整體的治療效果和接受度而言並未優於安慰劑」。[27]任教於麻州塔夫茨大學（Tufts University）醫學院的希臘精神科醫師約翰·約安尼狄斯（John Ioannidis）寫道，對藥物療效的信仰是「活生生的神話」。對選擇性血清素回收抑制劑臨床資料的回顧，將精神醫學帶往一個令人沮喪的結局；而如同約安尼狄斯的自嘲，面對這令人沮喪的消息，他和他的同僚們現在甚至無法向百憂解或其他選

擇性血清素回收抑制劑尋求解方，因為，唉，「它們大概起不了作用」。[28]

　　在這段研究的歷史之外，還有另一則有趣的故事。1980年代末期，許多憂鬱的德國人轉而向貫葉連翹（ *Hypericum perforatum* ），也就是俗稱聖約翰草（Saint-John's-wort）的植物，尋求慰藉。德國研究者開始對這種草藥療法進行雙盲試驗，並於1996年的《英國醫學期刊》上總結其發現：在13個安慰劑對照的試驗中，以聖約翰草治療的患者有55%獲得顯著改善，相較之下，安慰劑組只有22%。草藥療法也在和抗憂鬱劑的對決中獲勝：在這些研究中，草藥治療的患者改善比例是66%，以藥物治療的患者改善比例則是55%。聖約翰草在德國的確具有療效，但在美國人身上也有同樣的魔力嗎？2001年，美國11間醫學中心的精神科醫師報告認為它一點效果也沒有；精神科醫師以聖約翰草治療門診的憂鬱症患者，八週的試驗中，只有15%的患者狀況有改善。不過令人好奇的是，在這個研究中以安慰劑治療的患者，也是只有5%有進步，遠低於平常的安慰劑反應。美國的精神科醫師似乎不想見到患者有任何改善，以免證實草藥確有療效。但美國國家精神衛生研究院隨後又資助了關於聖約翰草的第二項試驗，而這次的研究設計變得較為複雜，讓想要踩邊站的研究者很難上下其手。這次的試驗同時比較了聖約翰草對比於樂復得與安慰劑的療效。因為聖約翰草會造成例如口乾舌燥之類的副作用，這表示它至少可視為活性安慰劑。如此一來，這就真的成了個盲眼試驗，因為精神科醫師無法以副作用作為哪位患者得到什麼藥的線索。結果是這樣的：使用聖約翰草治療的患者24%具有「完全

反應」，樂復得組是25%，安慰劑組則是32%；研究者的結論是，
「此研究無法支持貫葉連翹在中度憂鬱症之療效」，而此結論，也
一併粉飾了他們的藥物也無法通過試驗的事實。[29]

又是慢性因子

　　相對而言，抗憂鬱劑欠缺短期療效，但這個結果本身並非認定
藥物造成會傷害的理由；畢竟，多數使用抗憂鬱劑的患者症狀的確
減緩了。短期試驗中，用藥患者的狀況確有改善；只是比起使用安慰
劑者並沒有顯著改善而已。然而，1960年代有不少歐洲的精神科醫師
報告指出，使用藥物治療的患者，憂鬱症的長期病程似乎惡化了。

　　德國醫師霍艾澤爾（H. P. Hoheisel）於1966年寫道，使用抗憂
鬱劑讓患者的鬱期「間隔縮短」了。四年後，一位南斯拉夫醫師寫
道，這些藥造成疾病的「慢性化」。比利時的精神科醫師尼可拉‧
希普柯文斯基（Nikola Schipkowensky）在1970年也同意，三環類抗
憂鬱劑使得「病程轉變得更為慢性」。問題似乎在於，許多以抗憂
鬱劑治療的患者僅是「部分痊癒」；[30]他們的症狀並未完全緩解，而
當他們停止使用抗憂鬱劑，憂鬱狀況通常又變得更糟。

　　有些歐洲的期刊開始關注這個議題，一位荷蘭醫師凡希恩（J.
D. Van Scheyen）調查了94位憂鬱症患者的個案病史，其中有些人服
用了抗憂鬱劑，有些人則否，而當凡希恩調查這兩群人在五年內過
得如何，其結果的差異令人驚訝：「很明顯的，尤其是在女性患者
身上，無論是否使用過電擊療法，越是長期而系統性地使用抗憂鬱
劑，就會造成重度憂鬱症反覆發作的矛盾結果。換言之，這種治療

方式與疾病復發率的增加，以及循環週期的縮減有關聯……（這種復發率的增加）應該被視為以三環類抗憂鬱劑治療時不可預期的長期副作用嗎？」[31]

接下來的二十年，研究者一再地報告指出，以抗憂鬱劑治療的患者一旦停藥，便很有可能復發。1973年，英國的研究者寫到，有50%的停藥患者在六個月內復發；[32]幾年後，賓州大學的研究者宣布有69%的停藥患者在這段期間內復發。他們坦承，「多數患者的臨床狀況快速惡化」。[33]1984年，美國國家精神衛生研究院的羅伯特·普里恩（Robert Prien）報告指出，有71%的憂鬱症患者在停藥後十八個月內復發。[34]1990年，美國國家精神衛生研究院提出比較丙咪嗪和兩種形式的心理治療，以及一種安慰劑的長期研究結果，又為這幅灰暗的景象更添一筆。在為期十八個月的研究結束後，病況良好比例最佳的是認知療法組（30%），而最低的是使用丙咪嗪的組別（19%）。[35]

所有研究都得到相同的訊息：以抗憂鬱劑治療的憂鬱症患者在停藥後，通常會再度發病。1997年，哈佛醫學院的羅斯·柏德薩瑞尼在一篇文獻統合分析中，量化了復發風險：50%的停藥患者會在十四個月內復發。[36]柏德薩瑞尼也發現，一個人使用抗憂鬱劑的時間越長，停藥後復發的比例越高。用藥治療的患者似乎會漸漸在生理上變得越來越不能沒有它。英國的研究者也發現了同樣迫使人清醒的現實：「停用抗憂鬱劑後，症狀會漸漸變嚴重，而且轉變為慢性病。」[37]

所有精神藥物都這樣運作嗎？

雖然在1960年代晚期到1970年代早期，就有一小群歐洲醫師對憂鬱病程的改變提出警告，但直到1994年，義大利波隆納大學的精神科醫師喬凡尼·法瓦（Giovanni Fava）才直接指出，該是精神醫學界面對這個議題的時候了。人們已經發現神經抑制劑長期使用會造成不少問題，苯二氮平類藥物亦然；現在看來，記錄在案的抗憂鬱劑長期使用也出現類似的狀況。法瓦在一篇刊載於1994年《心理治療與身心醫學》（*Psychotherapy and Psychosomatics*）的編輯台報告中寫道：

> 在精神藥理學的領域內，執業者對於公開辯論我們的治療是否弊大於利這件事情上，一直很小心謹慎，如果不說那是害怕的話⋯⋯我在想，或許這個辯論的時間已經到來，而且應該——至少針對某些個案——開始研究精神藥物實際上惡化了它們原先要治療之疾病病程的可能性。[38]

法瓦在這篇編輯台報告以及之後的許多論文中，提供了抗憂鬱劑作用的生物學解釋。一如抗精神病劑及苯二氮平類藥物，抗憂鬱劑擾亂了腦中神經傳導物質的系統。他寫道，這導致了一種補償「過程，用以抵抗藥物一開始引起的急性效果⋯⋯一旦藥物治療結束，這些過程在沒有對手的情況下運作，就可能出現戒斷症狀，也更容易復發」。[39]此外法瓦提到，柏德薩瑞尼的研究發現表明，現

在已經可以很明顯地看出，使用抗憂鬱劑的時間越長，問題越糟。「無論憂鬱症患者用藥治療的時間是三個月或三年，也無關他們何時停藥，統計資料顯示，用藥時間越長，復發的可能性越高。」[40]

　　但法瓦同時也想到，那些持續使用抗憂鬱劑的患者呢？他們復發的頻率不是也變得更密集了嗎？法瓦認為，或許這些藥物造成了「受體不可逆之改變」，並因而使大腦對憂鬱「敏感」。如此便能解釋「憂鬱症長期治療結果之無望」。法瓦以下面這段敘述對此問題做了總結：

　　短期而言，以抗憂鬱劑治療憂鬱症可能有益，但長期來看，此舉會使腦中對應於憂鬱症的生物化學機制變得更脆弱，因而惡化了疾病進展……使用抗憂鬱劑可能會使此疾病的病程變得更為惡性，並對治療失去反應。[41]

　　這種可能性如今成了精神醫學最重要的問題。柏德薩瑞尼認為，「他提出的問題，以及其他許多相關問題都很重要……思考這些並不令人愉快，也看似互相矛盾，但現在他們需要的是開闊的心胸、嚴謹的臨床試驗，以及研究的動機。」[42]路易斯維爾大學醫學院的三位醫師也呼應了這個觀點。「長期使用抗憂鬱劑可能導致憂鬱，」他們在一封1998年寫給《臨床精神醫學期刊》的讀者來函中提到，「抗憂鬱劑可能改變了神經突觸的固定線路，這不只會讓抗憂鬱劑失去功效，還會引發長期且難以治療的憂鬱狀態。」[43]

是疾病，而非藥物

　　1990年代中期，精神醫學再度面臨危機關頭。1980年代早期，超敏性精神病的幽靈捅了一回馬蜂窩，如今又出現了類似的狀況；而這次的賭注甚至可能更高。法瓦提出此議題時，正值選擇性血清素回收抑制劑在美國的銷售直衝而上。全美最好的醫學院、著名精神科醫師，都在向報章雜誌的記者講述他們對這種藥有多麼地驚歎；與此同時，這些藥物也正以前所未見的數量被廣泛地開立使用，其中包括超過100萬名美國的孩童。精神醫學現在能坦承這些藥物可能使患者的憂鬱變成慢性病嗎？能坦承藥物會導致「惡性的」長期病程嗎？能坦承藥物會造成腦中的生物學變化，導致人對憂鬱「敏感」嗎？若真如此，醫師怎麼可能會把這些藥開給小孩和青少年？醫師為何要對兒童這麼做？精神醫學應該要把法瓦關注的這個議題藏起來，而且要快。就在法瓦開始討論這個議題之後沒多久，同樣在1994年，哥倫比亞大學的唐納德·克萊恩（Donald Klein）告訴《精神醫學新聞》（*Psychiatric News*），這個議題將不會受人研究。

　　「產業（對這問題）沒興趣，美國國家精神衛生研究院沒興趣，美國食品及藥物管理局沒興趣，」他說道，「沒人會有興趣。」[44]

　　的確，美國精神醫學的領導人物此時已想出一套解釋來說明「無望的」長期治療結果，而在這套解釋裡絲毫沒有責怪他們的藥物。在抗憂鬱劑時代之前的流行病學研究顯示，人們通常可由嚴重的鬱期中復原，且多數都一直維持著健康的狀態；但這種舊時的研

究是「有瑕疵的」。由美國國家精神衛生研究院召集的一群專家歸
結出這樣的看法：「改良後的（情緒）障礙症之描述與分類方式，
以及新的流行病學研究顯示，這些疾病具有反覆出現及慢性化的本
質，並且對罹病的人而言，疾病本身在相當程度上就是持續的痛苦
與失能之來源。」[45]精神醫學提出的故事版本為，憂鬱症終於為人
所了解，連教科書也重寫了這段知識的進展。不久之前，美國精神
醫學會1999年版的《精神醫學教科書》中還寫著，一般相信「多
數病患最終將由重鬱期中恢復。然而，大量的研究卻反駁了這項假
設」。[46]現在我們知道，美國精神醫學會這麼表示，「憂鬱症是高度
反覆發作且惡性的障礙症」。

　　看來，憂鬱症似乎從來都不是西佛曼和美國國家精神衛生研
究院那批研究員，在1960年代晚期到1970年代早期所描述的那種相
對良性的疾病。既然我們以這種方式重新設想了憂鬱症，亦即作為
一種慢性病，那麼精神醫學界現在有長期使用抗憂鬱劑的理由了。
問題並个在使用抗憂鬱劑會使患者產生更易受憂鬱症傷害的生物學
變化；問題在於，一旦停藥，病就回來了。除此之外，精神醫學確
實有研究證明持續使用抗憂鬱劑的益處。畢竟，停藥者復發的機率
的確高於持續用藥的患者。一組進行文獻回顧的精神科醫師解釋，
「抗憂鬱劑減少憂鬱症的復發風險，且對許多憂鬱症反覆發作的患
者而言，持續使用抗憂鬱劑治療是有益的。」[47]

　　新的照護模式強調應該讓人「維持」用藥，在1990年代，美國
與其他各地的精神科醫師則在為這種新模式所帶來的治療結果增加
說帖。研究者的結論是，單相性憂鬱症患者中有三分之一對抗憂鬱

劑「沒有反應」；他們的症狀並未在短期內消退，而據稱這群患者的長期治療結果亦不甚樂觀。另外三分之一的患者則對抗憂鬱劑有「部分反應」，短期試驗顯示，藥物能幫上他們。不過，問題出在長期。美國國家精神衛生研究院的研究者在一個名為「憂鬱症之精神生物學合作計畫」（Collaborative Program on the Psychobiology of Depression）的長期研究中發現，問題出在長期而言這些持續用藥的患者過得並不好。美國國家精神衛生研究院的前主任路易士・賈德（Lewis Judd）在2000年的一篇報告中補充解釋，「重鬱期緩解時，患者若有未達診斷門檻的憂鬱症狀殘餘，就算只是首次發作，亦代表了將會出現更嚴重、會復發且慢性的未來病程。」[48]至於最後三分之一的患者會在短期內症狀緩解，但若持續使用抗憂鬱劑，這群人中只有大約半數能長期維持健康的狀態。[49]

簡單來說，一開始便以抗憂鬱劑治療的患者，其中三分之二可預期會有反覆的憂鬱症發作，僅有一小部分的患者能預計復原且保持健康的狀態。美國精神醫學會1999年版的教科書中提到，「只有15%的單相性憂鬱症患者會僅經歷單次發作」，而其餘85%的患者，每重新發作一次，緩解就變得「更不完全；且之後只需要更少的刺激，就會引起新的復發」。[50]這樣的研究結果無疑表示，憂鬱是一種惡性的障礙症；但隨後，達拉斯德州西南醫學中心著名的精神科醫師約翰・拉什（John Rush）便暗指「現實世界中的結果」甚至更糟。他說，那些臨床試驗的統計結果都是精挑細選過的，這批是最可能對抗憂鬱劑有**良好**反應的患者。「公私立院所每天執業的場景中，那些沒有精神病的典型重鬱症的門診患者，其長期臨床結果仍

有待深入研究。」[51]

2004年，拉什和他的同僚補上了醫學文獻中的空缺。他們以抗憂鬱劑治療118位「真實世界」中的患者，並提供給他們「專為使臨床結果最佳化而設計」之大量的情感與臨床支持。這是現代精神醫學所能提供的最佳照護，而他們得到的結果如下：僅有26%的患者對抗憂鬱劑有反應（意即其症狀在評量表上至少減少50%），且有反應的患者中，僅有約半數的患者是在任何時間點都有所進步。最讓人驚訝的是，在這個為期一年的試驗中，只有6%患者的憂鬱症狀完全得到緩解且沒有復發。拉什說，這些「結果顯示了抗憂鬱劑只有相當低的反應及緩解比例」。[52]

現實世界中的結果之糟，沒多久就再次獲得確認的機會，這次是經由美國國家精神衛生研究院，一項名為「憂鬱症之多重持續治療策略」（STAR*D）的大型研究，拉什也在其中幫忙指導。這個試驗總計有4,041位現實世界中的門診病患，其中大多數只有中度病況，但症狀緩解並保持一整年健康狀態的患者不到20%。研究者的結論是，「多數重鬱症者皆具有慢性之病程，並時常伴隨著大量的症狀表現與失能，即使在兩次發作之間的狀況亦然。」[53]

短短四十年間，憂鬱症已全然不同了。藥物出現之前，它是種相當罕見的障礙症，而且罹病患者的治療結果通常還不錯。醫師可以向患者與其家屬保證，這種情緒問題不太可能轉變成慢性病；它只是需要時間，差不多六到十二個月吧，讓患者復原。但今日，美國國家精神衛生研究院告訴社會大眾，每一年10位美國人中就有一位受到憂鬱症影響，而且比起過去，憂鬱症現在「出現的更早」，

受憂鬱症影響的患者對未來無法抱持希望。「在人的一生中，重鬱症狀可能只會發作一次，但更常見的狀況是，它將會在未來的日子裡反覆出現。」美國國家精神衛生研究院發出了這樣的警告。[54]

未用藥 v.s. 用藥的憂鬱症

我們現在遇到和之前討論抗精神病劑問題時類似的困惑：如此受歡迎的抗憂鬱劑，真的會造成長期治療結果惡化嗎？目前看到的所有資料都指向這種藥物的確如此，但我們仍缺少一項證據：沒有用藥的憂鬱症患者，今日看起來會是什麼模樣？長期病程會比較好嗎？不幸的是，2008年渥太華大學的研究者發現，目前並無品質夠好的隨機分派試驗，是針對有無使用抗憂鬱劑病患的長期治療結果進行比較。因此他們的結論是，隨機分派試驗「無法提供長期治療的指引」。[55]然而，我們可以搜尋「自然的」研究，可能會對回答此一問題有所幫助。[i]

英國、荷蘭，以及加拿大的研究者們，透過回溯保有用藥記錄的憂鬱症患者個案病史，來研究此一問題。一份英國科學家於1997年在大型市內設施進行的研究報告指出，95位未曾用藥的患者，在六個月內症狀減少62%，而53位用藥患者只減少了33%。他們因此得到的結論是，用藥患者「在六個月內持續具有憂鬱症狀」。[56]荷蘭的

---

i 關於自然研究需要注意之處在於，未用藥者在初期診斷時的憂鬱症狀，可能會不如用藥者這麼嚴重；那些避開藥物的人，也可能具有更強的「內在韌性」。不過，即使將這些因素都納入考慮，我們仍可從自然研究中了解未用藥患者憂鬱的病程，並將其與使用抗憂鬱劑治療患者的病程加以比較。

研究者在一項針對222名首度發作之憂鬱症患者，其十年治療結果的回溯性研究中發現，在未使用抗憂鬱劑治療的患者中，有76%復原且從未復發；相較之下，使用抗憂鬱劑患者的復原率則是50%。[57]最後，卡加利大學的史考特‧派騰（Scott Patten）研究加拿大健康資料庫，取得9,508名憂鬱症患者的五年治療結果，判定用藥患者每年大約平均會有十九週憂鬱症發作，未用藥患者的憂鬱症發作時間則是十一週。派騰寫道，這些研究發現與喬凡尼‧法瓦的假說一致，那就是「以抗憂鬱劑治療，可能導致情感障礙症的長期病程惡化」。[58]

　　世界衛生組織於全球十五個城市所進行的，評估憂鬱症篩檢價值的研究也得出類似的結果。研究者先從由於其他症狀而前往診所

圖7　世界衛生組織憂鬱篩檢研究的一年治療結果

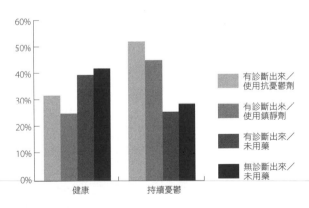

說明：世界衛生組織的研究報告指出，未用藥組患者的復原比例較高，而以抗憂鬱劑治療的患者，其「持續憂鬱」的比例最高。資料來源：Goldberg, D.，〈初級照護中對重鬱症的偵測與治療效果〉，《英國一般科醫學期刊》第48期，1998：1840-1844。

求診的患者身上，辨識其是否患有憂鬱症，然後在接下來的十二個月中，以從旁觀察的方式，追蹤這些由他們自己辨識出來的憂鬱症患者。他們同時也推論，診所裡一般科別的醫師應該會察覺出部分患者患有憂鬱症，部分沒有；因此可以假定將患者及投藥結果分為以下四組：有診斷並以抗憂鬱劑治療的患者，過得最好；有診斷並以苯二氮平類藥物治療者次之，有診斷但並未以任何精神藥物治療者第三，未診斷出來也未施以治療者，結果最差。可惜的是，結果正好相反。總結來說，世界衛生組織的研究者總共辨別出740位憂鬱症患者，其中484位未使用精神藥物的患者（無論是否有被診斷出來）結果最佳；這些患者一年後的「整體健康」較好，憂鬱症狀較為輕微，仍被判定為「精神疾病」患者的比例也較低。至於使用抗憂鬱劑治療的患者，一年後最受「持續憂鬱」所苦。研究者寫道，「有些人認為，無法辨識出憂鬱症會導致嚴重不良後果，而該研究並不支持此一觀點。」[59]

接下來，加拿大和美國的研究者也針對抗憂鬱劑是否影響失能的比例進行調查。在加拿大，安大略成癮與精神衛生中心（Centre for Addiction and Mental Health）的卡蘿琳‧狄瓦和她的同僚研究在1996到1998年間，1,281位因憂鬱症而連續10天無法工作的短期失能者，其中有564位後續並未取得抗憂鬱劑處方，而他們平均花費77天重回工作崗位，但用藥組則花了105天才能回復工作。更重要的是，未用藥組的患者僅有9%進展為長期失能，相較之下使用抗憂鬱劑的組別則有19%。[ii]狄瓦想知道，「未使用抗憂鬱劑是否反映了患者抗拒接納自己生病的角色，結果才會更快回到工作？」[60]本著類似的精

圖8　憂鬱症患者失能的風險

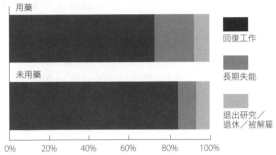

用藥

未用藥

回復工作

長期失能

退出研究／
退休／被解雇

0%　　20%　　40%　　60%　　80%　　100%

說明：這是一份針對加拿大1,281位因憂鬱症而短期失能受雇者的研究。相較於未用藥的患者，使用抗憂鬱劑患者轉變為長期失能的可能性，是未用藥者的兩倍以上。資料來源：卡蘿琳・狄瓦，〈抗憂鬱劑之使用和與憂鬱相關之停工時間長短的模式〉，《英國精神醫學期刊》第183期，2003：507-513。

神，愛荷華大學的精神科醫師威廉・科里爾（William Coryell）與其受美國國家精神衛生研究院資助的同僚們檢視了以「自然研究」方式觀察547位單次憂鬱症發作患者的六年治療結果。他們發現，因病接受治療而「中止」其「主要社會角色」患者的比例，是未受治療者的三倍，轉變為「無行為能力」的可能性則有將近七倍。此外，許多接受治療的患者在六年內的經濟地位大幅下降，但未用藥組中只有17%患者的所得減少，59%患者的所得其實是**上升**的。科里爾寫

ii　此研究有力地說明了為何作社會一分子的我們，可能都被抗憂鬱劑的功績給迷惑了。73%使用抗憂鬱劑者回到工作崗位（另有8%辭職或退休），且毫無疑問地這群人中有許多人會說這藥物治療是如何幫助他們的。他們會成為社會上證明這種照護模式益處的聲音，而若沒有此類研究，人們不可能得知藥物事實上增加了長期失能的風險。

道，「（比起接受治療者而言，）在此描述的未受治療者其患病時間較短、症狀也較輕微，儘管未受治療，這群人長期的社經地位並未顯現出重大的變化。」[61]

許多國家也觀察到類似的現象，即選擇性血清素回收抑制劑出現後，因憂鬱症而失能的公民人數呈現戲劇性地攀升。在英國，因憂鬱與精神官能症而造成的「失能天數」，1984年為3,800萬天，到了1995年躍升至1億1,700萬天，增加了三倍之多。[62]冰島的報告指出，1976到2000年，因憂鬱症而失能的人口比例幾乎呈現倍增的現象，研究者推論，若抗憂鬱劑真的有幫助，那麼使用這些藥物「應可預期能發揮公共衛生的影響，減少因憂鬱症造成的失能、共病及死亡」。[63]在美國，處於工作年齡的美國人在健康調查中表示自己因憂鬱症而失能的比例，在1990年代成長了三倍。[64]

我們還有最後一項研究需要回顧。2006年，布朗大學的精神科醫師麥可‧波斯特納克（Michael Posternak）坦承，「不幸的是，我們對未經治療的重鬱症病程所知甚少。」美國精神醫學會的教科書以及美國國家精神衛生研究院的研究詳細描述的，是**用藥物治療的**憂鬱症其不良長期結果，這可能是完全不同的一回事。波斯特納克與其同僚想要研究當代未用藥的憂鬱症究竟長什麼模樣，他們從在美國國家精神衛生研究院「憂鬱症之精神生物學計畫」的註冊患者中挑選出84人，他們在初次發作後康復，但之後復發時卻並未回頭使用藥物。雖然這些人並非「從未用藥」的患者，波斯特納克卻仍可追蹤他們在第二次憂鬱症發作時「未用藥的」康復歷程。研究結果如下：23%的患者可以在一個月內康復，67%的患者可以在六個月

圖9　美國國家精神衛生研究院針對未治療的憂鬱症患者之研究

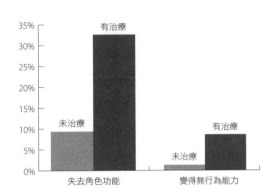

說明：在此研究中，美國國家精神衛生研究院調查了經診斷為重鬱症患者，有無接受治療的自然研究結果。六年後，接受治療的患者中止其平常社會角色功能，以及變得無行為能力的可能性，要比沒有接受治療者高得多。資料來源：威廉‧科里爾，〈未治療之重鬱症的特徵與重要性〉，《美國精神醫學期刊》第152期，1995：1124-1129。

內康復，而一年內康復的患者則有85%。波斯特納克提到，克雷普林曾說未受治療的憂鬱症發作通常會在六到八個月內結束，而這些研究結果提供了「可能是對此估計在方法學上最嚴格的驗證」。[65]

　　說到底，舊時的流行病學研究顯然並非真那麼糟。這個研究也說明了為何藥物六週試驗會使精神醫學走上歧路。未用藥的患者在一個月時雖然僅有23%的康復比例，但在那之後自發性緩解的比例則是持續以每週2個百分點的速率上升，因此到了六個月時，已有三分之二的患者沒有憂鬱症狀。未用藥的憂鬱症需要**時間**來提振，而那是短期試驗所欠缺的。波斯特納克說，「若未接受身心治療的憂鬱症患者，有高達85%可以在一年內自發性地復原，可能極難有任

何介入能展現比這更好的結果。」[66]

而這正如同約瑟夫・祖賓在1956年警告過的：「沒有兩到五年的追蹤就要宣稱某項特定療法有明確的益處，是過於魯莽的行為。」[67]

900萬，而且持續增加中

我們現在可以看到抗憂鬱劑的故事是如何被拼湊出來，以及為何廣泛使用這些藥物會造成美國因精神疾病而失能的人數增加。短期而言，那些使用抗憂鬱劑的患者可能會看到其症狀減緩；他們會把這看作是藥物有效的證據，而他們的醫師也是。然而，這種症狀的短期消解並未顯著地優於以安慰劑治療的患者之情況，而且使用藥物也使這群患者走上有問題的長期病程——若停止用藥，復發風險高；但若持續用藥，也有可能將為反覆的憂鬱症發作所苦，而這種慢性化的狀況增加了患者失能的風險。某種程度而言，選擇性血清素回收抑制劑的作用就像個陷阱，和神經抑制劑的陷阱以一套相同的方式運作。

我們還可追溯在抗憂鬱劑的年代，因憂鬱症而失能人數的增長情形。1955年，全美國的精神病院內有38,200名患者因憂鬱住院，平均每4,345人有一人為失能的狀況。今日，重鬱症是美國15到44歲失能的主因，根據美國國家精神衛生研究院資料，此病影響了1,500萬名美國的成年人；約翰霍普金斯大學公共衛生學院2008年的研究報告指出，該群患者中有58%是「嚴重受損」的情況。[68]這表示今日美國約有900萬名成年人，在某種程度上因此疾病而失能。

與此同樣重要而值得一提的是，這種失能的情況不單是因為

使用抗憂鬱劑治療的患者具高風險的復發率；選擇性血清素回收抑制劑亦造成了許多麻煩的副作用，其中包括性功能失調、快速動眼期睡眠抑制、肌肉抽搐、疲倦、情感麻木，以及態度冷淡。此外，也有研究指出記憶損傷、問題解決困難、失去創造力，以及學習障礙，也與長期使用此藥相關。「我們的領域，」麻州總醫院的莫里齊奧・法瓦（Maurizio Fava）和其他人於2006年坦言，「並未對長期抗憂鬱劑治療期間所浮現的、或持續存在的認知症狀，投以足夠的關注……這些症狀似乎相當普遍。」[69]

　　動物研究也得到令人擔憂的結果。研究者連續四天對大鼠投以高劑量的選擇性血清素回收抑制劑，結果發現大鼠的神經元不但腫脹，且扭轉成螺旋狀，就像個開瓶器似的。「我們不知道這些細胞是否正在死亡，」費城傑佛森醫學院的研究者寫道，「這些效應可能是暫時且可逆的。也可能是永久的。」[70]其他報告指出，這些藥物可能減少腦中突觸連結的密度，造成海馬迴的細胞死亡，視丘縮小，並引發前額葉功能異常。這些可能性沒有一項被好好研究或記錄過，但倘若抗憂鬱劑的長期使用者其認知損害症狀「相當普遍」，顯然有某些東西出了問題。

梅麗莎

　　我訪問過許許多多因憂鬱症而接受補助津貼或失能給付的人，很多人的故事都與梅麗莎・珊思的類似。他們大多在10幾20歲的時候第一次服用抗憂鬱劑，而且一度有效；但之後他們的憂鬱症回來了，他們也一次又一次地在憂鬱症發作中掙扎。他們的故事絕大部

分都符合那些被科學文獻詳細記載的長期慢性病況。就在我們第一次訪談的九個月後，我再度找到梅麗莎，而她仍陷於與之前類似的掙扎。她在2008年秋天開始服用高劑量的單胺氧化酶抑制劑，這種藥讓她舒緩了幾週，但她的憂鬱症隨後又再度以猛烈之勢復發。她現在正在考慮電擊療法，而當我們在一間泰式餐廳吃午餐時，她渴望地說道，她好希望自己當初能夠有不一樣的治療方式。

「我確實想知道，如果（16歲時）我能夠只是和某個人談一談，而他能幫助我，讓我學習自己成為一個健康的人，那會發生什麼事。我從未遇過一個像那樣的行為榜樣。他可以幫助我處理我的進食問題、我的飲食和運動，以及幫助我學著如何照顧自己。取而代之的，那些人只告訴我，是我的神經傳導物質有問題，所以來吃顆樂復得吧；如果樂復得沒有效果，那吃顆速悅。而當我有睡眠問題，就是給我顆安眠藥。」她說，聲音聽來比以前更迷惘，「我已經厭倦了不停地吃藥。」

第九章　雙相情緒障礙症大爆發

我想要點出的是，醫學史中有許多例子告訴我們，大多數的醫師其實都作了某些最終被證實是錯誤的事。最好的例子是放血，從西元1世紀一直到19世紀，它都是最常見的醫療行為。

——塔夫茨醫學中心，納瑟·根米（Nassir Ghaemi, 2008）

　　在華盛頓特區，美國精神醫學會2008年的年會上，每天都有記者會舉行，簡報一邊講著未來偉大的進展，美國精神醫學會的領導人物也往往同時在督促出席的記者和科學寫手幫忙「把訊息傳出去，說（精神醫學的）治療有用且有效，而且我們的疾病就像心血管疾病和癌症一樣，是真的疾病」。美國精神醫學會主席羅賓諾威茲說道，「我們必須如夥伴一般共同努力，才能將訊息傳給病患和家屬。」下一任主席納達·羅根·斯特蘭（Nada Logan Stotland）解釋著，媒體扮演著一個很重要的角色，因為「大眾容易受到錯誤資訊的傷害」。她督促記者「幫我們告訴社會大眾，精神疾病是真的，精神醫學的治療有用，我們的數據一如其他醫學領域的數據那樣堅實可靠」。

　　我將所有這些引文潦草寫在我的筆記本內，儘管《精神病大流

行》看起來不太符合美國精神醫學會心目中的夥伴關係模式，不過我還是會在接下來的每一天到大展覽廳散散步，我喜歡這樣。禮來大藥廠、輝瑞大藥廠、必治妥施貴寶公司（Bristol-Myers Squibb）[i]，以及其他各大精神科用藥廠商都在這兒設有巨大的接待中心；你若是個醫生，在這裡能蒐集到各式各樣的小玩意和禮物；輝瑞看來應該會是最受歡迎的廠商，因為精神科醫師每天都能到他們那兒挑一樣個人化禮品，有一天是印有自己名字的小手電筒，另一天則是手機充電器。你也可以玩一種稱為**醫師競賽挑戰**的電玩遊戲來贏得禮物，他們會請醫師回答以哲思（Geodon）治療雙相情緒障礙症的神奇效果之類的問題，而你的答題表現，將控制螢幕中虛擬的自己邁向終點線的步伐。遊戲結束後，只見許多人排隊上前領取徽章，徽章上印有自己的照片，並寫著「世界上最好的醫師」。

年會中最多人參與的活動是藥廠贊助的論壇。每到早、午、晚餐的時間，醫師們就可以享受免費的豐盛餐點，以及伴隨而來的特定主題演講。會議上有憂鬱症、注意力不足過動症、思覺失調症，以及將抗精神病劑處方用於兒童及青少年的論壇，而且幾乎所有的講者都是來自頂尖的學術機構。講者的費用全部由藥廠支付，而這早已是公開的事實，因為美國精神醫學會新的利益揭露政策，其中一部分就是要列出一長串的清單，載明藥廠的錢是如何流向這些「思想領袖」。除了接受研究補助，這些「專家」大多也身兼顧

---

i 譯注：美國兩大製藥廠必治妥（Bristol-Myers）和施貴寶（Squibb）於1989年合併為必治妥施貴寶公司，產品涵蓋醫藥、營養及保健產品和化妝品。旗下有美強生營養品公司（Mead Johnson）和康威醫療用品公司（ConvaTec）。

問，同時名列「諮詢委員會」及「講師團」的成員。因此，你可以在其中看到波士頓麻州總醫院的精神科醫師約瑟夫·畢德曼（Joseph Biederman），他在1990年代一度使青少年雙相情緒障礙症成為流行話題；畢德曼接受了八間公司的研究補助，身兼九間公司的「顧問」，並擔任八間公司的「講師」。像他這樣掛著一長串藥廠委託人清單的醫師其實還不少；有時候，講者甚至要在自己大步走向講台時，更新其在利益揭露方面的資料，因為他最近才在清單上加入了另一間藥廠的名字。哈佛醫學院的琴·弗雷澤（Jean Frazier），於一場對在兒童身上使用多種精神科用藥表示肯定的論壇中，盡責地傳達相關資訊後，不帶一絲諷刺地說，「我希望你們認為我的簡報是不帶任何立場的。」

這些講者播放著製作精良的簡報，而那正好證明了他們自藥廠那接受過公開演講的訓練；他們經常會在換到下一張投影片時穿插說個笑話，絲毫不顯怯場，而事實上他們可是在比大多數電影院還大的演講廳裡播放著這些投影片。與會者常會拿到手持的遙控裝置，可以在簡報中回答問題；聽眾們輸入答案的過程中，會同時響起相當戲劇化的配樂，彷彿身處益智問答節目〈終極危機〉（Final Jeopardy），而當螢幕上出現眾人集體的智慧結晶——當然，大多數人的答案都是對的；「你們這些傢伙聰明極了！」講師會這麼說道。

佩蒂·杜克（Patty Duke）為2008年的美國精神醫學會年會，貢獻了一則名流病患的故事。佩蒂的演說是由阿斯特捷利康公司（AstraZeneca）贊助，該公司發言人介紹她上台時，顯然擔心聽眾可能會錯過她演講的重點，於是便提醒聽眾「要帶回去的訊息是，

人們可以診斷並辨認精神疾病，而且治療是有用的」。隨後，這位曾獲得奧斯卡獎的女演員身著一襲南瓜橘的洋裝，講述她二十年來如何為那未診斷出來的雙相情緒障礙症所苦，在這段期間她不但酗酒，性生活也相當淫亂。診斷和藥物「讓我成為適合結婚的好對象」，她說，而且她在每一場和病友團體座談的場合都一再強調這一點。她說，「我告訴他們，『吃你的藥！』」這些藥物可以修理這種疾病，「而且副作用很少！」聽眾聽到這就大聲鼓掌，然後這位最受全美國喜愛，跟佩蒂同個模子印出來的表姊[ii]會為精神科醫師獻上最後的祝福：「我們深受上天眷顧，才能遇到你們這群人願意照顧我們，並將我們帶往均衡和諧的人生……我從你們和全國精神疾病聯盟（National Alliance on Mental Illness, NAMI）那裡獲得了訊息，若我抗拒這些訊息，就不能抱怨自己疾病纏身。當我在演講中聽到有人說『我不需要藥物，我不要吃藥』，我會告訴他們『坐下，你正在幹傻事』。」

最後這一段讓聽眾們起身鼓掌，當我收起筆記本，似乎可以確定這整場年會，無論你去哪個場次，都受到良好的控管。年會中幾乎所有的安排都是經過精心設定和組織，用以說明一門對其治療方式相當有信心的專業，所以我可以理解即使是馬丁·哈洛要進行一場關於他對思覺失調症長期研究結果的演講，卻只被分配到二十分鐘，而且還被指派在會議中心最小的房間裡進行。他的簡報可能只是個例外，不過當我在星期二下午的人群中推擠前進，前往一個稍

---

ii　譯注：佩蒂在她最受歡迎的《The Patty Duke Show》中一人分飾兩角。

大的房間，參加一場名為「抗憂鬱劑在雙相情緒障礙症中之使用」的論壇時，還是不期待會聽到任何讓人驚訝的事。我原本估計這位講者又會以某些方式展示可合理化使用藥物的試驗結果，但才開始沒多久我便振筆疾書了起來。這場討論由幾位美國頂尖的雙相情緒障礙症專家主持，其中包括兩位生物精神醫學的大人物，斐德烈克・古德溫（Frederick Goodwin）和羅伯特・普斯特，而整場討論都聚焦在一個問題：抗憂鬱劑**惡化**了雙相情緒障礙症的長期病程嗎？顯然如此嗎？

「雙相情緒障礙症已經被改變了」，古德溫說道，他是1990年出版的教科書《躁鬱症》（*Manic Depressive Illness*）共同作者之一，而此書被視為該領域的聖經。如今「我們有比初版書中所描述的還更多的快速循環（rapid cycling），更多的混合型（mixed states），更多對鋰鹽的抗性，以及更多失敗的鋰鹽治療。這個疾病再也不是克雷普林所描述的那樣，而我認為最大的原因，是多數患者在使用情緒穩定劑前，就已經使用了抗憂鬱劑。」

這是後來轉變為一小時告解的開場白。雖然不是全部的講者都同意抗憂鬱劑會為雙相情緒障礙症患者帶來災難，但這的確是大家普遍提到的議題，而且沒有人質疑古德溫結論裡的重點，就是過去二十年來雙相情緒障礙症的治療結果顯然惡化了。塔夫茨醫學中心（Tufts Medical Center）的納瑟・根米說，抗憂鬱劑會造成躁症的轉換，使患者變成「快速循環者」，而且可能增加患者耗在鬱期的時間。普斯特補充道，快速循環會導致非常差的結局。

「有非常豐富的文獻（記載），發作的次數與更多的認知缺損

有關，」普斯特說道，「我們正在創造更多的發作次數，更多對治療的抗性，以及更多的認知失能；同時數據顯示，若你經歷過四次鬱期，無論是單相性或雙相性的，它會使你的餘生失智風險倍增。而且你猜怎麼著？這甚至還不到實際情況的一半……在美國，患有憂鬱症、雙相情緒障礙症，以及思覺失調症的人，比起未受精神衛生體系照護的人少了十二至二十年的壽命。」

這些話陳述的是一個完全失敗的照護模式，一種使患者持續有症狀且認知受損的治療，也導致他們提早死亡。「現在你知道了，我們所做的事情，其中有一項長期而言效果並不好，」普斯特幾乎是嘶吼般地說道，「所以我們究竟該怎麼做？」

這段告解來得又快又猛。精神醫學當然有其於雙相情緒障礙症上使用抗憂鬱劑的「實證基礎」，但普斯特說，藥廠作的臨床試驗「對我們臨床醫師而言根本沒有用處……他們不告訴我們真正需要知道的訊息，我們的患者會對什麼有反應，以及如果他們對首次的治療沒有反應，下個回合該用什麼藥，還有他們該持續用藥多久」。他接著補充說明只有一小部分的人，確實「對這些糟糕的治療有反應，例如抗憂鬱劑」。至於最近那些藥廠贊助的，顯示了雙相情緒障礙症患者停止使用抗精神病劑後具有高復發率的試驗，理論上是拿來當作患者應長期用藥的證據，古德溫說那些研究「是設計來（讓安慰劑組）復發的」。「這並非仍需用藥的證據；這證據是說，如果你突然改變已經適應藥物的大腦，你就會復發。」普斯特補充說，「如今，抗憂鬱劑出現的五十年後，我們仍未真正明白要如何治療雙相性憂鬱症。我們需要新的治療流程，而非只是編造

出來的那種。」

這實在像極了《綠野仙蹤》的那一幕，當布幃拉開，全能的巫師其實是個虛弱的老人。對任何一個花費他（她）一上午的時間，在輝瑞的接待中心進行電玩遊戲問答，回答有關哲思在治療雙相情緒障礙症方面效果良好的聽眾來說，這一定很幻滅。三十年前，蓋‧紹伊納和貝里‧瓊斯已經以他們針對藥物引發「超敏性精神病」的演講喋喋不休地提醒精神醫學這門專業，而如今這門專業被要求要面對的，是今日雙相情緒障礙症的治療結果比三十年前還差的事實，以及抗憂鬱劑可能就是元兇。興奮劑似乎也會使雙相情緒障礙症患者惡化，而根米至少告訴聽眾，精神醫學需要採用「希波克拉底式的」方式來使用精神科用藥，也就是要求醫師們，在有更好的證據能證明長期用藥是真正有益之前，停止開立處方。「診斷，而非開藥。」他說道。而在某個時間點，有不少漸漸被討論搞得焦躁不安的聽眾，在台下對他報以噓聲。

「5萬名精神科醫師有可能是錯的嗎？」他問道，指的是關於這門專業使用抗憂鬱劑來治療雙相情緒障礙症這件事。「我想答案是肯定的，的確可能如此。」

鋰鹽出現之前的雙相情緒障礙症

已經讀到這裡的讀者，想必不會對此發展感到驚訝，在藥物治療的年代裡，雙相情緒障礙症的結果戲劇性地惡化了；唯一會感到意外的應該是竟能在美國精神醫學會的年會上，如此公開地討論這個失敗。有鑑於科學文獻所揭露的關於思覺失調症、焦慮症，以及

憂鬱症用藥的長期治療結果，我們可以合理認為，以藥物雞尾酒治療雙相情緒障礙症應該也不會有好的長期治療結果。藥物雞尾酒中通常會有抗憂鬱劑、抗精神病劑、情緒穩定劑、苯二氮平類藥物，或許還有興奮劑，患者可預期會出現的狀況有慢性病的增加、功能衰退、認知受損，以及身體障礙症。這是一列你知道一定會出事的醫療列車；而不幸的是，當我們回溯這段歷史，所有細節都似曾相識。

雖說「雙相性」障礙症是近代出現的診斷，在美國精神醫學會1980年第三版的《精神疾病診斷與統計手冊》才首次亮相，但早在希波克拉底年代的醫學記載就描述過這種苦於躁狂和抑鬱交替發作的病患。德國醫師克里斯蒂安・法塔（Christian Vater）曾於17世紀寫道，「抑鬱時常轉變為躁狂，反之亦然。抑鬱的人一會兒笑，一會兒哀傷，一會兒又展現出無數荒謬的手勢和行為模式。」英國的精神科醫師喬許・哈斯蘭（Josh Haslam）則描述了「最激動的躁症患者」會如何「突然陷入深沉的抑鬱，而最抑鬱且悲慘的患者會變得暴力而瘋狂」。1854年，一位法國的精神科醫師朱・貝拉吉（Jules Baillarger）將此病描述為雙重形式的瘋狂（la folie à double forme）。它是種不常見，但形式可辨的瘋狂。[1]

埃米爾・克雷普林發表他的診斷準則，他把這些患者歸入他的躁鬱類別。這個診斷分類也包含僅有憂鬱症或躁症的患者（相對於兩者皆有之患者），克雷普林並推論，這些不同的情感狀態都起因於相同的疾病。1957年，躁鬱症開始被區分為單相或雙相情緒障礙症，當時一位德國精神科醫師卡爾・萊昂哈德（Karl Leonhard）

判定，該疾病的躁症形式似乎比憂鬱形式更具有家族遺傳的傾向。他將躁症患者稱為「雙相性的」，而接下來其他研究者辨認出更多躁鬱症單相與雙相形式之間的差異。雙相形式的患者發病較早，時常是在20來歲的年紀，且這些患者似乎有較高的風險會成為慢性病患。

聖路易華盛頓大學的喬治·溫納克在其1969年的著作《躁鬱症》中，將單相性憂鬱症與雙相情緒障礙症看作不同的疾病實體，而隨著這種區別的確立，他與其他研究者開始回顧關於躁鬱症的文獻，以分離出「雙相性」患者的資料。平均而言，在舊時的研究中，約有四分之一的躁鬱類患者會同時有躁症發作，因而屬於「雙相性」。眾人一致認為，這是一種罕見的疾病。1955年時，因雙相情緒障礙症而住院治療的患者有約有12,750人，失能比例則是每1萬3千人有一人；[2]該年度全美國精神病院僅有約2,400位患者因雙相情緒障礙症而「首度住院治療」。[3]

如溫納克所發現的，在藥物出現之前，躁症患者的長期治療結果相當良好。何瑞修·波洛克1931年的研究報告指出，在為期十一年的追蹤研究中，因躁症首度發作而入住紐約州立精神病院治療的患者，50%從未再有第二次發作，且僅有20%的患者歷經三次以上的發作。[4]約翰霍普金斯醫學院的魏爾漢（F. I. Wertham）1929年在一份針對2,000名躁鬱患者的研究中，判定80%的躁症患者在一年內康復，需長期住院的患者不到1%。[5]在貢納爾·倫德奎斯特的研究中，103名躁症患者裡有75%在十個月內康復，且在接下來二十年間，半數的患者未曾再次發作，僅有8%的患者發展為慢性的病程；且該群

組有85%回復至「社會性的健康」，並繼續從事他們先前的工作。[6]
最後，愛荷華大學的莊明哲研究86名於1935到1944年間收治於一所
精神病院的躁症患者，接下來三十年過得如何；他發現約有70%的
患者治療結果良好，這意味著他們結婚了，住在自己家裡，並且有
一份工作。有半數患者在這段漫長的追蹤期內沒有出現任何症狀。總
的來說，在莊明哲的研究中，躁症患者與單相性患者過得一樣好。[7]

溫納克寫道，這些研究結果顯示，「毫無根據能認定躁鬱性精
神病會永久影響其患者。由此看來，它顯然和思覺失調症不同」。
雖然有些人會苦於多次的躁症與鬱症發作，但每次發作通常僅「為
期幾個月」，且「大多數的患者只發生過一次」。最重要的是，一
旦患者從雙相情緒障礙症的發作中復原，通常「要繼續先前的工作
並無困難」。[8]

通往雙相情緒障礙症之路

根據美國國家精神衛生研究院的資料，在美國如今每40位成年
人，就有一位受雙相情緒障礙症影響，因此，在我們對這項疾病結果
進行文獻回顧之前，必須試著了解其盛行率是如何驚人地增長。[9]精
神醫學大幅擴展了診斷的界定是最簡單而快速的解釋，但那只是故事
的一部分；精神藥物，不論其是否合法，的確為雙相情緒障礙症的
大爆發火上加油。

在針對首度發作雙相情緒障礙症患者的研究中，來自麥克林醫
院、匹茲堡大學，以及辛辛那提大學醫院的研究者發現，至少有三
分之一的患者在首度躁症或精神病發作前，曾經使用過大麻或其他

非法藥物。[10]辛辛那提大學研究者的結論是，物質濫用可能「引發越來越嚴重的情感反應，累積於躁症或鬱症發作之中，導致之後該反應的持續」。[11]此外，就算是三分之一這個數字，也可能比實際狀況低的多；2008年，西奈山醫學院的研究報告指出，2005到2006年間住在康乃狄克州白銀山醫院（Silver Hill Hospital）的雙相情緒障礙症患者，有將近三分之二都是在濫用非法藥物後經歷了首次發作的「情緒不穩」。[12]興奮劑、古柯鹼、大麻與致幻劑（hallucinogen）都是常見的元兇。2007年，荷蘭的研究報告指出，使用大麻「與初次診斷為雙相情緒障礙症的風險增加五倍有關」，且荷蘭新增的雙相情緒障礙症個案中有三分之一即由此而來。[13]

　　抗憂鬱劑也將許多人帶往雙相情緒障礙症的陣營，要了解為何如此，我們必須回到這類藥物發現之初的情況。我們見到使用異菸鹼異丙醯肼治療的結核病患在病房裡跳舞，雜誌的報導或許有點誇大其詞，但它的確陳述了一個奄奄一息的病患會在突然間變得行為狂躁。1956年，喬治‧克蘭（George Crane）發表了首例抗憂鬱劑引起的躁症，此後該問題就持續出現在科學文獻記載之中。[14]1985年，瑞士的研究者追蹤蘇黎世伯格霍茲里（Burghölzli）精神病院中病況各異患者的變化，其報告指出自引進抗憂鬱劑後，有躁症症狀患者的比例戲劇性地暴增。他們寫道，「雙相情緒障礙症增加了；更多患者住院治療而且發作更為頻繁。」[15]美國精神醫學會在1993年的一篇憂鬱症治療指引中坦承，「所有的抗憂鬱症治療，包括電擊療法，都可能觸發躁症或輕躁發作。」[16]幾年後，耶魯大學醫學院的研究者將此風險量化，他們回顧1997到2001年間被診斷為憂鬱症

或焦慮症的87,290位患者紀錄，其中以抗憂鬱劑治療的患者，每年有7.7%的比例會轉變為雙相情緒障礙症，是未受該藥治療患者的三倍。[17]結果是，所有一開始診斷為單相性憂鬱症的患者，長期下來有20-40%最終轉變為雙相情緒障礙症。[18]的確，在最近一份對憂鬱症與躁鬱症協會會員的調查中，有60%被診斷為雙相情緒障礙症的患者表示，他們一開始生的病是重鬱症，是使用抗憂鬱劑後才轉變為雙相情緒障礙症。[19]

這樣的資料陳述的是例行地**大量製造**雙相情緒障礙症患者的過程。「如果你在醫療過程中創造了一位雙相情緒障礙症患者，」斐德烈克‧古德溫在2005年於《第一線精神醫學》（*Primary Psychiatry*）的訪談中解釋，「就算已停止使用造成問題的抗憂鬱劑，該患者的雙相情緒障礙症仍有可能會復發。證據顯示，一旦患者發作過一次躁症，他（她）就更可能會有再一次發作，就算沒有抗憂鬱劑的刺激亦然。」[20]義大利的喬凡尼‧法瓦是這麼總結的，「抗憂鬱劑引起的躁症不只是一種暫時性且完全可回復的現象，它可能觸發了疾病惡化複雜的生物化學機轉。」[21]

既然有藥物（不論其非法或合法）為雙相情緒障礙症鋪路，一項在1955年還相當罕見的疾病如今變得司空見慣，也就不會太令人意外。1990年代選擇性血清素回收抑制劑風靡全美，而從1996到2004年被診斷為雙相情緒障礙症的成年人人數上升了56%；同時，精神醫學診斷界定在過去三十五年來的穩定擴張，也促成了這場雙相情緒障礙症大爆發。

雙相情緒障礙症首度自躁鬱症分離出來時，患者的躁症和鬱

症分別都嚴重到需要住院治療，該雙相情緒障礙症的診斷才能成立。1976年，古德溫與其他美國國家精神衛生研究院的研究者建議，若一個人因憂鬱症而非躁症而住院，但卻曾經歷輕微的躁症發作（輕躁症，hypomania），他（她）也應該被診斷為病況較不嚴重第二型雙相情緒障礙症。接下來，第二型雙相情緒障礙症的診斷標準快速擴張，涵蓋僅經歷過鬱症和躁症發作，但從未因此住院的患者。1990年代，精神醫學界決定，輕躁症的診斷條件不再需要四天的「高昂、開闊，或易怒的心情」，只需要兩天即可。雙相情緒障礙症正在發展，隨著診斷界定以這種方式大幅擴張，研究者忽然就宣告，它影響的人口高達5％。即便如此，這還不是雙相情緒障礙症大爆發的尾聲：2003年，美國國家精神衛生研究院前院長路易士・賈德和其他學者主張，許多人患有「未達門檻的」鬱症和躁症之症狀，因此可診斷為「雙相性類群障礙症」（bipolar spectrum disorder）。[22]現在有了第一型雙相情緒障礙症，第二型雙相情緒障礙症，以及「介於雙相情緒障礙症與正常之間的雙相性特質」，一位雙相情緒障礙症專家解釋道。[23]根據路易士的計算，美國成年人中6.4%有雙相情緒障礙症的症狀；其他人則主張現在每4位成年人就有一位要被劃入雙相情緒障礙症的範圍，這個一度稀有的疾病，現在顯然如感冒般一再地席捲而來。[24]

鋰鹽的那些年

　　精神藥理學革命在1960年代來到全盛期，每一種主要的精神疾病看似都應有其專屬的神奇子彈，雙相情緒障礙症一旦從躁鬱症

精神病大流行

中被分離出來，精神醫學便將鋰鹽排入適合的候選對象。鋰鹽是一種從鹼金屬製造過程中得出的鹽類，已經在醫學的邊緣地帶徘徊了一百五十年以上，卻在1970年代早期突然被當成雙相情緒障礙症，這種剛辨別出來疾病的解藥來兜售。哥倫比亞大學的精神科醫師羅納德·法弗（Ronald Fieve）在其1975年的著作《情緒波動》（*Moodswing*）中說道，「在精神醫學中，我從未找到另一種藥物能像鋰鹽一樣，在治療躁症與憂鬱反覆發作的情緒狀態上，作用得如此迅速、明確，而且持久。」[25]

鋰是自然界中最輕的金屬，1818年發現於瑞典海岸的岩石之中。據稱它能分解尿酸，因此一開始是被當成分解腎結石與痛風患者關節內聚集尿酸結晶的治療藥物來販售。19世紀末到20世紀初，鋰鹽成為長生不老藥和補藥的常見成分，甚至會被加到啤酒和其他飲品裡。然而，人們最終發現鋰鹽並沒有分解尿酸的特性；1949年，鋰鹽被發現會造成心血管問題，之後美國食品及藥物管理局便開始禁止其使用。[26]

鋰鹽以精神科用藥的角色重新現身是開始於澳洲，醫師約翰·凱德（John Cade）將它餵給天竺鼠，並觀察到這會讓牠們變得較容易馴服。他在1949年報告指出自己成功地以鋰鹽治療了10位躁症患者；然而，他在該文章中略過不提的是，該治療使一人喪命，兩人嚴重致病。一如含鋰鹽補藥的製造者長久以來所知的，就算是相當低劑量的鋰鹽都可能具有毒性，並可能使人的智能與運動受損；且若使用劑量太高，可能會使人陷入昏迷甚至死亡。

美國的精神科醫師們原本對鋰鹽沒什麼興趣，直到雙相情緒障

238

礙症被確立為一種疾病。在此之前，他們可以用托拉靈和其他神經抑制劑控制躁症發作，因而並不需要另一種具有類似腦部抑制效果的藥物。但當喬治·溫納克在1969年出版了他的著作，將躁鬱症區分為單相和雙相的形式，精神醫學就產生了一種新的疾病，需要專屬於自己的解藥。

因為沒有製藥公司能取得鋰鹽的專利權，美國精神醫學會只好先讓食品及藥物管理局核准其使用。該藥物當時只進行過少數的安慰劑控制試驗，英國的研究者1985年在科學文獻中僅能找到四篇相關文章。然而在這些研究中，鋰鹽在75%的患者身上都產生了良好的反應，比安慰劑組的反應率高出許多。[27]關於鋰鹽實證基礎的第二個部分，一如之前，是來自於停藥研究。1994年，研究者分析19項這類的試驗發現，停用鋰鹽的患者有53.5%復發了，相較之下持續用藥患者的復發率則是37.5%。這被視為鋰鹽可預防疾病復發的證據，雖然研究者也注意到，在少數**逐漸**停藥的研究中只有29%的復發率，比持續用藥者的復發率還低。[28]

總的來說，這並非特別有力的證據能證明鋰鹽對患者有益，而在1980年代，許多研究者開始關注它的長期效應。他們注意到，自從引進鋰鹽後，英、美兩國的躁症再入院率提高了，為何雙相情緒障礙症患者會如此頻繁地出現於醫院的急診室，原因不言而明。

各項研究也發現，使用鋰鹽治療的患者中有超過50%會在相當短的時間內停止服藥，原因通常是他們討厭藥物會讓自己變得遲鈍、動作緩慢，而當他們停藥，復發率高得驚人。1999年，羅斯·柏德薩瑞尼報告指出停用鋰鹽的患者有半數會在五個月內復發，而

即使沒用藥的雙相情緒障礙症患者，也要花上近三年才有50%的復發率；停用鋰鹽之後的疾病發作的間距，比自然狀況**短了七倍**。[29]柏德薩瑞尼寫道，「停用鋰鹽治療後的復發風險……尤其是躁症，相比於以患者用藥前的病程為基礎所預測的風險，或以該疾病自然狀況的常識為基礎所預測的風險，都要高出許多。」[30]其他研究者也注意到同樣的現象，「躁症復發之所以容易被（停用鋰鹽）觸發，可能是因為打開了超敏感受體或細胞膜的路徑。」匹茲堡大學的強納森・希莫霍克（Jonathan Himmelhoch）如此解釋。[31]

這表示以鋰鹽治療的雙相情緒障礙症患者停藥後的下場「比他們從未接受任何藥物治療還糟」，英國精神科醫師喬安娜・蒙克里夫（Joanna Moncrieff）寫道。[32]蘇格蘭精神科醫師蓋・古德溫（Guy Goodwin）於1993年作出結論，若患者使用鋰鹽治療，並在頭兩年內停藥，復發的風險相當高，以致於該藥可能「對雙相情緒障礙症患者有害」。自從鋰鹽引進後，雙相情緒障礙症患者的再入院率變得較高，這種藥物造成的惡化「可完全解釋此一變化」，他說。[33]

然而，持續使用鋰鹽治療的患者也沒有過得特別好，約有40%的患者在首次住院治療的兩年內復發，且經過五年後，有60%以上的人會再次生病。[34]確實有一群對鋰鹽產生良好且長期反應的核心族群，大概占初始用藥者的20%，但對大多數患者而言，鋰鹽很少提供長期的舒緩。1996年，伊利諾大學的馬丁・哈洛和約瑟夫・戈德堡（Joseph Goldberg）報告指出，治療四年半後，使用鋰鹽的患者有41%「治療結果不佳」，約有半數再度住院治療，且身為接受藥物治療的組別，其「功能」並沒有比未服藥者來得好。[35]這個結果

相當令人沮喪，之後加州大學洛杉磯分校的麥克‧季特林（Michael Gitlin）報告指出，他手上那些以鋰鹽治療的雙相情緒障礙症患者也得到類似的五年結果。他寫道，「就算是積極的使用藥物持續治療，也無法預防會有那麼多雙相情緒障礙症患者得到相對而言較差的結果。」[36]

1990年代晚期，「情緒穩定劑」曾是第一線治療的藥物，雖然今日鋰鹽仍為人所用，但已失去了昔日的地位。如同蒙克里夫在1997年對鋰鹽的藥效紀錄之總結：「好些跡象顯示，它對雙相情緒障礙症的長期治療結果不具療效，且已知它與各種形式的傷害有所關連」。[37]

綜觀雙相情緒障礙症

事實上，我們可以從科學文獻中發掘出兩種以精神科用藥治療雙相情緒障礙症的故事。第一種說的是鋰鹽被當作治療雙相情緒障礙症的神奇子彈，以及其過程的興衰起落。第二種說的則是在精神藥理學年代，雙相情緒障礙症的治療結果是如何戲劇性地惡化，且該領域的專家將每件事都作了記錄。

早在1965年，鋰鹽進入美國精神醫學界並大舉獲勝之前，德國精神科醫師便對他們在躁鬱症患者身上所見的變化感到困惑。他們寫道，以抗憂鬱劑治療的患者會頻繁地復發，藥物「將此病病程從偶發、具有無病間歇期的疾病，轉變為慢性、持續處於患病狀態的疾病」。德國醫師也注意到，在某些患者身上，「藥物會造成其不穩定的狀況，意即在輕躁症之後，會伴隨持續不斷的輕躁與鬱症循

環。這種現象還是頭一次見到」。[38]

　　這顯然是種警訊，躁鬱症患者的良好治療結果是基於一個事實，那就是他們生命中大部分的時間是處於發作間、沒有症狀的時期，那時他們的功能良好。抗憂鬱劑正在摧毀那些無症狀的間歇期，或至少是使其急遽地縮短了。在藥物療法年代之前，克雷普林和其他研究者報告稱僅有約三分之一的躁症患者一生中會經歷三次以上的發作。但1960年代與1970年代的雙相情緒障礙症患者研究顯示，有三分之二的患者成了慢性病患。「使用三環類抗憂鬱劑的處方，或許可解釋人為高復發率的估計值，」斐德烈克・古德溫於1979年寫道，「引起躁症，打斷相對而言較長的發作間歇，使它變成多次發作……引發快速循環……以上是開立三環類抗憂鬱劑可能導致發作次數增加的某些機制。」[39]

　　再一次，精神科用藥使精神疾病的病程惡化，這件事已經越來越明顯。1983年，羅馬一間情感障礙症診所的院長艾森納西奧斯・古可波洛斯（Athanasious Koukopoulos）說，他和同事也在他們義大利的患者身上觀察到同樣的情況。「現在臨床醫師普遍的印象是，躁鬱症復發的病程在過去二十年已經全然不同了，」他寫道，「許多患者的復發越來越頻繁。患者出現更多的躁症和輕躁症……有更多快速循環型患者，以及更多的慢性憂鬱症患者。」雖然我們不清楚藥物療法年代之前快速循環型患者的比例，但現在古可波洛斯的躁鬱症患者卻有16%陷入這種困境，且他們每年會歷經6.5次驚人的情緒發作，而以抗憂鬱劑治療前一年才不到一次。「這看來確實自相矛盾，」他坦承，「一項治療憂鬱症的藥物卻會惡化該疾病未來的病程。」[40]

　　儘管已經得知這些訊息，醫師開給雙相情緒障礙症患者的處方仍舊會選擇性血清素回收抑制劑或其他抗憂鬱劑，甚至到了今日還有60-80%的使用率，研究者也持續紀錄到藥物對患者造成的傷害。2000年，納瑟‧根米報告指出，在一項針對38位以抗憂鬱劑治療雙相情緒障礙症患者的研究中，55%出現躁症（或輕躁症），23%轉變為快速循環型患者；這群以抗憂鬱劑治療的患者，也比另一群未使用這類藥物的患者耗費「顯然更多時間在憂鬱上」。[41]「使用抗憂鬱劑，有躁症發作和長期惡化的重大風險」，根米在幾年後如此寫道，他再次描述了一段大家先前已經說過許多次的訊息。[42]在路易斯維爾大學，里夫‧埃爾－馬雷克（Rif El-Mallakh）作出同樣的結論，抗憂鬱劑可能會「使疾病不穩定，導致躁症和鬱症發作的次數增加」。他補充道，這些藥物，「增加混合型的可能性」，而這指的是患者會同時出現憂鬱和躁狂的感覺。[43]

　　2003年，古可波洛斯的報告再推了一把，指出抗憂鬱劑引起的快速循環，長期而言只有三分之一的患者會完全消緩（甚至在造成問題的抗憂鬱劑停藥後亦然），40%的患者最後仍會持續「強度不變的快速循環」好幾年。[44]2005年，埃爾－馬雷克還指出另一個問題：抗憂鬱劑會引發雙相情緒障礙症患者「慢性、煩躁不安、易怒的狀態」，意味著他們幾乎一直處於憂鬱和痛苦之中。[45]最後，在美國國家精神衛生研究院2008年一項名為雙相情緒障礙症之系統性治療強化計畫（Systematic Treatment Enhancement Program for Bipolar, STEP-BD）的大型研究中，根米提到，「得出較差結果的主要預測因子是使用抗憂鬱劑，而其中約有60%的患者接受這種治療」。[46]使

用抗憂鬱劑者發生快速循環的可能性大約是未使用者的四倍，而多次躁症或鬱症發作的可能性則是兩倍。[47]「這項研究，」根米在一篇發表於《美國精神醫學期刊》的社論中寫道，「可能在抗憂鬱劑使用於雙相情緒障礙症的棺材上，多打下了一根釘子。」

　　過去十年間，許多大型研究都記錄了目前的雙相情緒障礙症患者是如何持續處於有症狀的情況。路易士・賈德在一項針對146位曾參與美國國家精神衛生研究院於1978到1981年研究第一型雙相情緒障礙症患者的長期追蹤研究中，發現他們有32%的時間處於鬱期，9%的時間處於躁期或輕躁期，還有6%的時間則歷經了混合的症狀。[48]該研究中的第二型雙相情緒障礙症患者甚至過得更糟：他們有50%的時間處於鬱期。賈德寫道，「這種形式上讓人誤以為『較輕微』的躁鬱症，其本質是非常慢性的，以致於此病幾乎填滿了患者一生的時間。」[49]紐澤西醫學院的羅素・約菲（Russell Joffe）於2004年報告指出，他研究的第一型雙相情緒障礙症患者中有33%是快速循環型患者，第二型則有22%，且兩組患者皆約有一半的時間具有症狀。[50]同時，羅伯特・普斯特也宣布，他研究的258位雙相情緒障礙症患者中，約三分之二的人每年發作四次以上。[51]

　　所有的研究都顯示出同樣的重點：「如今已深深確立的是，雙相情緒障礙症是一種慢性疾病，其病程的特徵是頻繁復發的情緒發作」，賈德說道。[52]

已造成的傷害

　　在一篇2000年發表於《精神醫學季刊》的論文中，哈佛醫學院

的精神科醫師卡洛斯‧沙雷特（Carlos Zarate）與任職於禮來大藥廠的毛里西奧‧托翰（Mauricio Tohen）指出了一個令人憂心的新現象：今日的雙相情緒障礙症患者不僅比過去的患者症狀更多，功能也更不好。「在藥物療法之前的時代，躁症患者的不良治療結果被認為是相對罕見的。」沙雷特和托翰寫道，「然而，當代的結果研究發現，大多數雙相情緒障礙症患者顯示出相當高比例的功能受損證據。」他們在想，有什麼原因可以解釋「這些差異」？[53]

要記錄雙相情緒障礙症患者顯著功能衰退的治療結果不難。在開始使用鋰鹽治療之前，躁症患者有85%能回復工作或他們「罹病前」的社會角色（例如家庭主婦）。如同溫納克於1969年所寫的，多數患者「要繼續他們平時的工作並無困難」。但後來雙相情緒障礙症患者開始頻繁地進出急診室，就業率開始下降，沒多久就有研究報告指出，雙相情緒障礙症患者中有工作或是「功能恢復」者不到一半。1995年，加州大學洛杉磯分校的季特林指出他的雙相情緒障礙症患者中，僅有28%在五年追蹤期後具有「良好的職業結果」。[54]三年後，辛辛那提大學的精神科醫師宣布，他們的雙相情緒障礙症患者在一年觀察期後只有24%的人「功能恢復」。[55]匹茲堡大學醫學院的大衛‧庫普佛（David Kupfer）在一項針對2,839名雙相情緒障礙症患者的研究中發現，即使有60%的人進了大學且有30%的人畢業，但仍有三分之二的人會失業。[56]「總的來說，」羅斯‧柏德薩瑞尼在2007年的一篇回顧中寫道，「第一型雙相情緒障礙症患者功能狀態的受損遠比原先以為的嚴重許多，（且）顯然地，有些證據顯示第二型雙相情緒障礙症患者的功能結果，甚至可能比第一型的

患者更差。」[57]

　　抗憂鬱劑增加了雙相情緒障礙症患者發作的頻率，自然就減低了患者回到工作崗位的能力；但近年來益加明顯的是，問題其實比這更為嚴重。若回溯至克雷普林時期，躁鬱症的特點之一便是，患者一旦自躁狂和憂鬱症發作中復原，他們的頭腦會和生病之前一樣靈光。如沙雷特和托翰在2000年的論文中所提，「1975年之前進行的研究並沒有發現一致的結果能證實，雙相情緒障礙症患者會有認知上的缺損。」但人們已知鋰鹽會使思考減緩，突然間研究者開始重新評估上述想法。1993年，美國國家精神衛生研究院的研究者比較雙相情緒障礙症患者與思覺失調症患者的認知功能，他們的結論是，雖然雙相情緒障礙症患者也顯現出受損的跡象，但缺損「在思覺失調症的患者身上更嚴重且普遍」。[58]

　　這是某種「水杯是半滿還是半空」的發現。你可以將它解讀為雙相情緒障礙症患者的認知缺損並沒有那麼嚴重；或者，若你還記得使用鋰鹽之前的日子，你可能會想問為什麼這些患者會突然出現心智衰退的跡象。但這只是一場悲劇的序曲。自從單用鋰鹽的治療方法失寵，精神科醫師開始轉而使用「藥物雞尾酒」來治療病患，而不久後研究者就有了這項報告：「存在於思覺失調症和情感障礙症的認知缺損……不足以從性質上作出可靠的分辨。」[59]這兩種障礙症的認知缺損程度突然變得差不多，在2001年，巴爾地摩沙普‧普拉特健康體系（Sheppard Pratt Health System）的斐斯‧狄克森（Faith Dickerson）為這種趨近提供了更詳盡的細節。她讓74名思覺失調症用藥患者與26名雙相情緒障礙症用藥患者接受一系列的測試，並

以此評估41項認知與社會功能的變項，發現兩者在41項測試中，有36項缺損程度相當。「與思覺失調症患者相比，雙相情緒障礙症患者具有類似的認知功能模式，」她寫道，「在多數社會功能的測試中，雙相情緒障礙症組與思覺失調症組並無顯著差異。」[60]

全世界精神醫學研究者關於雙相情緒障礙症患者有明顯認知衰退的報告，似乎從那時起一湧而出——英國、瑞典、德國、澳洲，以及西班牙的研究者都在談這件事情。2007年澳洲的報告指出，雙相情緒障礙症患者甚至在只有輕微症狀的時候，就已經具有「神經心理學上的傷害」，意指他們的決策技巧、言語流暢度，以及記憶力都已受損。[61]同時，西班牙研究者注意到雙相情緒障礙症患者與思覺失調症患者的認知功能「並未隨著時間而在任何測試有所差異」，並提出結論認為，這兩群患者皆患有「前額葉皮質與顳葉邊緣結構」的功能異常。他們也觀察到「藥物使用越多，患者社會心理功能的缺損就越大」。[62] [iii]最後，探查雙相情緒障礙症患者日常生活的英國研究者發現，超過三分之二的患者「很少或從未投入與朋友的社交活動」，他們的社交生活幾乎和被診斷有思覺失調症的患者同樣貧乏。[63]

這兩種診斷群體的長期治療結果呈現出令人驚訝的相似處，雖然美國和其他國家的精神科醫師都有記錄到這個現象，在討論時仍

---

iii　在此研究中，研究者將使用藥物治療造成的認知缺損程度，由輕至重排列如下：單一使用鋰鹽的療法、未治療、單一使用神經抑制劑的療法，然後是藥物雞尾酒療法。然而，該研究並未記載關於「未治療」組的細節，以及此組受試者先前是否使用過精神科藥物的細節。

大多試圖忽略「藥物治療」這個顯而易見的因素；不過，還是有幾位坦承**可能**的確得歸咎於精神科用藥。沙雷特在他的一篇論文中表示，傳統抗精神病劑「可能對此障礙症的整體病程有負面影響」。[64]後來，他和托翰寫道，「要解釋早期和近期研究中復原比例的差異，藥物引發的變化或許是另一個可能的原因。」他們提到，抗憂鬱劑可能造成「疾病的病程惡化」，而抗精神病劑可能導致更多「憂鬱症發作」和「更低的功能恢復比例」。他們說道，認知缺損是思覺失調症用藥患者長期下來活得如此糟糕的主因，「有些跡象顯示，藥物副作用可能足以部分解釋雙相情緒障礙症患者的認知缺損」。[65]柏德薩瑞尼在其2007年的回顧文章中也承認「神經藥理學－神經毒性因子」可能造成「雙相情緒障礙症患者的認知缺損」。最後，庫普佛又在這團混亂之中丟出另外一個值得關注的議題。他詳述現在所有會影響雙相情緒障礙症患者的身體疾病，諸如心血管問題、糖尿病、肥胖、甲狀腺失調……等，他想知道，「例如藥物的毒性等治療因子」是否可能正是造成這些破壞性疾病的原因，或至少推了一把。[66]

所有的作者都有條件地陳述了他們的憂心，聲稱藥物**可能**造成他們患者的身心狀況惡化。但我們很容易就可以發現，這些研究者的猶豫在科學上毫無根據。思覺失調症和躁鬱症自始就是截然不同的診斷，思覺失調症患者的認知功能會隨時間惡化終至失智，但躁鬱症的患者不會。[iv]一旦兩群患者都投以類似的藥物雞尾酒治療（其中通常會有一項抗精神病劑），用藥的治療結果便開始趨近。《抗精神病劑與情緒穩定劑》（*Antipsychotics and Mood Stabilizers*）的作者

史蒂芬・斯塔爾於2005年寫道，「這個領域正在目睹思覺失調症與雙相情緒障礙症藥物治療方式的趨近」；此領域採用「同樣的混合療法來處理這兩種不同的疾病狀態」。[67]精神科用藥當然會擾亂了腦中各種神經傳導物質的路徑，因此思覺失調症患者和雙相情緒障礙症患者一旦使用類似的藥物雞尾酒，他們便會因為類似的腦部功能異常而受苦。兩群人用藥成效的趨近，反映的是醫源性過程在其中發揮作用：兩個群體，無論個別可能具有何種「天生的」問題，最終皆患有可稱為「精神科用藥之多重用藥疾病」的問題。

　　如今，雙相情緒障礙症已和它過往的樣貌相距甚遠。在精神藥理學年代之前，它是種罕見疾病，大概1萬人中會影響到一人，而現在每40人中就有一人受到它的影響，在某些統計中，甚至是每20人就有一人受到影響。今日大多數患者即便在初診時並不如過往住院患者病得那麼嚴重，但他們的長期治療結果幾乎都難以理解地糟糕。柏德薩瑞尼2007年在一篇回顧文章中，甚至一步步地詳細描述這種顯著的治療結果惡化。在用藥之前的年代，雙相情緒障礙症是「復原至正常狀態的情緒（無症狀），且在發作期之間功能適應順利」。現在則是「急性發作後的復原緩慢或不完全，持續有復

---

iv　會惡化至失智的思覺失調症患者，通常是克雷普林說的早發性癡呆患者。這群患者展現出的症狀，與今日思覺失調症患者的症狀性質相當不同，而如同我們在馬丁・哈洛的十五年研究中所見，許多未用藥的思覺失調症患者康復了。考特尼・哈定在她的長期研究中報告指出了同一件事——許多未用藥的患者已完全復原。所以我們並不清楚目前診斷有思覺失調症的患者若未持續用藥，認知功能隨時間惡化的比例會有多高。

表3 雙相情緒障礙症在現代的轉變

	使用鋰鹽治療前的 雙相情緒障礙症	今日使用藥物治療之 雙相情緒障礙症
盛行率	5,000至20,000人中有1人	20至50人中有1人
良好的長期功能治療結果	75-90%	33%
症狀病程	躁症或重鬱症的急性發作時間有限，並能復原至正常狀態的情緒，且在發作期之間功能適應順利	急性發作後的復原緩慢或是不完全，持續有復發風險，以及隨著時間仍持續罹病
認知功能	發作期之間並無損害，亦無長期損害	甚至在發作期之間亦有損害；許多認知區域有長期損害；與在用藥治療之思覺失調症患者身上觀察到的損害相似

說明：此表是由多個資訊來源整理而成。資料多見於：Huxley, N., 〈雙相情緒障礙症患者的失能與其治療〉，《雙相情緒障礙症》第9期，2007：183-196。

發風險，以及隨著時間仍持續罹病」。以前，雙相情緒障礙症患者85%會重獲「病前」的功能並回到工作崗位；如今只有三分之一達到「恢復至他們病前完全的社會與職業功能」。以前，雙相情緒障礙症患者長期下來並未顯現出認知缺損；如今，他們最終的受損程度幾乎和思覺失調症患者相當。這一切都說明了一場驚人的醫學災難，而後柏德薩瑞尼寫下的貼切描述，可被視為整場精神藥理學革命的墓誌銘：

雙相情緒障礙症的預後曾一度被認為是相對良好的，但儘管在治療上有重大進展，當代的研究卻顯示出普遍的失能與不良治療結果。[68]

圖表道盡了一切

我們對（成人的）主要精神疾病結果文獻的檢驗到達尾聲，現在回到馬丁・哈洛對思覺失調症結果的十五年研究，而這將把這整件事帶往高潮的結尾。除了思覺失調症患者，哈洛還研究了81名患有「其他精神疾病」的患者，而這些精神疾病屬於克雷普林所描述的躁鬱類別。這群患者有37位是雙相情緒障礙症，28位是單相性憂鬱症，另外的16位則有各種較輕微的精神疾病。研究期間約有半數患者停止服用精神科用藥，因此哈洛實際上追蹤的組別有四組：用藥及停藥的思覺失調症患者，與用藥及停藥的躁鬱症患者。在回顧結果之前，我們可以快速釐清一下自己的思緒：我們該預期這四組會有怎樣的長期治療結果？

去吧，拿出鉛筆，並記下你認為的結果該是什麼樣子。

圖10是他的研究成果。長期下來，停止服用精神科用藥的躁鬱症患者過得相當好。但他們的恢復需要**時間**。試驗開始的兩年後，他們仍然與疾病搏鬥著；但接著就開始有所改善，到試驗結束，他們總評量的成績已經進到了「已復原」的類別（在哈洛的整體評分量表上的　分或兩分）。復原的患者至少有個兼職的工作，具備「可接受的」社交功能，且大多數沒有症狀。他們的結果和克雷普林對躁鬱症的理解相符。

圖10　思覺失調症患者與躁鬱症患者的十五年治療結果

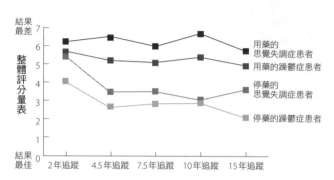

說明：在此圖中，標示「躁鬱症」的組別是由雙相情緒障礙症患者、單相性憂鬱症患者，以及較輕微的精神疾病患者所構成。資料來源：馬丁‧哈洛，〈影響未使用抗精神病劑之思覺失調症患者的結果及恢復之因素〉，《神經與精神疾病期刊》第195期，2007：406-414。

　　持續使用精神科用藥的躁鬱症患者過得就不是這麼好。試驗開始的兩年後，他們仍病得相當嚴重，嚴重到他們今日的狀況甚至比停藥的思覺失調症患者還更差一些。在接下來的兩年半之間，雖然停藥的躁鬱症患者和停藥的思覺失調症患者進步了，但持續用藥的躁鬱症患者並沒有，以致於到了四年半時，他們明顯過得比停藥的思覺失調症患者組更差。這樣的差距在試驗的後半段一直持續，因此總結下來，長期治療結果從最好到最差依序是：停藥的躁鬱症患者、停藥的思覺失調症患者、用藥的躁鬱症患者，最後是用藥的思覺失調症患者。[69]

　　當然，思覺失調症向來都是長期預後最差的精神科診斷。它是上天給人們最嚴重的精神疾病。但在這項由美國國家精神衛生研究

院資助的研究中顯示，兩組用藥的患者過得比未用藥的思覺失調症患者還差。這個結果所傳達的是，有某種醫學治療已經走偏得非常嚴重了，而且這並不令人意外。任何人只要能看得懂精神醫學治療結果的文獻歷史，這段在五十多年前就開始被揭露出來的歷史，應該都能預期到結果會是如此。

　　如果考慮的是使人失能的精神疾病這個現代流行病，雙相情緒障礙症貢獻了非常驚人的數字。1955年，美國約有12,750人因雙相情緒障礙症而住院治療；今日，根據美國國家精神衛生研究院資料，全美約有600萬名成年人有此診斷，且根據約翰霍普金斯大學公衛學院研究，其中有83%的患者在生活的某些面向有「嚴重損害」。[70]據稱，雙相情緒障礙症如今在全世界與醫學相關的失能原因裡，排行第六，就排在思覺失調症之後。而在不久的將來，當越來越多人被診斷為此病並施以藥物雞尾酒療法，我們可以預期，雙相情緒障礙症會超越思覺失調症並取而代之，排在重鬱症之後，成為全美人數第二多的精神疾病。以上就是誕生自精神藥理學革命的果實，滋味苦澀。

雙相情緒障礙症的故事

　　我為這本書採訪了60位以上具有精神科診斷的人，約有半數都曾在某個時間點被診斷患有雙相情緒障礙症。雖然有30人左右都獲得過這個診斷，但只有4位是患有可稱為「器質性」雙相情緒障礙症，意即他們有因躁症發作而住院治療，且先前並未使用過非法藥物或抗憂鬱劑。如今我們明白科學是怎樣告訴我們有關現代雙相情

緒障礙症大爆發的故事了，而現在可以重新回顧在第二章見到那三個人，並看看他們的故事是如何與科學的故事呼應。接著我們可以聽聽兩位被診斷患有雙相情緒障礙症患者的故事；若他們有加入哈洛的十五年研究，會被歸入「停藥」的群組中。

■ 陶莉雅·費林－克拉森

如果我們現在來看陶莉雅·費林－克拉森的故事，我們可以了解她有充分的理由相信自己從來就不該被診斷為雙相情緒障礙症。她因為哭得無法自已而去一位丹佛的治療師那兒看診。她沒有躁症的病史。但因為她在期末考週時出現睡眠問題並變得焦躁，不久她就被診斷有雙相情緒障礙症，也得到了包含抗精神病劑的藥物雞尾酒處方。一個充滿熱情的青少年變成精神病患，若陶莉雅沒有迫使自己從藥物中脫身，後半輩子將會一直如此。我在2009年春天最後一次和她交談，她散發著母性的光芒，因為她最近生了個兒子，魯本（Ruben）。她和安琪拉（Angela）忙著撫養她們的孩子，隨著陶莉雅計畫短期內繼續在麻州總醫院進行博士後研究，她那段「雙相情緒障礙症」的回憶也將逐漸模糊為越來越遙遠的過往。

■ 莫妮卡·布里格斯

在我著手寫這本書的期間，莫妮卡·布里格斯是那個在一開始的訪談後擺脫了失能給付（或補助津貼）的人。她在轉化中心有份穩定的全職工作，這是一間位於波士頓、由同儕經營的組織，主要是幫助患者自精神疾病中「復原」；如果分析她的醫療故事，你很

容易可看出，她之所以回到工作崗位和她用藥的改變有關。

　　初次見面時，我向莫妮卡提到抗憂鬱劑可能引發躁症的風險，她回想起自己在明德學院的崩潰，突然靈光一閃：「我的躁症就是在服用脫甲丙咪嗪的六星期內發作的，」她說，「我確定那就是發生在我身上的事。」首次躁症發作之後，醫師開給她藥物雞尾酒的處方，其中包括一種抗憂鬱劑，接下來她花了二十年的時間反覆進出醫院，不斷掙扎於鬱症、躁症的發作，以及自殺的衝動。精神科醫師開給她八、九種不同的抗憂鬱劑，她也歷經過一連串的電擊療法。沒有一項有效。接著在2006年，她「偶然地」停止服用抗憂鬱劑。這是她第一次單獨只用鋰鹽治療，賓果——想自殺的感覺消失了，鬱症和躁症也是。症狀舒緩使她能應付全職工作，如今當她回過頭看這可怕的二十年時，對自己的所見感到目瞪口呆：「使用抗憂鬱劑，就像玩一種會讓我病情愈加惡化輪盤遊戲，而至今我仍未從中恢復。」

■ 史蒂夫・拉彭

　　史蒂夫・拉彭是波士頓憂雙盟的領導人，他在1969年被診斷為雙相情緒障礙症，當時他19歲。他是我訪問的四位「器質性」雙相情緒障礙症患者中的一位。我們首次見面那天，他處於某種激動的狀態，講話速度非常快，所以我只好放下筆，拿出錄音機。「OK，」我告訴他，「開火吧！」

　　史蒂夫成長於麻州牛頓市一個他自己形容為失能的家庭，很小就被學校老師和家中父母貼上「害群之馬」的標籤。「我在班上搗

亂，」他說道，「每天，我會在向國旗效忠宣誓的時候，削我的鉛筆。我也會無緣無故站起來轉圈，直到頭暈不支倒地。我會宣布自己是一陣龍捲風。」他還是個小孩的時候，就已經在情緒起伏之間掙扎，16歲時他因為突然暈厥而住院，有天晚上，他跳下床並且穿上一件白袍。「我到處巡房，並和病患交談，就好像我是個醫生。當時我的躁症發作了。」

在就讀波士頓學院的頭一年，他遭遇了一次嚴重的鬱症發作。他的例子是典型的躁鬱症，而克雷普林已然辨認出這種疾病接下來五年的病程。「我沒有服藥。」他解釋道，雖然他為多次發作的鬱症所苦，但他在沒有發作的時候表現良好，尤其是處於稍微輕躁的狀態。「當我覺得不錯的時候，我會讀得更多，我也會提前完成還有兩三個月才要交的論文，」他說道，「當你處於輕躁狀態，產量會相當可觀。」他以哲學和英語雙學位畢業，平均成績幾乎都是A。

然而，就在他就讀長島的紐約州立大學石溪分校研究所的第一年，他有一次全面爆發的躁症發作，緊接著就陷入了想自殺的憂鬱；而他就是在那時首次被投以鋰鹽和三環類抗憂鬱劑。「在那之後我的情緒就沒有起伏了，而是持續憂鬱，回不到功能正常的那個底線。吃藥的時候，我無時無刻處於憂鬱狀態。我吃了一年的藥，然後我說，『再也不要了』。」

接下來的二十年，史蒂夫多數時間都與精神科用藥保持距離。他結了婚，有兩個兒子，然後離婚。他有工作，但一個接著一個換。他的人生以雜亂無章的步伐前進，這種雜亂顯然和他的躁鬱症有關，但他並未被貼上工作失能的標籤——他總是找得到工作。

1994年，他為了從困擾他的情緒波動中解脫，開始定期服用精神科用藥。他在抗憂鬱劑和情緒穩定劑之間無止盡的輪轉，沒有一項長久有效。隨著藥物治療的失敗帶來的是14次的電擊療法，但這反而造成他的記憶力受損，以致於當他回到原本財務規畫師的工作時，「我再也認不得我最好的客戶」。1998年，他被投以三環類的去甲丙咪嗪，這讓他立刻變為快速循環型患者。「我會在起床後覺得很棒，好像完全從憂鬱的惡魔中解放出來，但在兩天後，我又回到憂鬱的狀態，」他解釋道，「再過兩天，我又會感到好極了。但外在環境根本沒有理由可以解釋我這種情緒的變化。」

自此之後，他倚靠失能給付過日子。好消息是他在2000年後再也沒有住院治療，而正如他自己說的，儘管和雙相情緒障礙症的症狀不斷戰鬥著，他仍過著具有生產力的人生。他已經再婚，並為身障者擔任「閱讀師」；他對社群團體發表關於雙相情緒障礙症的演說，也擔任波士頓憂雙盟的領導人之一。他還會在各種小型出版品發表詩和散文。但我上一次和他交談時，那是在2009年春天，他每天還是會經歷多次情緒波動的循環，他的症狀顯然持續惡化。

「基本上我會說，服藥的時候更糟糕。我正在使用的藥物充其量只能說是中性的。我希望能複製一個自己，這樣我就可以在試驗中當我自己的控制組。我想知道若沒有用藥，我會變得更好，一樣，或是更差。」

■ 布蘭登‧班克斯

布蘭登‧班克斯（Brandon Banks）可以準確辨識出自己變成

「雙相情緒障礙症」的那個時刻，雖然這的確也涉及抗憂鬱劑，但其實還有一系列的事件導致它的發生。他成長於肯塔基州的伊莉莎白鎮，出身貧困，家中沒有父親，取而代之的是性虐待、身體虐待，以及一場奪走他阿姨、叔叔和其他親戚的可怕車禍之痛苦回憶。在學校，其他孩子經常嘲弄他臉上的胎記，這讓他很受傷，所以他開始戴帽子，而且為了遮掩那個胎記，他總是把帽子拉得很低。2000年，布蘭登高中畢業後搬到路易斯維爾，在那裡他開始半工半讀，白天上大學，晚上到優比速快遞工作。沒多久他就注意到自己「感覺不對勁」，當他回家時，他的家庭醫師診斷他得了「中度憂鬱症」，並開抗憂鬱劑給他。「我三天內就躁症發作，」布蘭登說，「它來得很快。」

他的醫師解釋既然他對藥物有這種反應，那他一定不僅是憂鬱症，他是雙相情緒障礙症患者。布蘭登把這看成是件好事，藥物「揭穿」了疾病。「我在想，這並不算太壞，我很有可能會長時間待在這個體系裡，卻得不到確認，確認我其實是雙相情緒障礙症患者。」他被投以藥物雞尾酒治療，其中包括情緒穩定劑、抗憂鬱劑，以及抗精神病劑，而這對他帶來了衝擊。「這是使病情變嚴重的沉重一擊。」

接下來的四年，他的精神科醫師不斷變換處方。「就像藥物雞尾酒的大風吹，」他說，「他們會告訴我，『讓我們拿掉這個藥，加上那個藥』。」他用了丙戊酸、鎮頑癲、理思必妥、金普薩、思樂康、好度、托拉靈、鋰鹽，還有輪番上陣看似永無止境的抗憂鬱劑；而隨著時間過去，他變成混合狀態的快速循環型患者。他的病

歷也記載了他最新的精神症狀發展：焦慮惡化、恐慌發作、強迫行為、幻聽、幻覺。他住院治療多次，有一次他爬到車庫上面，並威脅要跳下來。他的專注力嚴重衰退，以致於肯塔基當局收回了他的駕照。「我的生活變成得整天待在家裡。早上起床後，我會把我的藥丸排在櫃子上，吞下它們，然後再回去睡覺，因為就算我試圖要保持清醒，我也無法作到。然後我會起床，打個電動，還有和我家人出去逛逛。」

24歲，他覺得自己的人生完全失敗，有一天，他在和母親爭執後決定搬出去住，並停止服藥。「我惡化得很嚴重，」他回憶道，「我不洗澡也不吃東西。」然而，時間從數週到數月，他的雙相性症狀減輕了，而且「我開始去想，這一切更像我只不過是搞砸了而已」，他說。這是個帶給他希望的想法，因為現在有了改變的可能，他開始到南方遊歷。「我也可能會變成流浪漢。」他這麼告訴自己，而這趟旅程最終成為一場蛻變之旅。到他回家的時候，他發誓不再吃肉和喝酒，踏上了成為「健康偏執狂」之路，他甚至還開始練瑜珈。「我從那趟旅途回來後，哦老兄，我可以控制自己了。我覺得自己好像有100萬，而我家裡的每個人，包括姪子、親戚、阿姨，和叔叔，都說從我小時候到現在，沒看過我這麼容光煥發。」

布蘭登自那時起就停止服用精神科用藥。但這並不容易，而他人生起伏不定的本質，在他2008到2009年間就讀於伊麗莎白鎮社區與技術學院時得到大幅度的舒緩。他在2008年1月註冊入學，夢想能成為一名文字記者和作家，同年秋天，他成了學校報社的總編輯。在他的領導下，該報於2008到2009年間贏得24項肯塔基跨院校媒體

聯盟的獎項，其中包括一項限期寫作競賽的首獎。不可思議的是，
在這九個月內，布蘭登還獲得其他方面的成功。他的短篇小說贏得
比賽的二獎，並發表於一份路易斯維爾地方性的週刊；他的一幅攝
影被選為文學期刊的封面；他拍攝的短片在地方的電影節獲得最佳
紀錄片的提名。2009年5月，他的學校頒給他「傑出大二學生」的獎
項。然而，就算在這滿是成就的時候，布蘭登仍苦於多次輕躁和鬱
症發作，這讓他極度想要自我了斷。「我花了好幾個週末閱讀憂鬱
者的作品，手中還握著一把槍，」他說，「我這時的成就似乎只是
讓所有事情變得更糟。似乎怎樣都還不夠好。」

這就是2009年夏天在他生命中所發生的故事。他發光發熱同時
也掙扎不已，而且掙扎的程度嚴重到，若第一次使用精神科用藥是
有效的，他會樂於繼續向藥物尋求舒緩。「我在人群中仍然相當抽
離，」他解釋著。「我因為胎記而非常惹人注目。我與眾不同。我
格格不入。這變成我與他人相處時的問題。但我試著讓自己更融入
生活。現在我的生活中見面的人比過去很長一段時間要多得多。我
開始與人接觸更多，每隔一天我會和朋友共進午餐。這對我而言很
困難，但那是因為我就是無法輕易和人相處以及處理我的情緒。我
正試著做得更好一些。」

■ 奎格

奎格（Greg）是一個精通數學和科學的能人，他要求我別寫出
他的姓氏，他是那種在國中的時候就用零件（精確地說，還包括一
台吸塵器和一個沙拉碗）拼湊出凡得格拉夫發電機（Van de Graaff

generator）的孩子。然而，他和父母關係不佳，在上高中那年，他開始陷入瘋狂狀態（且並無使用違法藥物）。「我充滿妄想、焦慮，還非常偏執，」他說，「我真的相信我的父母親試圖殺了我。」

住院治療了六週，奎格被告知他患有帶雙相性傾向的情感思覺失調症（一種「躁鬱」型的診斷），而他出院時帶著由兩種抗精神病劑和一種抗憂鬱劑組合而成的藥物雞尾酒處方。但這些藥並未去除他的偏執思想。在他二度住院之後，精神科醫師在藥物雞尾酒內加入了情緒穩定劑和苯二氮平類藥物，並告訴他必須放棄他的學術夢想。「他們跟我說我後半輩子都要用藥，而且我可能會被列入政府保護的對象，或許到25或30歲時，我可以想想去找份兼職的工作。而我相信了，他們說我未來的人生將會充滿毀滅性的無力感，所以我開始試著找出怎麼和這種無力感共處。」

接下來的五年大致像他的精神科醫師預測的那樣。奎格雖然進入麻州的伍斯特理工學院就讀，但仍使用很重的藥物，他說，「多數時間我活在一團混亂之中。我的心靈只是一袋散沙，因此我在學校表現很差。我幾乎足不出戶，而且我有點失去現實感了。」他在學校消磨了幾年，沒什麼明確的進展，2004到2006年，他退學了，大部分時間待在公寓裡，不斷地吸大麻，因為「它能幫我接受我被迫要接受的情況」。195公分的身高，奎格的體重從115公斤增加到將近220公斤。「最後，我對自己說，這太荒謬了。我寧願當個有生活的瘋子，而不是沒有發瘋，卻也沒了生活。」

他去醫院作檢查，因為他認為這是減藥的第一步，沒想到卻被通知必須立刻停止服用丙戊酸和哲思，因為他的肝臟撐不住了。

突然停藥引發了一些身體不適，「盜汗、肌肉骨骼疼痛、噁心、暈眩」，他說，而這讓他甚至沒注意到自己的偏執妄想是否又回來了。但這讓他在極短的時間內就停用所有的精神科用藥，除了偶爾還是會使用興奮劑，而且他也停止吸食大麻。「坦白說，我覺得自己就像五年來頭一次醒過來那樣，」他說，「這就像我這些年來被關機了，只是在虛度光陰，我像坐在輪椅上被推著繞圈圈，最後我終於醒了過來，而且再次找回自我。我覺得藥物奪走了組成我這個人所有的元素，當我停藥後，我的腦袋醒了過來，而且開始再次運轉。」

2007年末，奎格回到學校。我們是在2009年春天見的面，當他跟我說完精神疾病發作的故事之後，他帶我參觀他在伍斯特理工學院的研究實驗室，他現在一週花八十個小時在那裡，設計和建造一種會在核磁共振攝影裡進行腦部手術的機器人。再過幾週，他就會獲得機械工程的學士學位，而且因為他還在大學部時就已經進了碩士班，所以下個夏天他將可獲得機電學的碩士學位，這是門結合機械和電機工程的學問。在我拜訪的前一天，他的機器人研究才剛贏得有187件伍斯特理工學院研究生作品參賽的二獎。他已經以此專題計畫在學術期刊發表了三篇論文，而且數週後還預計要飛到日本去針對此題目發表演講。他在伍斯特理工學院教授的指導下進行研究，他們預計在2009年秋天以這個機器人進行動物和屍體的試驗，如果一切順利，兩年內就可以開始進行人體的臨床試驗。

在他的實驗室裡，奎格向我展示機器人和它的電路板電腦繪圖，看起來難以想像地複雜。我自然而然想起了普林斯頓的數學

家約翰・納許（John Nash），《美麗境界》（*A Beautiful Mind*）一書講的是他激勵人心的故事，他從思覺失調症當中復原，且在停藥時亦是如此。「在我進入職業生涯之前，仍覺得自己有一些要擺脫的壞習慣和要養成的好習慣，但我確實感到我已把生命中（精神疾病）的那部分拋到後頭了。」奎格說道，他已減了超過45公斤。「坦白說，我幾乎再也沒想到它了。我現在把自己看作一個容易因焦慮累積而受影響的人，但當我開始感到焦慮或負面思考時，我會停下來並對自己說，『這些感覺真的有道理嗎，或者它只是一種不安全感？』我只是需要時間來向自己確認。」他的結論是，他「現在對自己的未來相當樂觀」。

第十章　解釋一場流行病

使用精神科用藥，你暫時解決了一個問題，但接著你會知道最終有兩個問題。治療使暫時的危機變成慢性精神疾病。

——艾咪·厄珀姆（Amy Upham, 2009）[1]

　　有張知名的錯視圖，名為年輕女士與老巫婆，這張圖取決於你怎麼看，決定你會看見一位美麗的年輕女性還是一位老巫婆。這幅圖說明了一個人對事物的感知，可以如何在一瞬間突然地翻轉過來，而在某種意義上，本書所描繪的兩方相競之歷史，也具備同樣奇特的性質。精神藥理學的年代，美國社會多數相信的是「年輕女士」的圖像，故事講的是精神疾病的治療有革命性的進展；我們在本書中描繪的則是「老巫婆」的圖像，講的則是某種照護形式會帶來導致失能的精神疾病之流行。

　　精神藥理學年代的年輕女士圖像，起源於歷史、語言、科學，與臨床經驗的有力結合。1955年之前，歷史告訴我們州立的精神病院充滿瘋狂的人。但隨後研究者發現了**抗精神病劑**，托拉靈，而該藥讓國家得以關閉其逐漸衰敗的醫院，並使在社區治療思覺失調症患者成為可能。接下來，精神醫學研究者發現了**抗焦慮劑**、**抗憂鬱劑**，和對付雙相情緒障礙症的神奇子彈——鋰鹽。科學也隨後證明

了這些藥物有效：在臨床試驗中，藥物比安慰劑更能在短期內減緩目標症狀。最後，精神科醫師們總是見到他們的藥物有效。他們把藥開給憂愁苦惱的患者，症狀通常就減輕了；若患者停止服藥，他們的症狀就會經常再度出現。這種初始的症狀減輕、一停藥就復發的臨床病程，也讓患者有理由能說：「我需要我的藥。要活得好，我不能沒有它。」

　　精神藥理學年代的老巫婆圖像則源起於對歷史更謹慎的解讀，以及對科學更周詳的回顧。當我們回顧去機構化的歷史時，發現慢性思覺失調症患者之所以出院，是因為1960年代中期聯邦醫療保險（Medicare）和醫療補助（Medicaid）立法實行，而非精神醫學中出現了托拉靈。至於藥物，我們發現托拉靈和其他第一代精神科用藥的出現，並非因為科學上的突破。取而代之的，是科學家在研究被當成麻醉藥和感染症的神奇子彈化合物時，偶然發現許多物質有一些新穎的**副作用**，然後研究者在接下來的三十年中，判定這些藥物是透過擾亂腦中神經路徑的正常功能來發揮作用。為了作出回應，腦部會進行「補償性適應」，以應付模仿其傳訊系統的藥物，而這使腦部以「不正常」的方式運作。與其說藥物修復了腦中的化學失衡，不如說是**創造**了它。接著我們梳理用藥成效的科學文獻，發現藥物會使長期治療結果**惡化**，至少整體圖像是如此。研究者甚至拼湊生物學的解釋，以說明藥物為何會造成這種矛盾的長期效果。

　　這就是精神藥理學年代兩個彼此競爭的視野。若你認為藥物是「對抗疾病」的物質並聚焦於短期治療結果，映入眼簾的便是年輕女士的圖像。若你認為藥物是「化學失衡者」並聚焦於長期治療結

果，老巫婆的圖像就出現了。你可以看見任一圖像，取決於你觀看的方向。

一個快速的思想實驗

稍停一下，在我們檢驗自己是否解開了本書開頭所述的謎團之前，有一個方法能快速把這幅老巫婆的圖像看得更清楚一點。想像有一隻病毒突然出現在我們的社會，使人們一天睡上12到14個鐘頭。感染它的人活動會變得有些緩慢，而且看起來似乎很冷淡。許多人體重暴增——10、20、30，甚至50公斤。這些人的血糖常會飆高，膽固醇也是。被這種神祕疾病侵襲的人當中有一大部分，包括小孩與青少年，會在相當短的時間內得到糖尿病。醫學文獻當中，偶爾會出現患者死於胰臟炎的報告。報章雜誌上充滿對這個新災難的解釋，它被稱為代謝功能失常症，而家長們擔憂自己的孩子可能會接觸到這種可怕的疾病。聯邦政府斥資數億美元，讓頂尖大學的科學家們描繪此病毒的內在運作，而他們報告指稱此病毒之所以造成這種全面性的功能失常，是因為它阻斷了腦中眾多神經傳導物質的受體，包括多巴胺、血清素、蕈毒鹼、腎上腺素，以及組織胺的受體。這些大腦裡的神經路徑全都受損了。同時，磁振造影研究發現，這種病毒數年後會使大腦皮質萎縮，而此萎縮和認知衰退緊密相關。社會大眾嚇壞了，高聲疾呼解方。

事實上，這樣的疾病如今正在侵襲美國數百萬的兒童與成年人。我們剛描述的，是禮來大藥廠最暢銷之抗精神病劑的效果，它的名字是金普薩。

解開一場謎團

我們提出了一個問題作為本書的開場：為何自從「發現」精神藥物之後，我們看到美國因精神疾病而失能的人數急遽增加？我想至少我們已經辨認出一個主要原因。很多部分看來，這場流行病是醫療造成的。

今日會造成這場流行病可能的社會因子很多。當今的社會是以一種會導致極大壓力與情緒混亂的方式組織而成，舉例而言，我們可能缺少能幫助人們保持健康、關係緊密的鄰居。關係是人類快樂的基礎，或者正如羅伯特‧普特南（Robert Putnam）於2000年所寫的，我們花費太多時間打「單人保齡球」（bowling alone）；我們可能也看太多電視且太少運動，這種結合目前已知是會帶來憂鬱症的處方。我們吃更多的加工食品可能也扮演了一定的角色。大麻、古柯鹼，和致幻劑等違法藥物的普遍使用，顯然也對這場流行病貢獻不小。最後，人一旦得到社會補助或失能補助，便相當於擁有了對於重返工作崗位強大的反向財務誘因，失能者稱之為「補助陷阱」。除非他們能得到一份足夠支付健康保險的工作，否則只要他們一回去工作，就會失去那層安全網，也可能會失去租屋補助。

然而，在本書中，我們一直聚焦於精神醫學及其藥物在這場流行病中可能扮演的角色，而且證據相當明確。首先，透過大幅擴展診斷界定，精神醫學將數量上前所未見的兒童與成人納入精神疾病的陣營。其次，那些獲得診斷的人開始接受精神科用藥的治療，增加他們成為慢性病患的可能性。許多以精神藥物治療的患者，最終

會出現新的及更為嚴重的精神症狀、身體不適，以及認知受損。這樣的悲劇故事在五十年來的科學文獻中俯拾即是。

要總結精神科用藥造就的失能紀錄不難。先講思覺失調症，在托拉靈引進的十年前，首度精神病發作的患者大約有70%可以在十八個月內出院，而多數人在相當長的追蹤期內並未重回醫院。托拉靈引進後，研究者在未用藥的患者身上得到類似的結果。拉帕波特、卡本特和莫雪都發現，有半數被診斷為思覺失調症者若未持續用藥，可能會過得相當好。但如今藥物治療已是標準的照護方式，而如同哈洛的研究顯示，用藥患者長期下來僅有5%康復。今日，美國估計有200萬的成年人因思覺失調症而失能，倘若我們採用的照護模式是以選擇性且謹慎的方式開立抗精神病劑，失能人數或許可以是現在的一半。

至於情感障礙症，我們以藥物為基礎的照護模式其實帶來更加顯著的醫源性效應。焦慮症早先被視為輕微的疾病，極少需要住院治療。如今，因精神疾病造成失能而接受補助津貼或失能給付的年輕成人，有8%主要診斷為焦慮症。同樣地，憂鬱症先前的治療結果也還不錯。1955年，只有3萬8千人因憂鬱而住院治療，而且人們預期這種疾病是可以緩解的。如今，重鬱症是美國15到44歲人口中失能的主因。據稱，它衝擊1,500萬名成年人，根據約翰霍普金斯公共衛生學院的研究，其中有60%的人處於「嚴重受損」的狀態。而雙相情緒障礙症則是從一種極少見的疾病變成一種極度普遍疾病。根據美國國家精神衛生研究院的資料，今日約有600萬名成年人罹患此病。以往受雙相情緒障礙症侵襲的患者，85%會康復並回到工作崗

位,現在僅有約三分之一的患者能恢復到如此功能,且長期看來,那些一直服藥的雙相情緒障礙症患者,其認知受損程度最終幾乎也和持續使用神經抑制劑的思覺失調症患者差不多。約翰霍普金斯大學的研究結論指出,有83%的患者處於「嚴重受損」的狀態。

總的來說,1955年有5萬6千人因焦慮症和躁鬱症住院治療。今日,根據美國國家精神衛生研究院資料,至少有4,000萬名成人罹患這些情感障礙症中的一種;超過150萬人因焦慮症、憂鬱症,或雙相情緒障礙症而失能,並接受補助津貼或失能給付,根據約翰霍普金斯大學的資料,具備這些診斷者,有超過1,400萬人在社會上發揮功能的能力「嚴重受損」。這個驚人的結果是由一門醫療專業所造就,它的診斷界定於過去五十年來戲劇性地擴展,並以擾亂正常腦部功能的藥物治療病患。

更有甚者,這場流行病仍在進行中。在我研究與寫作這本書的十八個月裡,美國社會安全局發布了2007年針對補助津貼和失能給付計畫的報告,其中數字一如預期。2007年,有401,255名65歲以下的兒童和成年人因精神疾病造成失能,而加入領取補助津貼和失能給付的行列。想像一下,有個大講堂**每一天**都坐滿了剛因精神疾病而失能的250位兒童和850位成人,你便能得到受這場流行病影響可怕人數的視覺感受。

身體疾病、認知損害,以及早死

要如實描繪一種疾病的本質,通常涉及要辨認出此疾病所有可能發展出來的症狀,接下來就是要追蹤其病程隨時間的變化。在

前面的章節中，我們大多聚焦在精神科用藥長期會使目標症狀惡化的研究，關於藥物可能造成的身體上的問題、情感麻木，以及認知損害，只簡短帶過。事實上，這也是一種導致早死的照護形式。今日，嚴重精神疾病患者的死亡時間比正常人早了十五至二十五年，而早死的問題在過去十五年來變得益發明顯。[2]他們死於心血管病變、呼吸問題、代謝疾病、糖尿病、腎衰竭等等，這些身體疾病傾向累積在多年來從不間斷地使用抗精神病劑（或藥物雞尾酒）的人們身上。[3]

以下是三個見證了各式各樣長期風險的故事。

■ 艾咪‧厄珀姆

艾咪‧厄珀姆住在水牛城一個一房一廳的小公寓，我一走進客廳，她便指向一張散滿紙張的桌子。「這是使用精神科用藥的我。」她說，並遞給我一疊醫療文件。它們陳述的是藥物引發的腦部腫大、腎臟機能衰退、肝腫大、膽囊腫大、甲狀腺問題、胃炎，以及認知異常。艾咪的身高超過150公分，一頭蓬亂的紅棕色頭髮，30歲的她體重40公斤。她捏起手肘附近一層鬆垮的皮膚，底下的肌肉早就沒了。「這就像你在海洛因使用者身上看到的樣子。」

艾咪在16歲第一次服用精神科用藥，當時她染上萊姆病，並為憂鬱症發作所苦。十二年後，她仍在使用抗憂鬱劑，而當她回顧那段病史，她辨認出許多因藥物而激起輕躁發作，且導致強迫行為惡化的例子。2007年，她決定要逐漸停止她正在服用的兩種藥物雞尾酒，一開始進行得頗為順利。然而那時她正在郡立的精神衛生部門工作，擔

任精神疾病人士的倡議者，有人匿名通知她的上司她正在停藥。這個舉動和部門的倡議相左，而最終艾咪丟了工作，並開始妄想有人在跟蹤她。「我的精神崩潰了，」她說，「我躲到醫院裡。」

這是艾咪第一次住院治療，且她立刻就被投以包含鋰鹽在內的藥物雞尾酒。才幾個月，她的內分泌系統就開始出問題。她的月經停止，甲狀腺機能失調，而且腦電波圖顯示她的腦腫脹。接著她的腎臟開始不行了，因此她必須馬上停止服用鋰鹽，而這引起躁症發作。醫生開給她安定文來抑制躁症，但此藥引發了可怕的憤怒感，並且會讓她想自殺。幾個月過去，2008年12月，她讓自己住進了精神病院，她在那裡被診斷為安定文中毒。「我從未見過藥物毀了一個人，像安定文毀了你這樣。」一位護理師如此告訴她。這間醫院把她的安定文換成可那氮平，並開給她安立復的處方，但後者引發了癲癇。再來有一位醫生發現她的心臟不太對勁，而這顯然和可那氮平有關，所以艾咪的藥又被換回安定文。「現在我開始產生人生中第一次的幻覺，」她說，「我無法控制自己的步伐，而且我會一直動來動去。」[i]其他與藥物相關的併發症接踵而至，2009年2月24日，艾咪搬進醫院的獨棟庇護所，現在她的思緒很散亂，以致於護理師開始懷疑「她是否有家族性早發型阿茲海默症」。

以上大部分的故事顯然都記錄在艾咪給我的那堆紙裡。她花了最後的四個月試圖擺脫安定文，但每當降到較低的劑量，她便會苦於憤怒或某些類似譫妄的狀況發作。「我覺得好害怕，」當我把紙

---

i 　譯注：這意指抗精神劑造成的靜坐不能（akathisia）。

張交還給她時她說，「戒斷症狀真的很嚴重，而且我活得好孤獨。我處於持續恐慌和焦慮的狀態，而且我有一點特定場所恐懼症。我感到不安。」

■ 瑞秋・克萊恩

我在2008年春天第一次見到瑞秋・克萊恩（Rachel Klein），她步履蹣跚地走進我的辦公室，拄著拐杖，一旁還跟著一隻服務犬，我們交談時牠就趴在她腳邊。她還不到40歲，但她迅速為我把時鐘往回撥，沒多久就講到1984年一個明亮的秋日。瑞秋16歲就進入麻省理工學院，她是智商173的神童，耳邊總是響著有天她會贏得諾貝爾獎的預測。「我抵達校園的時候，背包外面還掛著一隻泰迪熊，」她說，並對這段回憶輕輕地微笑，「那顯示了我當時在情緒上的準備有多差。」

瑞秋在麻省理工學院的情緒崩潰發生在大二那年的尾聲，當時她和一位「完全瘋狂」的學長米社，而且開始使用違法藥物——狂喜、麥角二乙胺、蘑菇，以及一氧化氮。她的自我感開始瓦解，而一整個夏天的談話治療讓她更加困惑，最後她因合併有精神病特徵的憂鬱症開始住院治療。出院後，她得到抗精神病劑、抗憂鬱劑，和苯二氮平類藥物（贊安諾）的處方。「這些藥沒一種幫得上我，」她說，「它們使我麻木，而且試圖擺脫贊安諾是場災難。那是最最邪惡的藥物了。它讓人上癮，而當你試著擺脫它時，那些一開始讓你住院的所有症狀都惡化了一千倍。」

雖然瑞秋最終還是從麻省理工學院畢業，並得到科羅拉多大學

醫學－哲學博士學程的入學許可，但她開始反覆進出醫院；她在麻省理工學院的崩潰轉變成慢性的精神疾病。「他們告訴我，我沒希望了，而且我永遠不會變好。」她回憶道。她在1995到2001年間享受了一陣子的穩定時期，當時她在波士頓一間團體家屋擔任助理管家的工作，但沒多久，她的弟弟突然過世，這讓她的精神問題再度發作。她的精神科醫師拿掉理思必妥，換成高劑量的哲思和速悅，還給她注射另一種精神科用藥。

「我有嚴重的血清素反應（serotonergic reaction），它是一種中毒的反應，」瑞秋說道，並一面對這段回憶搖頭，「它造成我腦中的血管收縮，這會導致腦部損傷。我的下場是坐輪椅，而且我無法思考、說話，或走路。大腦的那些中樞需要很多體液。」

她的人生自那時開始起起伏伏。她從波士頓的同儕倡議團體M力的志願工作中得到慰藉，2008年春天開始，她每週為倡議者公司（Advocates, Inc.）工作十六個鐘頭，這是一間為聾人提供服務的公司。她還要和卵巢癌搏鬥，而這個病可能也與精神科用藥有關。現在她確認這些藥物有用，但當她回首自己的人生，見到的是一個使她完全挫敗的照護模式。「這真是一場鬧劇。」她說。

■ 史考特・賽克斯頓

2005年春天，史考特・賽克斯頓（Scott Sexton）從萊斯大學取得企業管理碩士學位。那一刻，光明的前程就在眼前，但接下來，他與自己預定要結婚的女人分手了，之後他便因憂鬱症而住院治療。這是他第二次重鬱發作，第一次發作是在五年前，當時他的父

母離異；因為史考特的父親患有雙相情緒障礙症，如今他也被診斷患有這種疾病。醫師開給他包括金普薩在內的藥物雞尾酒處方。

那年秋天，他開始為一間大型會計公司勤業眾信（Deloitte）擔任顧問工作。頭幾個月他的工作表現不錯，但到2006年初，他一天開始要睡12到16個小時，他被金普薩給擊垮了。不久，他就需要另一種藥物能讓他在早上醒來，而且他開始「迅速地發胖」，他的母親凱依（Kaye）回憶著，「他的身高177公分，體重卻從84公斤增加到113公斤。他有啤酒肚，而且他的兩頰看起來像花栗鼠。我們知道金普薩會造成體重增加，但他還是會擔心，我也是。」

到了2006年秋天，史考特開始睡得更多，以致於週末都要睡到下午才會醒來。他不再進辦公室了，他告訴勤業眾信自己要在家辦公。感恩節那天，他打給母親說他的胃痛得很嚴重，隔天他就住進休士頓的聖盧克主教醫院。他母親從米德蘭飛去陪他。「史考特像甜菜一樣發紅，他一直流汗，而且他的手好腫，腫到他們沒辦法把他的戒指脫下來。他整個人在燃燒，而且他的（實驗室）檢驗數據很怪。這些數據很不尋常。他的膽固醇直衝天際。他的三酸甘油脂還破表了。」

史考特的胰臟不行了。現在我們已知金普薩會造成胰臟炎，但他在聖盧克的醫生並未把這些線索串起來。他們持續讓他服藥，直到12月7日死亡為止。「我總是叫他要吃藥，」他母親說，「我說，『史考特，如果我發現你沒吃藥，我會跑去休士頓斃了你。』那就是我跟他說的。而他所作的每一件事，都是他認為要在我們社會上當個有用的人需要的，要當對社會有貢獻的一分子，而這殺死了他。」

第十一章　散布至兒童的流行病

對許多家長和家庭而言，這種經驗（養育被診斷有精神疾病的小孩）會是一場災難；我們必須這麼說。

——杜克大學精神科教授，珍·柯斯特洛

（E. Jane Costello, 2006）[1]

　　對兒童和青少年開立精神科用藥的處方是晚近才出現的現象，相較而言，1980年以前的年輕人比較少使用藥物；所以調查這個故事也等於讓我們有個機會再次檢驗本書的論點。我們會不會在科學文獻和社會數據中發現，對兒童和青少年用藥造成的傷害大於益處？它是合便許多兒童，一開始可能只是對一些相對輕微的問題有一點困擾，例如對上學沒興趣、有一陣子比較憂愁之類的，卻終致走上終生失能之路？科學的原則之一，是要能重複試驗的結果，而在本質上，對兒童用藥就是我們第二次的試驗。一開始我們對被診斷有精神疾病的成人用藥，一如在前幾章所見，這並未帶來好的長期治療結果。接著，在過去三十年裡，我們將兒童和青少年診斷出各式各樣的疾病，並投以精神科用藥，現在我們可以看看這第二次的試驗，結果是否相同。

　　我知道我們對兒童用藥的調查，採用的是較為冷酷和分析性的

框架，因為這裡涉及了一個可怕且攸關生死的可能性。若兒童和青少年用藥的結果與成人相同，那麼開立精神科用藥給數百萬美國年輕人，造成的傷害規模幾乎難以想像。但這種可能性容易使人面對醫學文獻回顧時感情用事，而這正是為何我們要盡可能不帶情感地進行我們的調查。我們需要讓事實為自己說話。

精神醫學關於兒童用藥之進展的故事，和它對成人照護的那套進步說有些許不同。1955年，當托拉靈出現時，美國的精神病院裡有數十萬的成年人，他們被診斷出的疾病本身具有明顯可辨識的歷史。但當精神藥理學年代開始之際，很少有兒童會被診斷患有「精神疾病」。的確，在學校裡總是會有霸凌者和搗蛋鬼，但他們並不會被診斷為注意力不足過動症患者，因為這個診斷還沒誕生。確實有情緒化、陰晴不定的青少年，但社會的預期是他們會長大，多少會變成比較正常一點的成年人。然而，一旦精神醫學開始以精神藥物治療兒童，它對兒童期的想法就改變了。現在精神醫學說的故事是，在過去五十年間，它**發現**孩童飽受精神疾病之苦，且據稱此病的本質是生物性的。精神醫學首先將注意力不足過動症的描述加上更多細節，使其成為一種可辨認的疾病，接著它再判定重鬱症和雙相情緒障礙症經常會侵襲兒童和青少年。以下是哈佛醫學院的精神科醫師羅納德・凱斯勒（Ronald Kessler）在2001年對這段「歷史」的總結：

> 雖然人們對兒童和青少年情緒障礙的流行病學研究已進行了許多年，但其進展向來受到兩個錯誤觀念阻礙：成年之前的情緒

障礙很少見，以及情緒擾動是兒童和青少年發展過程中常見且會自行恢復的面向。當今的研究澄清了這兩種觀念都不是真的。憂鬱症、躁症，以及類似躁症的症狀，在兒童和青少年間比一般大眾相對而言更為普遍。[2]

以前未被偵測到的疾病，現在似乎被辨別出來了。這個科學進展故事的第二部分，講的是精神科用藥是如何地有幫助，而且有必要。數百萬過去默默受苦的兒童，現在獲得能幫助他們成長茁壯的治療。確實，今日浮現於兒童精神醫學的故事，是精神藥物能幫忙創造健康的大腦。精神科醫師約翰‧歐尼爾（John O'Neal）在他2006年的著作《兒童和青少年精神藥理學很簡單》（*Child and Adolescent Psychopharmacology Made Simple*）一書中對讀者解釋，為何有精神疾病的兒童這麼需要以藥物治療：

> 越來越多證據顯示，某些精神疾病若未獲得治療，會受到漸進式的神經生物學損傷……像是麩胺酸（glutamate）之類的神經傳導物質，或如腎上腺皮質醇（cortisol）這種壓力荷爾蒙，若達到有毒濃度，可能會損壞神經組織或干擾神經成熟的正常路徑。對這些疾病投以藥物治療，或許不只能成功改善症狀，還有神經保護的功能（換言之，藥物治療可能既可保護腦部免受損傷，還能促進正常的神經成熟）。[3]

倘若這是真的，精神醫學在過去三十年來確實向前邁進了一

大步。此領域學會了診斷過去未被注意到的兒童腦部疾病,而且其「保護神經」的藥物使這些兒童變成正常的成年人。

注意力不足過動症的興起

雖然直至1980年以前,《精神疾病診斷與統計手冊》中從未出現注意力不足症(attention-deficit disorder)一詞,但精神醫學領域樂於指出,這種疾病並非憑空出現。這是一種可追溯至1902年的疾病。那年,一位英國兒科醫師喬治・佛瑞克・史逖爾爵士(Sir George Frederick Still),發表了一系列的演講,討論20位具有正常智能但「展現出突發的暴力、肆意搗蛋、具破壞性,且對懲罰缺乏反應」的兒童。[4]此外,他推斷這些不良行為是起因於生物學上的問題(而非父母管教不當)。當時已知患有癲癇、腦瘤,或腦膜炎的兒童,時常會出現猛烈地反抗行為,因此史逖爾推斷這20位兒童患有「最低限度的腦部失能」,儘管並沒有發現造成此症狀的明顯疾病或創傷。

接下來的五十年內,有另一批人將過動是腦傷之標記的說法再向前推進一步。嗜眠性腦炎是一種在1917到1928年橫掃全球的病毒性流行病,從中康復的兒童時常會展現出反社會行為和嚴重的情緒起伏,這導致兒科醫師得到一個結論,即是此病會造成輕微的腦損傷,儘管該損傷的本質尚無法辨識。1947年,威斯康辛州的拉辛市一間失常青少年學校的負責人阿弗列德・史特勞斯(Alfred Strauss),稱他那些極度過動的學生為「正常的腦傷兒童」。[5]精神醫學界在1952年第一版《精神疾病診斷與統計手冊》中提及,這樣

的兒童是罹患了「器質性大腦症候群」（organic brain syndrome）。

　　興奮劑可能對這類兒童有益的說法起源於1937年，當時查爾斯・布拉德利（Charles Bradley）把一種新合成的安非他命，苯丙胺（Benzedrine），拿給抱怨頭痛的過動兒童服用。雖然此藥並未治好他們的頭痛，但布拉德利報告稱該藥「制伏」了這些兒童，而且幫助他們更能專注於課業。這些兒童把苯丙胺稱作「算術藥丸」。[6] 他的報告在接下來二十年幾乎被人遺忘，一直到1956年，汽巴－嘉基公司（Ciba-Geigy）將利他能（派醋甲酯，Methylphenidate）帶入市面作為猝睡症的治療，並以安非他命的「安全」替代品之名義行銷，這讓約翰霍普金斯大學醫學院的醫師察覺到布拉德利的發現，不久後他們便認為，這項新藥對於使那些被認定有「腦傷症狀」的「失常」兒童安靜下來非常有用。[7]

　　1960年代的精神科醫師並不急於把利他能開給那些在教室裡坐不住的孩子；當時的認知是，精神藥物尚有許多風險，只應該被開給住院治療或住在安置機構的兒童，真的過動到有可能被診斷為「器質性大腦功能失常」的兒童所占人口其實很少。然而，1970年代精神醫學界對利他能的使用逐漸開始增加，到了1970年代末，可能已經有15萬美國兒童服用此藥。1980年代，《精神疾病診斷與統計手冊》第三版出版，首度將「注意力不足症」辨別為一種疾病。此疾病的主要症狀是「過動」、「注意力不集中」，以及「衝動」，而且因為孩子坐不住、在學校難以專心的問題存在已久，注意力不足症的診斷開始漸受重視。1987年，精神醫學界進一步放寬診斷標準，在《精神疾病診斷與統計手冊》第三版的修訂版中，

將其重新命名為注意力不足過動症。接著，汽巴－嘉基公司出資協助兒童及成人注意力不足過動症組織（Children and Adults with Attention Deficit Hyperactivity Disorder，CHADD），它是一個「病友支持團體」，而當下要務就是促進社會大眾對此「疾病」的警覺；1991年，該組織成功遊說國會將注意力不足過動症視為一種失能，並納入《身心障礙者教育改進法案》（Disabilities Education Act）的範圍。現在，被診斷為注意力不足過動症的兒童適用特殊服務，此服務由聯邦出錢，而學校得開始定期辨別哪些兒童看起來有這樣的狀況。一如《哈佛精神醫學回顧》（*Harvard Review of Psychiatry*）在2009年提及的，就算今日注意力不足過動症的診斷主要來自老師的抱怨，但「只有少數患此疾病的兒童在看診期間展現出症狀」。[8]

突然間，每間教室都能發現注意力不足過動症的孩子。1990年被診斷有過動症的兒童增加到約100萬人，但接下來五年，數字翻了一倍以上。今日可能已經有350萬名美國兒童因為注意力不足過動症的問題而服用興奮劑，美國疾病控制與預防中心（Centers for Disease Control and Prevention, CDC）在2007年的報告指出，4至17歲的美國兒童中，每23位就有一位服用此藥。這種開立處方的行為幾乎是專屬於美國的現象——美國兒童服用興奮劑的數量是世界其他地區兒童服用量總合的三倍。

社會大眾時常聽到這樣的說法，研究顯示注意力不足過動症是一種「腦部疾病」，但真相是注意力不足過動症的病因目前尚未為人所知。「試圖定義注意力不足過動症的生物學基礎一直無法成功，」小兒神經科醫師傑拉德‧戈登（Gerald Golden）於1991年寫

道，「一如影像研究顯示，患者的腦部神經解剖學是正常的，並無顯示出神經病理學上的基礎。」[9]七年後，一組由美國國家衛生研究院（National Institutes of Health, NIH）召集的專家重申了相同的論點：「在經過數年對注意力不足過動症的臨床研究與經驗後，我們對注意力不足過動症原因的認識大多仍出自推測。」[10]1990年代，兒童及成人注意力不足過動症組織告訴社會大眾，有注意力不足過動症的兒童是患了化學失衡的毛病，其特點是多巴胺系統的活性不足，但那純粹是藥物行銷上的說法。利他能和其他興奮劑會增加突觸間隙的多巴胺濃度，因此兒童及成人注意力不足過動症組織試圖讓事情看來像是這類藥物使腦中的化學作用「正常化」，但如同美國精神醫學出版社1997年出版的《神經精神醫學教科書》（*Textbook of Neuropsychiatry*）中所坦承，「試圖辨認（過動症兒童之）特定神經化學失衡的努力結果，一直是令人失望的。」[11]

　　所以，我們在這段歷史中可以見到的是，並沒有發現任何新東西，能夠說明有一種稱作注意力不足過動症的「精神疾病」。長久以來，醫學界有人推測，極度過動的兒童是患了某種腦部功能失常，這個想法確實合理，但這種功能失常的本質從未清楚受到辨識，而在1980年，精神醫學界在《精神疾病診斷與統計手冊》第三版內大筆一揮，便創造了戲劇性擴張的「過動」之定義。1970年，一個坐不住的7歲男孩可能被稱作「搗蛋鬼」，如今卻是患了精神疾病。

　　注意力不足過動症的生物學原因仍不得而知，所以要說利他能和其他注意力不足過動症用藥是透過擾亂神經傳導物質系統來「發

揮作用」，似乎也還算合理。利他能是一種多巴胺再回收抑制劑，在可供治療的劑量下，利他能會阻斷70%的多巴胺「運輸器」（負責自突觸間隙移除多巴胺，並再將其送回突觸前神經元）。古柯鹼對腦部的作用也是如此。然而，派醋甲酯在腦中的清除作用比古柯鹼慢，因此它會阻斷數小時的多巴胺再回收；古柯鹼不同，相較之下，古柯鹼對此功能的擾動時間要比派醋甲酯短得多。[i]

兒童的腦部為了回應派醋甲酯的作用，會進行一系列的補償性適應。現在，由於多巴胺會在突觸間隙停留較長的時間，所以大腦會降低多巴胺機器的運作，突觸後神經元的多巴胺受體密度會減少。在此同時，腦脊髓液中多巴胺代謝物的數量也會隨之下降，而這是突觸前神經元減少釋放多巴胺的證據。利他能亦會作用於血清素和正腎上腺素神經元，導致這兩條路徑也會出現類似的補償性變化；血清素和正腎上腺素受體的密度減少，而這兩種化學物質在突觸前神經元的產出也改變了。如史蒂芬·海曼所言，如今兒童腦部運作的方式，「在質和量上都與正常狀態不同」。[12]

現在我們把注意力轉向用藥成效的資料。長期而言，這項治療幫助了被診斷為過動症的兒童嗎？科學文獻怎麼說？

消極、坐著不動，以及孤單

利他能和其他注意力不足過動症用藥確實改變了兒童的行為，

---

i　古柯鹼的作用時間如此之短，而這也正是它比派醋甲酯更易成癮的原因。一旦它離開腦部，成癮者會想再次體驗那股「衝動」，而這股「衝動」正是多巴胺路徑剛開始被引發至過度活化狀態時所造成的。

查爾斯‧布拉德利在1937年的報告中已經為最終浮現的療效故事打造了舞台：「30位兒童中有15位對苯丙胺有反應，他們的情緒反應明顯地受到克制。臨床上而言，所有的案例以社會觀點看來都有進步。」[13]美國食品及藥物管理局於1961年核准將利他能使用於兒童身上，它也有類似的克制效果。在一項1978年的雙盲試驗中，俄亥俄州立大學的心理學家赫伯特‧瑞（Herbert Rie）以三個月的時間研究28位「過動」兒童，其中半數投以派醋甲酯的處方。以下是他的記錄：

經回溯確認，有接受藥物治療的兒童，在評估時明顯變得更淡漠或情緒「平穩」，缺乏該年紀典型情緒表達應有的多樣性和頻率。他們的反應較少，表現出很少、或者絲毫沒有動機與自發性的行為，對於有興趣或厭惡的事物都只顯露出一點端倪，幾乎沒有好奇心、驚喜，或喜悅的感受，而且似乎欠缺幽默。笑話或幽默的情境都無法引起他們的注意。簡單地說，當兒童接受藥物治療時，相較之下會變得較沒有情感、幽默感，也沒有同情心，但確實是如此。[14]

許多研究報告也提出相似的觀察。威斯康辛醫學院的心理學家羅素‧巴克立（Russell Barkley）於1978年宣告，使用利他能的兒童顯現出「與藥物明顯相關的獨自遊戲（solitary play）增加，以及相應減少的社交互動開展」。[15]鮑林格林州立大學的心理學家南西‧菲德勒（Nancy Fiedler）觀察到，此藥減少兒童「對環境的好奇心」。[16]

有時候，用藥兒童「失去了他的活力」，加拿大的兒科醫師提爾·戴維（Till Davy）於1989年如此寫道。[17]加州大學洛杉磯分校的心理學家團隊，於1993年得出結論，以興奮劑治療的兒童常會變得「消極、服從」和「社交退縮」。[18]加州大學爾灣分校注意力不足過動症中心的主任，心理學家詹姆士·史旺森（James Swanson）則提到，有些用藥的兒童「看來像殭屍一樣」。[19]《牛津臨床精神藥理學與藥物療法教科書》（*Oxford Textbook of Clinical Psychophamacology and Drug Therapy*）的編者解釋，興奮劑透過「減少行為反應的數量」來抑制過動。[20]

這些報告講的都是同樣的故事。一個原本在教室裡煩人的學生，要不就是在他（她）的椅子上坐立不安，或者趁老師寫黑板時和隔壁同學講話，使用利他能後就會安靜下來。這個學生不會再那麼想動來動去，也不會再那麼熱衷和同儕來往；若丟給他一個類似回答算術問題之類的工作，這個學生可能會一心一意、專注地把它做好。查爾斯·布拉德利認為這種行為變化是「社會觀點看來的進步」，這也正是出現於利他能和其他注意力不足過動症用藥療效試驗的普遍看法。老師和其他觀察者填寫評分量表時，會將兒童的動作、與他人互動減少這些反應視為正面選項，結果統計出來，有70-90%的兒童對注意力不足過動症用藥「反應良好」。美國國家精神衛生研究院的研究者於1955年寫道，這些藥物對「戲劇性地減少一系列注意力不足過動症核心症狀，像是一些與工作無關的活動（例如：敲手指、坐立不安、細部動作、直接觀察之下的非工作〔行為〕）以及教室的紛擾」非常有效。[21]麻州總醫院的過動症專家以

類似的方式對科學文獻的記載做了總結:「現存的文獻明確記錄了興奮劑會消除注意力不足過動症的典型行為,包括過動、衝動,以及注意力不集中。」[22]

　　然而,這裡面沒有一項是在說明藥物治療對兒童有益。老師覺得興奮劑奏效了,但它對兒童有幫助嗎?研究者從一開始就碰上一堵高牆。伊利諾大學的艾斯特‧史雷特(Esther Sleator)醫師詢問了52名兒童對利他能的想法,他寫道:「最重要的,我們發現過動的孩子普遍不喜歡服用興奮劑。」[23]德州大學的心理學家黛博拉‧賈科比維茲(Deborah Jacobvitz)於1990年報告指出,使用利他能的兒童認為自己「較不快樂,也對自己(較不)滿意且更煩躁不安」。至於說到幫助兒童交朋友和維持友誼這一點,興奮劑產生「極少顯著的正面效應,以及比例相當高的負面效應」,賈科比維茲說道。[24]其他研究者則詳述了利他能是如何傷害兒童的自尊,因為倘若必須服藥,兒童會覺得自己一定是「壞蛋」或「笨蛋」。明尼蘇達大學的心理學家艾倫‧史羅夫(Alan Sroufe)說,「兒童開始不相信自己大腦和身體的聲音,不相信自己逐漸成長的能力,意即學習和控制行為的能力,反而是相信『那會讓我變成好小孩的神奇藥丸』。」[25]

　　這一切講的都是已造成的傷害,講的是一種使兒童變得憂鬱、孤獨,並充滿匱乏感的藥物,而當研究者要看看利他能是否至少能幫助過動兒學業表現得良好、能獲得好成績,並因此獲得學生階段的成功時,卻發現並非如此。能一心一意專注於數學測驗,並無法轉變為長期學業上的成就。史羅夫於1973年提出了解釋,此藥增強了「須持續重複注意力、例行化工作」的表現,但「在推理、解決

問題與學習上似乎沒有（正面）影響」。[26]五年後，赫伯特·瑞提出更加負面的看法，他報告指出利他能對學生的「字彙、閱讀、拼字，或數學」並未產生任何益處，並阻礙了他們解決問題的能力；「兒童的反應強烈表示出，他們在學習過程中投入的決心減少了，而這種決心至關重要」。[27]同一年，威斯康辛醫學院的羅素·巴克立回顧相關的醫學文獻，並提出他的結論，「興奮劑主要的效果似乎是讓教室變得更易於管理，而非改善兒童的學業表現。」[28]接下來，輪到詹姆士·史旺森登場。他說，藥物常使兒童「孤立、退縮，且過度專注」的事實，會「妨害而非改善學習」。[29]加州大學爾灣分校的心理學家卡蘿·惠倫（Carol Whalen）在1997年提到，「種種跡象中尤其令人擔憂的是，（利他能）對健康的損害出現在複雜、高階的認知功能，例如有彈性地解決問題的能力，或多樣化思考的能力」。[30]2002年，加拿大的研究者對文獻進行統合分析，回顧了14項研究，其中研究對象總計有1,379位年輕人，研究進行時間至少三個月以上，而他們判定「極少證據支持學業表現的改善」。[31]

利他能還有另一項讓人失望之處。研究者檢視興奮劑長期下來是否改善了兒童的行為，結果並沒有發現任何益處。兒童停止服用利他能後，過動的行為通常會變得更加嚴重，「易受刺激的程度、衝動，或者滔滔不絕的狀況」反而都比之前更加惡化。惠倫坦承，「停用藥物之後，看到兒童過動行為惡化的速度，常會令人感到沮喪。」[32]同時，並沒有證據顯示，持續使用興奮劑能帶來長久的行為改善。史旺森於1993年寫道，「老師和家長不應預期，長期用藥會改善兒童的學業成就，以及減少其反社會的行為。」[33]美國精神醫

學會1994年版的《精神醫學教科書》也承認相同的結論，「興奮劑並未在攻擊性、行為障礙（conduct disorder）、犯罪行為、教育成就、職業功能、婚姻關係，或長期調適上帶來持久的改善效果。」[34]三十年來的研究無法提供任何品質良好的證據，支持興奮劑幫助「過動」兒童成長茁壯的說法。1990年代初期，美國國家精神衛生研究院挑選出一組著名的注意力不足過動症專家團隊，帶領一項長期的研究，也就是「兒童注意力不足過動症多點多模式治療研究」（Multisite Multimodal Treatment Study of Children with ADHD），而這項研究承認了確實如此。他們寫道，「興奮劑藥物**並未**在兒童功能的任何方面展現出長期的療效。」[35]

慘遭淘汰的興奮劑

美國國家精神衛生研究院將其注意力不足過動症研究，吹捧為其對「一種兒童精神疾病」曾經進行過的「第一次大型臨床試驗」。然而，這項研究打從一開始便是個有缺陷的智力遊戲。這批研究者由國家精神衛生研究院、兒童與青少年研究副主任彼得·簡森（Peter Jensen）領軍，他們坦承在試驗規畫階段的科學文獻中，並沒有支持興奮劑能改善長期治療結果的證據，但他們仍未在此試驗中納入使用安慰劑的控制組，理由是若長時間停用「已知具有療效的治療」，是「違反倫理的」。該研究基本上是比較藥物治療和行為療法的差異，但在後者的試驗群組中，有20%的受試者在試驗開始前就已在服用興奮劑，而在試驗進行的十四個月中，該組兒童也從未有過全數停藥的時刻。[36]

　　儘管試驗設計有如此明顯的缺陷，這批由國家精神衛生研究院資助的研究者，仍在試驗十四個月後宣告興奮劑的勝利。他們指出，已經證實「謹慎調控的藥物治療」，在減少注意力不足過動症的核心症狀上「優於」行為治療；他們也暗示，用藥兒童在閱讀測驗上表現較佳（儘管此益處並未顯現於其他學科），因此，精神醫學如今有了興奮劑會持續帶來益處的長期研究紀錄。研究者的結論是，「既然今日大多數專家將注意力不足過動症視為一種慢性疾病，它似乎往往有需要進行持續的治療。」[37]

　　研究者在十四個月治療期之後，仍定期追蹤這些學生，評估他們過得如何，以及是否服用過動症藥物。現在這是一項自然研究了，就像馬丁・哈洛對思覺失調症結果所作的研究，而已對科學文獻相當熟悉的讀者可以輕易猜到接下來會出現什麼。三年後，簡森和其他研究者發現「使用藥物並非結果有益的重要標記，反而是結果惡化的標記。意思就是，在二十四至三十六個月的期間內用藥的受試者，確實在這段期間展現出比未用藥者更多的症狀表現（symptomatology）。」[38]

　　換句話說，用藥者的注意力不足過動症核心症狀——衝動、注意力不集中、過動，**惡化**了，至少和未用藥者相比是如此。此外，用藥者在三年後的「犯罪得分」更高，這意味著他們更有可能在學校裡以及面對警察時惹出麻煩。[39]與未用藥的另一組人相比，他們現在的身高較矮、體重較輕，而此為藥物抑制生長的證據。這些結果透露的，是一種會造成長期傷害的藥物療法，當這批國家精神衛生研究院資助的研究者提出六年治療結果報告，結果仍然相同。用

藥「與更嚴重的過動－衝動，以及對立反抗症（oppositional defiant disorder）的症狀相關」，而且「整體功能受損」更大。[40]

注意力不足過動症是否是「真的」疾病，長久以來一直飽受爭議，但這份研究顯示，一旦涉及使用興奮劑治療，爭論就顯得毫無意義。因為就算注意力不足過動症是真的疾病，興奮劑也不會提供任何長期的助益。「我們原本認為用藥時間較長的兒童會有比較好的結果，實際上並非如此。」研究主持人之一、紐約州立大學水牛城分校的威廉・佩倫（William Pelham）說道。「沒有任何益處，完全沒有。簡言之，（藥物）會幫助兒童，使其行為較良好，但長期下來並沒有治療效果。而這個訊息應該要向家長們非常明確地表達。」[41]

清點傷害

任何藥物都要經過損益評估，而人們總是期待益處會大於風險。但在這個案例中，美國國家精神衛生研究院發現，長期而言**沒有任何**是有益的結果，累積的只有傷害。所以，現在我們得看看興奮劑會對兒童造成哪些傷害。

利他能和其他過動症藥物會帶來一長串的身體、情緒，以及精神醫學方面的不良反應。身體上的問題包括昏昏沉沉、食慾不振、嗜睡、失眠、頭痛、腹痛、動作異常、臉部和聲音的抽搐、牙關緊咬、皮膚問題、肝臟疾病、體重減輕、生長抑制、高血壓，以及心因性猝死。情緒上的困擾則有憂鬱、漠不關心、普遍的呆滯狀態、情緒起伏、瘋狂大哭、易怒、焦慮，以及對世界充滿敵意。精神醫

學的問題包括強迫症狀、躁症、妄想、精神病發作,以及幻覺。派醋甲酯也會降低腦中的血流量和葡萄糖代謝,這些改變通常和「神經病理狀態」有關。[42]

興奮劑的動物研究也令人擔憂。耶魯醫學院的科學家於1999年報告指稱,反覆使用安非他命使猴子展現出「異常行為」,且該行為在停藥後仍會維持相當長的時間。[43]各種大鼠研究顯示,長時間使用派醋甲酯可能使多巴胺路徑變得永久性地去敏感化,而因為多巴胺是腦中的「回饋系統」,因此對兒童用藥可能會產生「體驗歡愉之能力減低」的成年人。[44]達拉斯德州西南醫學中心的科學家發現,「前青春期」大鼠在使用派醋甲酯十五天後,會變成焦慮及憂鬱的「成年」大鼠。這些成年大鼠較少移動,對新環境反應不大,並展現出「性行為方面的缺陷」。他們的結論指出,在腦部仍在發育時「使用派醋甲酯將導致成年期的異常行為適應」。[45]

以上就是利他能和其他注意力不足過動症藥物用藥成效的文獻。藥物在短期內改變了過動兒的行為,讓他們變成老師和某些家長們認為有幫助的那個樣子,但除此之外,藥物也在許多方面抹煞了兒童的生活,甚至可能會使兒童在生理上變成體驗歡樂的能力減退的成年人。而且如同我們將在本章稍後見到的,興奮劑還有另一項令人心碎的風險有待研究。

令人沮喪的結果

距離現在不久,就在1988年,百憂解上市的那年,美國19歲以下的兒童,每250人僅有一人服用抗憂鬱劑。[46]這有部分原因在於,

文化上普遍認為年輕人天生就是情緒善變，也很快就能從憂鬱中恢復；另有部分原因則是因為一個又一個的研究顯示，對這個年齡層的患者而言，三環類抗憂鬱劑的效果並未優於安慰劑。1992年，《兒童與青少年精神藥理學期刊》（*Journal of Child and Adolescent Psychopharmacology*）的一篇社論坦言，「無可迴避的事實是，研究結果的確不支持三環類抗憂鬱劑對於憂鬱青少年的療效。」[47]

然而，當百憂解和其他選擇性血清素回收抑制劑被帶進市面、並以神奇藥物之名販售，開立給兒童的抗憂鬱劑處方數量也快速增加。兒童用藥的比例在1988到1994年間成長為三倍，到了2002年，美國19歲以下的兒童，每40位就有一位用藥。[48]或許這些藥物能提供給兒童和青少年三環類抗憂鬱劑無法提供的短期益處，但不幸的是，我們無法藉由回顧科學文獻來證實情況是否真是如此，因為正如今日已普遍為人所知的，科學文獻內容已經完全被汙染了。從一開始，試驗的設計就帶有偏見；發表在科學期刊的結果也並未反映真實的數據；不良事件往往被淡化或省略；而負面結果的研究要不是未獲發表，要不被編造為正面的結果。《刺絡針》（*Lancet*）2004年的一篇社論寫道，「針對兒童的憂鬱症使用選擇性血清素回收抑制劑的研究，是一段充斥著混淆、操弄，以及制度失敗的故事。」頂尖醫學院的精神科醫師參與這場科學上的欺詐，這整件事「濫用了患者對醫師的信任」。[49]

然而，對兒童施以藥物治療究竟是利是弊，透過迂迴的過程呈現出幾分精準的樣貌。在與選擇性血清素回收抑制劑相關的訴訟過程中，專家證人，其中最著名的是英國的大衛‧希利和美國的彼

得・布利金（Peter Breggin），得以一窺某些試驗數據，而他們觀察到藥物會增加自殺的風險。隨著他們將這項發現公開，加上有越來越多悲痛的家長訴說自己的孩子是如何在使用選擇性血清素回收抑制劑之後自殘，美國食品及藥物管理局被迫於2004年舉辦關於這項風險的聽證會：而這也導致食品及藥物管理局的湯瑪斯・拉夫倫（Thomas Laughren）出人意料地坦承該藥在兒童身上的效用：在15項兒童抗憂鬱劑試驗中，有12項以失敗收場。事實上，有六間製造商企圖將自家生產的抗憂鬱劑販售給兒童，而食品及藥物管理局拒絕了他們的申請。拉夫倫坦言，「這些研究結果發人深省。」[50]

食品及藥物管理局之所以核准百憂解可以在兒童身上使用，是因為拉夫倫所回顧的研究中，3項具正面結果的研究中有2項是來自此藥的試驗。但正如許多批評指出的，從科學的觀點看來，毫無理由能認定百憂解優於其他選擇性血清素回收抑制劑。在2項結果為正面的試驗中，對百憂解有反應的兒童比例，和其他另外12項失敗試驗的差不多；禮來大藥廠只是更擅於使用偏頗的試驗設計，讓藥物**顯得**有效。舉例來說，在百憂解結果為正面的2項試驗中，其中有一項就是一開始時先讓全部的兒童都服用一週的安慰劑，若他們在這段期間內有進步，就會被排除於研究之外；這個設計可降低對安慰劑產生反應的比例。接著，剩下的兒童會被隨機分派使用百憂解，並接受為期一週的評估，而只有那些對藥物「適應良好」的兒童可以加入研究。這個設計則可提高對藥物產生反應的比例。「甚至在研究開始前，」《倫理之人類心理學與精神醫學》（*Ethical Human Psychology and Psychiatry*）期刊主編強納森・李歐（Jonathan Leo）解釋

道，「就已有一個機制，能使藥物組與安慰劑組之間的差異最大化
──事先就將**無反應者**選定為安慰劑組，但將**有反應者**選定為藥物
組。」[51]然而就算是如此設計極度偏頗的試驗，以百憂解治療的兒童
無論在自評或家長評量表上仍未優於安慰劑組。此外，該試驗無法
在其「主要療效指標」（primary endpoint）顯現出氟西汀的療效，
它的療效完全來自於精神科醫師所填寫的次要「改善」量表，而這
些醫師是由禮來大藥廠資助來進行試驗的。

　　以上就是選擇性血清素回收抑制劑在憂鬱症兒童試驗的療效紀
錄。多數試驗無法顯示用藥有任何益處，而百憂解之所以看來頗有
療效，是因為禮來使用了整體而言有偏頗的試驗設計。2003年，英
國的藥物與保健產品法規管理局（Medicines and Healthcare Regulatory
Agency, MHRA）實質上禁止18歲以下的患者使用氟西汀以外的選擇
性血清素回收抑制劑。英國科學家隨後回顧所有的相關資料，並在
《刺絡針》報告指出他們支持「藥物與保健產品法規管理局達成的
結論」。[52]《刺絡針》的編輯在同一期的社論中解釋，真相是這些藥
物「對兒童無效，而且有害」。[53]澳洲科學家在《英國醫學期刊》以
類似的文獻回顧附和前述說法，他們的文章生動地描述了這種欺騙
的行為，也就是美國的精神科醫師打從一開始就是被雇用的，目的
是使選擇性血清素回收抑制劑看起來對兒童有益。他們說道，正面
結果研究的作者「不是誇大好處，就是淡化傷害，或兩者皆然」。
這群澳洲人也回顧了禮來大藥廠針對兒童的氟西汀試驗，並判定
「其療效證據無法使人信服」。因此，他們的結論是「並不建議
（把任何抗憂鬱劑）當成治療選項，更遑論第一線的治療」。[54]

　　既然在治療上毫無助益，現在我們剩下一件令人不快的工作，就是細數開立抗憂鬱劑處方給兒童和青少年所造成的傷害。我們先瞧瞧身體上出了什麼問題。選擇性血清素回收抑制劑可能造成失眠、性功能失調、頭痛、腸胃問題、眩暈、顫抖、緊張、肌肉抽痛、無力、癲癇發作，以及稱為靜坐不能的嚴重內在躁動，而其與暴力和自殺風險增加有關。至於這些藥物可引發的精神問題就更棘手了。麻州總醫院的提莫西‧威倫斯（Timothy Wilens）和約瑟夫‧畢德曼回顧82名以選擇性血清素回收抑制劑治療兒童的病歷，並判定其中有22%的兒童患有精神科所謂的不良事件[ii]，10%變成精神病，而另有6%出現躁症。「最令人困擾的不良用藥成效之一，就是情緒、認知，或行為的症狀惡化了，」他們這麼寫道，「而用藥所帶來的精神科不良事件，將可能造成重大損傷。」[55]北卡羅萊納州的精神科醫師湯瑪斯‧加爾提利（Thomas Gualtieri）判定，在他以選擇性血清素回收抑制劑治療的128位兒童和青少年中，有28%的患者發展出某種類型的「有害行為」。[56]其他醫師則講述著他們以選擇性血清素回收抑制劑治療的年輕患者，是如何苦於恐慌發作、焦慮、緊張，和幻覺。

　　這些研究發現陳述的，是被選擇性血清素回收抑制劑搞到生病的兒童和青少年，而那僅是短期內的結果。為了理解長期的風險，我們可以看看在成年人研究與動物研究中出現的問題。兒童若停止

---

ii　譯注：受試者參加藥品試驗後發生不良狀況，而此狀況不一定與受試驗的藥品間有因果關係，即稱為不良事件。

用藥，可預期會出現戒斷症狀，身體上和心理上皆然；若持續用藥數年，則有相當高的風險會轉變成慢性憂鬱症的狀態。一如美國精神醫學會曾在其教科書中所警告的，他們也可能會發展出「冷漠症候群」（apathy syndrome），「特點是失去動機、變得消極，並時常感到昏昏沉沉和『漠然』」。[57]其他需要擔心的還包括記憶力喪失、認知衰退，以及血清素神經元的腫脹及變形，一如我們先前在動物研究上見到的那樣。

但又出現另一種疾病

　　一開始是注意力不足過動症大爆發，緊接著出現了兒童憂鬱症擴散的消息，隔沒多久，1990年代躍入眾人眼簾的是青少年雙相情緒障礙症。報章雜誌主打此一現象，而精神醫學更再次以科學發現的故事解釋它的出現。「精神醫學界長久以來普遍認為，一直到青春期結束前，不要對兒童開出雙相情緒障礙症的診斷；還有兒童的躁症也極為罕見。」精神科醫師狄米崔‧帕波羅斯（Demitri Papolos）在其暢銷書《雙相情緒障礙症兒童》（The Bipolar Child）內寫道。「但身處研究第一線的科學家開始證明，此病有可能出現在生命中非常早的時期，也遠比人們先前以為的更為普遍。」[58]不過，今日被診斷為雙相情緒障礙症的兒童與青少年人數增加得太過驚人，從1995到2003年已經增加了四十倍，《時代》雜誌甚至在一篇標題為〈年輕人與雙相情緒障礙症〉（Young and Bipolar）的文章中問道，是否可能有某些其他的事情正在發生。[59]「新起的疾病意識，可能並不足以說明青少年雙相情緒障礙症個案大爆發的情況，」該

篇文章解釋道,「有些科學家擔心,環境或現代的生活方式中可能有某些東西,使原本可免於此病的兒童和青少年變成雙相情緒障礙症狀態。」[60]

　　這樣的推論完全合理。一項這麼嚴重的精神疾病,長久以來都沒被人辨識出來,如今卻有醫師注意到數千名兒童變成失控的躁狂?但若像《時代》雜誌所提,**環境中**真有某些新東西攪動了這些行為,這場流行病就應該有一個合理的解釋。傳染原的攪動促使了流行病的出現,因此當我們追溯青少年雙相情緒障礙症的興起,其實真正想要發現的是:我們可以辨別出造成這場現代瘟疫的「外部因素」嗎?

　　正如我們先前知道的,在精神藥理學年代之前,躁鬱症是種罕見的疾病,1萬人中大概僅有一人受其影響;偶爾會在15至19歲之間發現首度發作的患者,但通常不會出現在20歲之前。最關鍵的是,它幾乎**從未**出現於13歲以下的兒童身上,且兒科醫師和醫學研究者皆時常強調這一點。

　　1945年,查爾斯·布拉德利指出兒童的躁症相當罕見,所以「最好避免對兒童作出躁鬱性精神病的診斷」。[61]一位俄亥俄州的醫師路易斯·魯瑞(Louis Lurie)回顧了1950年的文獻,並發現「觀察者的結論是,躁症並不會發生在兒童身上」。[62]兩年後,巴頓·霍爾(Barton Hall)回顧2,200位5至16歲精神病患的個案病史,發現躁鬱症僅有2例;且在這2個案例中,患者年齡皆已超過13歲。「這些事實為人們普遍的認知背書,那就是躁鬱狀態是發展中或已成熟人格的疾病。」霍爾說道。[63]1960年,華盛頓大學的精神科醫師詹姆士·

安東尼（James Anthony）為了找出躁鬱症的個案報告，搜遍醫學文獻，最終只找出三份。「發生於童年早期的躁鬱症，作為一**種臨床現象**仍需要說明。」他寫道。[64]

但接下來，這類個案報告卻慢慢開始一個接著一個出現。1960年代晚期到1970年代早期，精神科醫師開始針對注意力不足過動兒開立利他能的處方，華盛頓大學的小兒神經科醫師華倫·溫柏格（Warren Weinberg）1976年在《美國兒童疾病期刊》（*American Journal of Diseases of Childhood*）寫道，該是這個領域要來了解兒童也是會變得躁狂的時候了。「接受兒童會有躁症的觀念是重要的，如此一來能辨認出受影響的兒童、重新定義疾病的自然史，而且能確立並提供給這些兒童適當的治療。」他寫道。[65]

這便是醫學文獻中，兒童雙相情緒障礙症實際上被「發現」的時刻。在溫柏格的文章中，他回顧了5例個案病史，都是患有這種先前未被辨識出疾病的兒童，但他快速地帶過了其中一個事實，那就是5人中至少有3人，在變得躁狂**之前**曾以三環類抗憂鬱劑或利他能治療過。兩年後，麻州總醫院的醫師宣布他們辨認出9位患有躁鬱症的兒童，而他們也跳過了這9位中有7位曾以安非他命、派醋甲酯，或「其他影響行為之藥物」治療過的事實。[66]1982年，加州大學洛杉磯分校神經精神醫學研究所的麥可·史特羅布（Michael Strober）和加百莉·卡爾森（Gabrielle Carlson）為青少年雙相情緒障礙症的故事加入新的轉折。他們以抗憂鬱劑治療的60位青少年中，有12位在三年內轉變成「雙相情緒障礙症」，大家可能會認為，這意味著是藥物造成了躁症，但史特羅布和卡爾森卻由此推論，他們的研究顯

示了抗憂鬱劑可用來當作**診斷**的工具。不是抗憂鬱劑造成某些兒童變成躁症患者，而是藥物**揭穿**了雙相情緒障礙症，因為只有患有此病的兒童，才會為使用抗憂鬱劑的反應所苦。他們說道，「我們的資料意味著，不同亞型潛伏性憂鬱症之間的生物學差異，在青春期早期便已存在，且可偵測得到，而這種藥理學的試驗可當作一項可靠的輔助工具，為特定的青少年情感症候群劃定界線。」[67]

　　沒多久，這種「揭穿」兒童雙相情緒障礙症的情況就開始頻繁發生。1980年代晚期到1990年代早期，利他能和抗憂鬱劑的處方快速增加，與此同時也開始爆發雙相情緒障礙症的流行。收治於精神病房，帶有敵意、具攻擊性且失控的兒童人數暴增，1995年，奧瑞岡研究所的彼得·盧因森（Peter Lewinsohn）歸結這個現象，指出如今全美國有1%的青少年患有雙相情緒障礙症。[68]三年後，卡爾森報告指出在她所屬的大學醫院內接受治療的小兒科病患，63%患有躁症，而這其實是精神藥理學年代以前的醫師幾乎從未在兒童身上見到的症狀。她提到，「躁症症狀是通則，而非例外」。[69]確實，盧因森的流行病學資料也馬上就過時了。出院後帶有雙相情緒障礙症診斷的兒童人數在1996到2004年間上升了五倍，以致於如今每50位美國青春期兒童中，據稱就有一位遭到這種「猛烈的精神疾病」襲擊。「我們還沒有確切的數字，」德州大學的精神科醫師羅伯特·赫希菲爾德（Robert Hirschfeld）在2002年這麼告訴《時代》雜誌，「除非我們知道它就在那兒，而且它的診斷受到低估。」[70]

　　我們正經歷一場流行病時代的來臨，而歷史透露了它的興起與對兒童開立興奮劑和抗憂鬱劑處方的步調一致。

創造雙相情緒障礙症兒童

考慮到年代，我們應該能找出資料解釋為何興奮劑和抗憂鬱劑會造成這種醫源性的效應；應該會有資料顯示，若你對500萬名兒童和青少年投以此藥治療，有20%左右病況會惡化，且得出雙相情緒障礙症的診斷；應該會有醫源性傷害的證據，在數學上加總後能得出一場流行病。

讓我們從利他能開始看起。

其實在利他能的處方主導一切之前，安非他命會攪動精神病與躁症發作一事就早已廣為人知。安非他命的確如此，以致於精神醫學研究者把這種效果，當作支持思覺失調症多巴胺假說的證據；安非他命提高腦中的多巴胺濃度，意味著精神病是因這種神經傳導物質過多所造成的。1974年，加州大學聖地牙哥分校醫學院的大衛·賈納斯基（David Janowsky）醫師對此假說進行測試，他把三種會提高多巴胺的藥物：右旋安非他命（dextroamphetamine）、左旋安非他命（levamphetamine），以及派醋甲酯，開給思覺失調症的患者服用。這三種藥都會讓他們的精神病變得更嚴重，但派醋甲酯的效果最強，會讓症狀變嚴重的程度高達兩倍之多。[71]

既然已經知道派醋甲酯會引發這種症狀，精神醫學自然便可預期，將利他能開給孩童使用可能會導致許多人患上躁症或精神病發作的毛病。雖然尚未明確地將其風險量化，加拿大的精神科醫師在1999年報告指出，以興奮劑對過動症兒童進行治療，平均治療期為二十一個月，96位患者中有9位發展出「精神病症狀」。[72]2006年，

美國食品及藥物管理局發布了一份針對此風險的報告。2000到2005年，該單位接到約1,000份報告指出，興奮劑會在兒童和青少年身上引發精神病和躁症；一般普遍認為美國醫療監督系統（MedWatch）的報告數字僅占實際不良事件的1%，所以這表示在那五年期間，有10萬名被診斷為過動症的年輕人染上精神病或躁症發作。同時，食品及藥物管理局判定，這些發作通常出現在對精神病「並無可辨認之風險因子的患者」身上，也就是說，他們的狀況顯然是藥物引起的，而且有「一大部分」的案例是發生在10歲或不到10歲的兒童身上。「驚人的是，在小孩子身上出現的幻覺，多數同時兼有視覺與觸覺，包括昆蟲、蛇，和蟲子。」食品及藥物管理局如此寫道。[73]

　　一旦出現這種由藥物引發的精神病，這些兒童通常就會被診斷患有雙相情緒障礙症。此外，由於用藥導致過動症變化為雙相情緒障礙症這種診斷學的發展，已經廣受該領域專家的認可。在一項針對195名雙相情緒障礙症兒童和青少年的研究，狄米崔・帕波羅斯發現有65%的受試者「對興奮劑藥物有輕躁、躁症，以及具攻擊性的反應」。[74]2001年，辛辛那提大學醫學中心的梅莉莎・德爾貝洛（Melissa DelBello）報告指出，在34位因躁症住院治療的青少年中，有21位「在情感障礙症發作前」曾使用興奮劑。她坦言，這些藥物可能「促發那些原本不會發展出雙相情緒障礙症的兒童產生憂鬱症及／或躁症」。[75]

　　但興奮劑其實還有一個更大的問題，它們會使兒童興奮或沮喪的狀態，變成以天作為循環的週期。當兒童服用此藥，突觸的多巴胺濃度增加，進而造成興奮的狀態。所以服藥的兒童可能會變得更

表4　由過動症轉變為雙相情緒障礙症

興奮劑引發之症狀		雙相情緒障礙症症狀	
興奮	沮喪	興奮	沮喪
活力增加	睏倦	活力增加	情緒低落
專注	疲勞、昏睡	密集的目標導向活動	失去活力
過度警覺	社交退縮、孤立	睡眠需求減低	對活動失去興趣
欣快感	自發性下降	嚴重的情緒變化	社交孤立
躁動、焦慮	好奇心減低	易怒	溝通不良
失眠	情感受限	躁動	感到無用
易怒	憂鬱	爆發性的破壞行為	毫無來由的哭泣
具有敵意	情緒不穩	喋喋不休	
輕躁		易分心	
躁症		輕躁	
精神病症		躁症	

說明：用以治療過動症的興奮劑會同時引發興奮和沮喪的症狀。這些藥物引發的症狀，與據稱是青少年雙相情緒障礙症特徵的症狀有很大程度的重疊。

有活力、更專注，以及更有警覺心；也可能會變得焦慮、易怒、具攻擊性、有敵意，且無法入睡，更極端的興奮症狀還包括強迫和輕躁行為。但當藥物離開腦部，突觸的多巴胺濃度大幅下降，就可能反而導致前述沮喪症狀的出現，例如疲倦、嗜睡、漠不關心、社交退縮，以及憂鬱。但關鍵是，這類興奮和沮喪的症狀正是美國國家精神衛生研究院辨別出的雙相情緒障礙症兒童的特點。美國國家精神衛生研究院指稱，兒童躁症的症狀包括更有活力、密集的目標導向活動、失眠、易怒、躁動，以及具破壞性的行為爆發；憂鬱的症狀則

包括失去活力、社交孤立、對事物失去興趣（漠不關心），以及情緒低落。

簡而言之，每個使用過興奮劑的兒童，後來都會變得有點雙相情緒障礙症，甚至有人量化出原本診斷患有注意力不足過動症的兒童，在以興奮劑治療後診斷變為雙相情緒障礙症的風險。麻州總醫院的約瑟夫・畢德曼和他的同僚於1996年報告指出，140位診斷患有注意力不足過動症的兒童中，有15位（11%）會在四年內發展出雙相情緒障礙症症狀——而這些症狀在一開始的診斷時並未出現。[76]這給了我們解開青少年雙相情緒障礙症流行問題的第一道數學算式：若一個社會對350萬名兒童和青少年開立興奮劑的處方，一如美國現在的狀況，那麼應可預期此舉將創造40萬名雙相情緒障礙症的年輕人。正如《時代》雜誌所說的，多數患有雙相情緒障礙症的兒童，一開始是被診斷為其他的精神疾病，「可能是過動症的第一次點名」。

現在讓我們來看看選擇性血清素回收抑制劑。

抗憂鬱劑會在成人身上引發躁症發作已是社會大眾普遍認可的事實，自然也會在兒童身上引發相同問題。早在1992年，開立選擇性血清素回收抑制劑的處方給兒童才剛開始，匹茲堡大學便有研究報告指出，使用百憂解治療的8到19歲男孩中，有23%出現躁症或類似躁症的症狀，另有19%發展出「藥物引發的」敵意。[77]在禮來大藥廠第一項將百憂解用於兒童憂鬱的研究中發現，使用該藥治療的兒童6%會有躁症發作；安慰劑組則完全沒有出現這個現象。[78]同時，也有報告指稱無鬱寧（Luvox）會造成18歲以下的兒童有4%的躁症

比例。[79]2004年，耶魯大學的研究者評估抗憂鬱劑在年輕人和老年人身上，何者引發躁症的風險較高，發現風險**最高的**是那些年紀在13歲以下的患者。[80]

　　前面引述的發生率都是來自短期試驗；當兒童和青少年使用抗憂鬱劑的時間更長，風險發生的機率還會繼續上升。1995年，哈佛的精神科醫師判定，25%被診斷為憂鬱症的兒童和青少年，會在二至四年間轉變為雙相情緒障礙症。他們解釋，「抗憂鬱劑治療可能容易引起年輕人轉變為躁症、快速循環型患者，或造成其情感上不穩定的狀態，幾乎就像它在成年人身上所作的那樣。」[81]華盛頓大學的芭芭拉‧蓋勒（Barbara Geller）把追蹤期延長到十年，而在她的研究中約有半數原本因憂鬱症接受治療的青春期兒童，最終以雙相情緒障礙症收場。[82]這些發現給了我們解開雙相情緒障礙症流行問題的第二道數學算式：若有200萬名因憂鬱而使用選擇性血清素回收抑制劑治療的兒童和青少年，這個舉動將創造至少50至100萬雙相情緒障礙症的年輕人。

　　我們現在有了足以說明這場醫源性流行病的數字：患有雙相情緒障礙症的兒童中，有40萬名是經由過動症之門而來，另外至少有50萬名則是經由抗憂鬱劑之門而來。還有另一個方法可以驗證這個結論：研究者調查青少年雙相情緒障礙症患者時是否發現，多數患者都是經由這兩條醫源性路徑其中一條而來？

　　結果如下。在2003年一項針對79位青少年雙相情緒障礙症患者的研究中，路易斯維爾大學的精神科醫師里夫‧埃爾－馬雷克判定有49人（62%）在轉變為躁症前，曾以興奮劑或抗憂鬱劑治療。[83]同

年，帕波羅斯報告指出在他研究的195位雙相情緒障礙症兒童中，有83%一開始是被診斷為其他精神疾病，且全部研究對象中，有三分之二曾使用過抗憂鬱劑。[84]最後，賈尼‧費達（Gianni Faedda）在1998到2000年間發現，他在紐約市路西歐‧比尼情緒障礙診所（Lucio Bini Mood Disorders Clinic）治療過的雙相情緒障礙症兒童中，有84%先前曾以精神科用藥治療。「驚人的是，（案例中）只有**不到10%**一開始被診斷為雙相情緒障礙症。」費達寫道。[85]

　　毫不令人意外的是，家長們都見證了這個醫療導致傷害的過程。1995年5月，兒童與青少年雙相情緒障礙症基金會（Child and Adolescent Bipolar Foundation）的執行總監瑪莎‧海倫德（Martha Hellander）與雙相情緒障礙症兒童家長組織（Parents of Bipolar Children）的創始者湯米‧柏克（Tomie Burke），聯手寫了封信給《兒童與青少年精神醫學學會期刊》（*Journal of the Academy of Child and Adolescent Psychiatry*）：

　　我們的孩子剛開始接受注意力不足過動症的診斷時，被投以興奮劑或抗憂鬱劑，而他們若非對藥物沒有反應，就是為躁症症狀所苦，憤怒、失眠、躁動、言語急迫，諸如此類。以一般人的用語來說，家長們稱此為「情緒緊繃」。首次住院治療往往發生在我們的孩子處於躁症或混合狀態的時期（包括作勢要自殺和試圖自殺），而這些病況是由興奮劑、三環類抗憂鬱劑，或選擇性血清素回收抑制劑所引發，或加重的。[86]

有這麼多拿著選擇性血清素回收抑制劑處方的青少年，大學校園內也開始爆發一波躁症的流行。2002年有一篇標題為〈校園危機〉（Crisis on the Campus）的文章，其中提到《今日心理學》（*Psychology Today*）雜誌報導，越來越多學生才剛進入大學手中就拿著抗憂鬱劑處方，而他們在面臨學校定期考試時嚴重地崩潰了。「我們每年都看到越來越多的學生經歷第一次的躁症發作，」芝加哥大學諮商服務的負責人莫頓・西佛曼（Morton Silverman）說道，「這會引起非常大的混亂。基本上它意味著學生必須住院治療。」該雜誌甚至能精確指出，這場躁症流行開始於何時：1988年。[87]讀者只要記得百憂解是什麼時候上市，就能把線索串起來了。

最後一個證據來自荷蘭。2001年，荷蘭精神科醫師報告指稱，他們國家只有39個兒童雙相情緒障礙症案例。接著，荷蘭研究者卡特琳・雷哈特（Catrien Reichart）研究美國和荷蘭雙相情緒障礙症家長的下一代，並提出在20歲前，美國人表現出雙相情緒障礙症症狀的機會是荷蘭兒童的十倍。雷哈特在結論提出了可能原因，因為「在美國開給兒童抗憂鬱劑和興奮劑的處方，較荷蘭多出許多」。[88]

所有的一切，講的是一場幾乎全都是由醫療造成的流行病。五十年前，醫師幾乎從未在青春期前的兒童身上見到躁鬱症，也很少在青少年身上作出這個診斷。接著，兒科醫師和精神科醫師開始開利他能的處方給注意力不足過動的兒童，突然間醫學期刊就開始出現躁症兒童的案例報告。這個問題隨著利他能的處方增加而成長，在選擇性血清素回收抑制劑引進時爆發。接下來的研究顯示，這兩種藥物通常都會在兒童和青少年身上造成雙相情緒障礙症症

圖11　揭開一場流行病學的真相

醫源性物質廣布：美國20歲以下年輕人使用興奮劑或抗憂鬱劑的比例

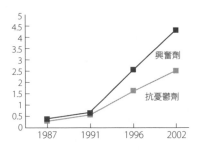

資料來源：本表的處方率是由三份不同的報告蒐集而成，尤見於：Zito, J.，〈年輕人的精神藥物模式〉，《兒童青少年醫學檔案》第157期，2003：17-25。

青少年雙相情緒障礙症診斷大躍進：20歲以下診斷為雙相情緒障礙症年輕人的門診就診次數

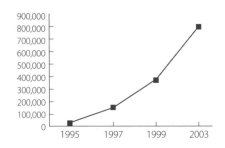

資料來源：Moreno, C.，〈青年人雙相情緒障礙症門診之診斷與治療的全國趨勢〉，《一般精神醫學檔案》第64期，2007：1032-1039。

失能人數攀高：18歲以下因精神疾病失能而領取補助津貼人數（1987-2007）

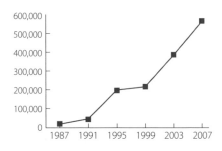

資料來源：美國社會安全局報告，1987-2007年。

狀。正是這兩個「外來物質」替這場流行病火上加油，而且大家應該要記得，它們的確會擾亂正常的腦部功能。那些到醫院急診室的躁症兒童，他們的多巴胺路徑和血清素路徑已被藥物改變，如今以「異常」的方式運作著。在此，你可以一步一步用邏輯解釋這場流行病。

另外至少還有三種方法可以診斷出青少年的雙相情緒障礙症。如同埃爾－馬雷克、帕波羅斯，以及費達皆發現的，有些被診斷為雙相情緒障礙症的兒童和青少年之前並未使用抗憂鬱劑或興奮劑，而要找出這些患者大多從何而來是相當容易的事情。首先，哈佛的精神科醫師約瑟夫・畢德曼主導了1990年代診斷界定的擴張，他提議兒童不需要等到躁症發作才將其診斷為雙相情緒障礙症，極端「易怒」就可視為雙相情緒障礙症的證據。其次，今日許多州的寄養兒童（foster children）通常都會被診斷患有雙相情緒障礙症，他們的憤怒顯然並非因為出生在功能失常的家庭，而是生物學上的疾病所致。最後，現在通常會將惹上法律問題的青少年歸咎於是因為精神疾病的緣故。許多州會設置「精神衛生法庭」，之後也是將這群年輕人送進醫院和精神病院，而非矯正機構，這群年輕人也被算進雙相情緒障礙症的人數當中。

等在前方的命運

一如本書先前所揭露的，過去四十年來，雙相情緒障礙症成年患者的治療結果戲劇性地惡化，而最差的治療結果出現於那些有「混合狀態」和「快速循環」症狀的患者身上。成人的這種臨床病

程在精神藥理學年代之前幾乎前所未見，顯然與抗憂鬱劑的使用相關，同時悲慘之處在於，這些症狀也正是折磨絕大多數青少年雙相情緒障礙症患者的症狀。他們展現的症狀「和報告中病況嚴重、對治療反應不佳的臨床狀況類似」，芭芭拉‧蓋勒於1997年如此解釋。[89]

因此，這不只是兒童變成雙相情緒障礙症患者的故事；它是兒童受到一種特別嚴重的雙相情緒障礙症折磨的故事。帕波羅斯發現在他的195位青少年雙相情緒障礙症患者中，有87%為「極度、極度快速循環」所苦，意即他們持續在躁症和鬱症的情感狀態之間轉換。[90]同樣地，費達判定他在路西歐‧比尼情緒障礙診所治療的青少年雙相情緒障礙症患者中有66%是「極度、極度快速循環型患者」，而有另外19%的患者，其快速循環的情形只是稍微不那麼極端。「相較於有些雙相情緒障礙症成年患者那種雙相性、偶發且相對緩慢的循環病程，兒童形式的雙相情緒障礙症通常涉及混合情感狀態，以及亞慢性、不穩定且持久不斷的病程。」費達這麼寫道。[91]

從追蹤結果的研究可以發現，這些兒童的長期預後不佳。美國國家精神衛生研究院在其雙相情緒障礙症系統治療提昇計畫（Systematic Treatment enhancement program for Bipolar Disorder, STEP-BD）中的一部分記錄了542名兒童和青少年雙相情緒障礙症患者的結果，而其報告指出，未成年的疾病發作「與更高的焦慮症共病比例、物質濫用、更頻繁的復發、平穩心情（正常情緒）較短，以及更多的自殺企圖與暴力之可能性相關」。[92]匹茲堡大學的包里斯‧波馬海爾（Boris Birmaher）判定「早期發作」的雙相情緒障礙症患者

約有60%的時間沒有症狀，而且他們一年中的「相性」轉換，即從鬱症轉到躁症，或從躁症轉到鬱症，相當驚人地有16次之多。青春期前的患者「比起青春期後發作的雙相情緒障礙症患者，其復原機會只有一半」，他說道，而且「可預期這些兒童成年後會對治療反應不佳」。[93]德爾貝洛追蹤一群因雙相情緒障礙症首度發作而住院治療的青少年，並指出一年內僅有41%的患者功能恢復。[94]波馬海爾判定，這種損害在第一年之後會持續惡化。「無論你是幾歲發作，雙相情緒障礙症造成的功能損害似乎會在青春期增加。」[95]

　　被診斷為雙相情緒障礙症的年輕人，一般會被投以藥物雞尾酒治療，其中包括非典型抗精神病劑和情緒穩定劑，這意味著他們腦中的幾種神經傳導物質路徑現在被弄得一團糟，自然地，這項治療並不會使他們回復健康，不論情緒上或是身體上。2002年，蓋勒的報告指出，患有雙相情緒障礙症的年輕人在使用兩年的鋰鹽、抗憂鬱劑，以及情緒穩定劑之後，並沒有過得更好。她同時也補充，那些使用神經抑制劑治療的患者「顯然比未使用神經抑制劑的患者更不可能恢復」。[96]六年後，一間賓州的顧問公司，海耶斯股份有限公司（Hayes Inc.），為這些健康照護提供者進行了「公正的」藥物評估，結論指出，並無良好的科學證據能支持，將情緒穩定劑或非典型抗精神病劑作為兒童雙相情緒障礙症處方是安全或具有療效的。「我們的發現意味著，到目前為止，抗痙攣藥物或非典型抗精神病劑並無法推薦給被診斷為雙相情緒障礙症的兒童使用。」海耶斯的資深分析師伊莉莎白・豪斯莫勒（Elisabeth Houtsmuller）說道。[97]這些報告證實了藥物缺乏療效，但正如豪斯莫勒所說，這些「藥物治

療」的副作用「令人擔憂」，特別是非典型抗精神病劑可能會造成代謝失調、荷爾蒙異常、糖尿病、肥胖、情感遲鈍，以及遲發性運動障礙。[iii]最後，這些藥物會引起認知衰退，研究者也預測持續使用藥物雞尾酒的兒童，在進入成人期後有早逝的可能。

這就是此種醫源性疾病的長期病程：一名可能是過動或沮喪的兒童被施以藥物治療；但這種藥物治療會引起躁症發作或某種程度的情緒不穩定，接下來再給這名兒童開立藥物雞尾酒處方，導致其終生失能。

失能者的數字

目前還沒有一份夠好的研究專門指出，「早期發作」的雙相情緒障礙症患者，在成年之後有多少比例會名列補助津貼或失能給付的名冊。然而，因「嚴重精神疾病」而接受補助津貼的兒童人數驚人成長，說明了此病已經造成多大的破壞。1987年有16,200名18歲以下的年輕人因精神疾病而失能並名列補助津貼名冊，而他們在總體失能兒童的人數只占不到6%；二十年後，補助津貼名冊上有561,569位因精神疾病而失能的兒童，而他們在總體失能兒童裡的比例是50%。這場流行病甚至波及學齡前的兒童。開立精神科用藥

---

iii 在一篇2008年由歐洲神經藥理學學院發表的報告中，西班牙研究者觀察到「服用非典型抗精神病劑時，兒童與青少年經歷不良事件的風險似乎比成人更高，諸如錐體外症狀（動作障礙）、泌乳激素升高（高荷爾蒙濃度）、鎮靜、體重增加，以及代謝方面的效果」。報告中亦指出，這些風險在女孩身上發生的機率可能比男孩更高。

圖12　衝擊美國兒童的流行病：18歲以下因精神疾病而失能領取補助津貼的年輕人（1987-2007）

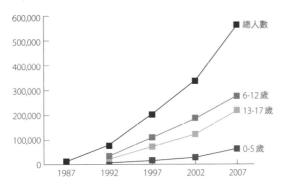

說明：1992年以前，政府的補助津貼報告並未將兒童的領取者區分出年齡分層。資料來源：美國社會安全局報告，1987-2007年。

處方給2至3歲的兒童，從十年前開始逐漸變得普及，而可以確定的是，6歲以下因嚴重精神疾病而接受補助津貼的人數在那之後**翻為三倍**，從2000年的22,453人上升到2007年的65,928人。[98]

　　從補助津貼的數字上僅能看到已造成的傷害，事實上，到處都有兒童與青少年心理健康惡化的證據。1995到1999年，精神科相關的兒童急診次數增加了59%。[99]美國公衛署沙契爾於2001年宣告，全國兒童心理健康的惡化構成了「一場健康危機」。[100]接下來，大學院校突然開始思考，為何他們的學生裡有這麼多人為躁症發作所苦、或是有精神方面的行為問題；一份2007年的調查發現，每6名大學生中就有一人在過去的一年內曾刻意「割傷或燙傷自己」。[101]這一切使得美國審計總署開始調查到底發生了什麼事。而其2008年的

報告指稱，在18至26歲的年輕成年人中，每15人就有一人現正處於「嚴重精神疾病」，該年齡層中有68萬人患有雙相情緒障礙症，另有80萬人患有重鬱症，審計總署同時提到，事實上這還低估了此一問題，因為它並未納入那些無家可歸、入獄，或住在機構內的年輕成年人。審計總署指出，這些年輕人全都有某種程度上的「功能受損」。[102]

　　這正是我們國家今日的處境。二十年前，我們的社會開始普遍開立精神科用藥處方給兒童和青少年，如今成年的美國人中每15人就有一人患有「嚴重精神疾病」，而這正是最悲慘的證據，證明我們以藥物為基礎的照護模式所造成的傷害遠大於益處。普遍對兒童和青少年用藥只是沒多久以前的事，卻已使數百萬人走上終生罹病之路。

第十二章　受苦的孩子們

你總是一直在想：你是在幫助你的孩子，還是在傷害他？

——潔思敏的母親（Jasmine's Mom, 2009）

　　關於兒童使用藥物有數不盡的故事可以講。當我埋首寫作本書，每前往一處能找到這類兒童的地方拜訪，或許是一戶人家家裡、或是提供養護照顧的處所、或是精神病院，這些地方都能讓人至少一窺我們過去三十年所創造出的新族群。當然會有許多家長說他們的孩子是如何受到精神科用藥的幫助，而考量到這種照顧模式帶來的治療結果分布，這些家長的說法毫無疑問是真的（至少短期內是如此）。但本書的主題是關於爆發在我們國家的一場流行病，它是一場會使人失能的精神疾病流行病，所以接下來要說的故事，至多只是正反並存的長期治療結果，以及兒童時期的診斷與治療是如何可能導致失能的人生。

迷失於西雅圖

　　我和這位我稱為潔思敏（Jasmine）的年輕女性碰面僅短短一段時間，但就算這麼短的相處也使她明顯地躁動起來。[i]潔思敏出生於1988年，現在住在西雅圖郊區一間專為嚴重精神疾病患者設置、

但有點殘破的教養院；而就算我是和她母親一起來，也僅能透過一扇窗戶，看著潔思敏在房裡走來走去。一踏進門，潔思敏看了我一眼，很快地挨著牆壁蜷了起來，像是野外一隻受驚的生物。她穿著牛仔褲和亮藍色的夾克，她和自己的母親也保持著距離——潔思敏現在不會讓任何人擁抱她。我們開兩台車去附近的冰雪皇后冰淇淋店，因為如果要和我同車，潔思敏就不願意去。我們到達後，潔思敏留在後座上，直盯著前方來來回回地搖晃著。「當她再一次開口時，」她母親悄聲說道，「她會有好長一段故事要說。」

要講潔思敏的故事，從她小女孩時候的照片開始是個不錯的選擇。她母親早先曾給我看過這些照片，它們全都透露出一段快樂的童年時光。其中一張，是潔思敏在兩個姊妹身旁，快樂地排隊等著遊樂設施；另一張，她正在炫耀缺了門牙的微笑；第三張，她調皮地伸出她的舌頭。「她當時非常聰明而有趣，就像我們生命中的光，」她母親回憶道，「她會在外面玩耍，騎著腳踏車到處跑，就像一般的孩子那樣。她甚至還會跑到鄰居那裡，告訴他們她可以唱《划船曲》給他們聽，只要他們願意付給她五毛錢。她真是個小壞蛋——你可以在這些照片裡見到她多有活力。」

潔思敏生命中的一切都很好，直到她五年級的那個夏天。當時的她偶爾仍會尿床。她很擔心即將要參加的露營，便有一位醫生開了「尿床」藥丸給她，而這其實就是三環類抗憂鬱劑。沒多久，潔

---

i　因為「潔思敏」無法簽署同意書，同意我在書中使用她的名字，於是她母親和我答應隱藏她的身分，而她的母親亦因同樣的理由保持匿名。

思敏變得躁動且懷有敵意，有天下午她告訴她的母親：「我一直有這些可怕的想法。我覺得我會去殺人。」

　　事後看來，你很容易就能知道在潔思敏身上發生了什麼。她的極度躁動是她患了靜坐不能的徵兆，而這是抗憂鬱劑的副作用之一，與自殺和暴力緊密相關。「但從來沒有人問過我，這藥是不是有可能引起自殺的念頭。」她母親說道，「我不知道丙咪嗪會這樣，我是幾年後自己上網發現的。」取而代之的是，潔思敏被轉介給一位精神科醫師，他診斷潔思敏患有強迫症和雙相情緒障礙症。他開給她藥物雞尾酒的處方，其中包括樂復得、無鬱寧，和金普薩。等到她就讀中學的那個秋天，她已經是個完全不同的人了。

　　「這非常可怕，」她母親說，「她的身材嬌小，只有160公分，但服用金普薩之後胖了40幾公斤。那些打從小學就認識她的孩子說，『你發生什麼事了？』男孩們開始說她是『野獸』。到最後她連一個朋友沒有，而且她會一直哭、一直哭，還要求在校長室吃午餐，以便讓自己能遠離餐廳。」潔思敏連在家裡的情緒都很激動，所以精神科醫師就把她的金普薩劑量調得很高，這導致她的兩只眼球上吊，卡在那邊不動。「這就像她正在受折磨似的。她會躺在床上尖叫，『為什麼我會遇到這種事？』」

　　終於，潔思敏不再使用樂復得，她改用金普薩和丙戊酸的組合之後，狀況相當穩定。雖然很少和同學社交，但她的學業表現良好，高一時經常在攝影和美術方面得到A和榮譽獎；她也讓自己沉浸在志工的工作裡，她到人道協會、老人中心，以及食物銀行幫忙，學校也常因她的這些付出而頒給她「幕後英雄」的獎項。她逐漸接

受自己有雙相情緒障礙症這件事，甚至還計畫要寫一本書，幫助其他青少年了解雙相情緒障礙症。「她以前總是告訴我，『媽，等我高中畢業，我會挺身而出，並問問有沒有任何人想過，到底在我身上發生了什麼事？』她是如此勇敢。」

高二結束前，潔思敏在網路上讀到金普薩會造成體重增加、低血糖，以及糖尿病。[ii]她的確為前兩項問題所苦，但當她問精神科醫師有關金普薩的副作用，他就只是隨便打發她一下。潔思敏氣到「開除」了他，並在2005年6月自行停用這兩種藥物，而且是突然停藥。在她服下最後一劑金普薩的十天後，她在和母親的短程旅行中突然汗如雨下，連嘴唇上都滿是汗滴。「這實在很糟糕，」她咕噥著。「媽，為我奮戰到底。」

潔思敏從那時起便多多少少與這個世界脫節了。她們抵達醫院時，潔思敏已經開始尖叫並用力扯著自己的頭髮。她陷在戒斷藥物的精神病裡，而醫生們開始給她一種又一種強力藥物，試圖減輕她的症狀。「他們在十三天內讓她用了十一種藥，實際上這毀了她的腦袋。」她母親說道。潔思敏開始在醫院進進出出，而每次出院回家的結局都很糟糕。有時候，她的精神病嚴重到她會打電話給警察，告訴他們她被綁架了，或是有人在她家前院安裝炸彈；她有好幾次從家裡面「逃出來」，跑到街上大叫；還有一次她對她母親拳打腳踢，並在那之後剖開一個汽水罐，企圖割腕自殘。「這是我在這間急診室有史以來見過最嚴重的精神病患者。」醫院工作人員在

---

ii　譯註：此藥一般較常見的副作用應為高血糖。

某一次類似的發作後，這樣告訴潔思敏的母親。

2006年末醫生開給潔思敏一種抗精神病劑，可致律（Clozaril），而這為她帶來一陣短暫的喘息。雖然潔思敏很少說話，但她冷靜下來了，並進入一間失能兒童的學校就讀。她母親會在夜晚唸好幾個小時的書給她聽，試圖中和她在潔思敏身上見到的瘋狂。「我還注意到，如果我對她唱歌，就像對待阿茲海默症患者那樣，她會唱回來，她會透過歌唱來溝通。」但在2007年初，潔思敏經歷了另一次嚴重的精神病發作，最後是以她在交通繁忙的馬路上大叫收場。「她沒希望了。」醫師們這麼說道。不久後，潔思敏被安置到這間收容所，現在她在這裡過日子，她不敢和他人接觸，除了偶爾吐出的幾個字，她一句話都不說。

「醫生跟我說，她會一直是思覺失調症患者，」她母親說道，「但從沒有醫生問過這段歷史，問她用藥之前是什麼樣子。你知道最難接受的是什麼嗎？我們在她11歲那年夏天，只是為了　個和精神醫學毫無關係的小問題求診。在我心裡，我可以聽到她的笑聲，就像她當時那樣。但她的人生被偷走了。就算她的身體還在，我們也已經失去她了。我每分每秒都見到我失去了什麼。」

在雪城搖擺不定

對安德魯・史帝文斯（Andrew Stevens）而言，高三是一段美好的時光。他在小學一年級時就被診斷有注意力不足過動症，而且直到高三一直使用藥物治療，他的校園生涯有好有壞，但這時他修了一門自動機械的課程。賓果！他展現出前所未有的優異表現。「這是我的

好球帶，」他解釋著，「我樂在其中。這感覺不像在上學。」

安德魯的身形看起來鍛鍊過，身高大約165-167公分，碰面的這天下午他看來像個滑板玩家：短髮、黑耳環、穿著T恤短褲，以及一雙像萬花筒般灑滿顏色的網球鞋。一年前，我在紐約奧爾巴尼的一場會議上曾經見過他的母親，愛倫（Ellen），她表達了一段感想，而我認為這簡而有力地總結了我們社會對年輕人用藥這件事的道德面向：「安德魯是這個醫學領域的天竺鼠」，她說。

她和她的先生很早就知道，安德魯和他們其他的兩個孩子很不一樣。他有說話方面的問題；他的行為似乎怪怪的；他有「情緒激動的問題」。小學一年級時，他靜不下來，以致於經常需要跑到走廊上的一個小彈簧床上跳一下，才能恢復專注。「我還記得他被診斷為注意力不足過動症的時候我哭了，但並不是因為這孩子被貼標籤，」她母親說道，「而是，『感謝上天，我們終於知道了他有某些真正的問題，而且他們知道如何幫助他。這不只是我們的想像而已。』」

對於要讓安德魯使用利他能，她和她的先生都有點擔心，但醫生和校方讓她相信，若她不給安德魯吃藥，就是「疏於盡到家長的責任」。而一開始，「這就像奇蹟一樣」，她說。安德魯的恐懼減少了，他學著綁鞋帶，他的老師也稱讚他的行為有所改善。但幾個月後，藥物似乎不再那麼有效，而且無論藥效何時消退，都一定會有「反彈效應」。安德魯會「行為失去控制，像個野人一樣」。醫生調高他的劑量，但這讓安德魯看來像個「殭屍」；他的幽默感也沒了，只有在藥效消退後才會再次出現。接下來，安德魯晚上得靠可樂定（clonidine）才能入睡。等到利他能似乎沒什麼幫助，就開始

使用其他的興奮劑，包括阿得拉（Adderall）、專思達，以及右旋安非他命；「總是有更多的藥。」她母親說道。

　　同時，安德魯是否能成功的度過學校生活也隨著老師而有所不同。在小學四、五年級，他的老師知道怎麼和他相處，而他也表現得相當好；但六年級的老師對他沒什麼耐心，這讓安德魯的自尊心大受打擊，以致於他母親只好從隔年開始讓他在家自學。安德魯的焦慮就是在那段期間開始惡化的，他時常會「過度專注」，整天擔心他的母親會死掉；他的身形也比同年齡的孩子矮小，而他父母認為或許是藥物抑制了他的生長。「那是最讓我感到挫折的部分。我從來都不知道我的兒子是什麼樣子，藥物是什麼樣子。」他母親說道。

　　如今，她對藥物的矛盾感受已經到了某個地步；她希望能讓時光倒流，能有機會嘗試其他不同方法。「我的安德魯不是圓形或方形，甚至也不是三角形，」她解釋著，「他是個有點像菱形的不規則四邊形，所以他永遠都無法放入其他的模子裡。我確實會想，如果我們從未給他吃藥，他可能會學到更多應對的方式，因為他必須如此。我們應該要幫助其他像安德魯這樣的孩子，讓他們在成長的過程中不會感到自己與眾不同、不用抑制他們的食慾、不用擔心藥物的長期影響──所有我坐在這兒擔心的一切事物。」

　　安德魯還小的時候，他偶爾會被允許有一個「吃藥的休息時間」，我問他那時的感覺如何，而他想起了不用可樂定就能入睡是多好的一件事。他說，沒吃藥的時候，「感覺更不受拘束、更自由」。儘管如此，他還是告訴我，他快要從高中畢業了，而且他現在還不錯。他有個女朋友，很享受玩滑板和彈吉他，而且多虧有自

動機械的課程，他現在有生涯規畫了，未來有一天他想開間自己的
修車廠。「很難回想之前那段日子會有什麼不同的可能性，」他聳
聳肩，想著他那用藥的人生，「我不認為有什麼對的選擇或錯的選
擇──日子就是這樣過的。」

如果你的監護者是國家，你一定有雙相情緒障礙症

在美國，寄養兒童用藥從1990年代晚期開始增長，而我認為
若要得到關於這個現象的看法，得去拜訪泰瑞莎‧蓋特利（Theresa
Gately）。她和她的丈夫比爾（Bill）於1996到2000年間，在他們波
士頓的家裡收養了96名寄養兒童，她親身見證了我們的社會在對待寄
養兒童這件事情上的變化。社會服務部門分派給他們的第一位兒童並
未用藥，但到最後，「感覺上他們全都有在服用精神藥物」，她說。

在談話的這幾個小時裡，我們坐在她家的門廊上，正對著一條
繁忙的街道，那是波士頓一處居民生活相當困苦的地區；幾乎每個
經過的人都會朝我們揮揮手，熱情地大聲打招呼，無論他們是什麼
族群。泰瑞莎‧蓋特利有一頭稻黃色金髮，身形清瘦，她自己也有
一段身為寄養兒童的歷史。蓋特利出生於1964年，因為受到繼父的
性虐待，所以她在青少年時期變得非常叛逆，最後進了馬里蘭州的
一間精神病院。在那裡，蓋特利被投以托拉靈和其他神經抑制劑的
治療；她說直到她開始會把藥物「藏舌」，也就是在護理師看的時
候假裝把藥吞下，然後再吐掉，她的頭腦才開始變清楚。然而她並
非全然地「反藥物」，幾年前她經歷一段人生的低潮，當時她就發
現抗憂鬱劑和情緒穩定劑極有幫助，也持續使用這些藥物至今。

身為一個寄養母親，蓋特利被要求要遵照「醫療建議」，並給這些到她家來的兒童服用精神科用藥。大多數兒童用的都是藥物雞尾酒處方，這些藥物主要似乎是用來讓孩子變得更安靜，以及更容易管教。「有個年輕女孩麗茲（Liz）的藥用得很重，以致於她根本無法思考，」她回憶道，「你問她想不想要一塊豬排，她不會回答。」還有「她到我這兒後幾乎都不講話。你最不需要做的事情，就是給已經不講話的人更多的藥。」泰瑞莎細數許多位寄養兒童的過往，結論是「（96位兒童之中）可能有9到11人確實需要服藥，而且有因此得到幫助。」

她持續追蹤這96位孩子中的幾位，而且一如預期，很多人在成年後仍然面臨極大的掙扎。我在想，她可曾注意到，相對於停藥的孩子，那些持續使用藥物雞尾酒治療的兒童，命運是否有所不同？

「當我回過頭看那些持續用藥的或停藥的孩子，有成就的是那些停藥的孩子，」她說道，「麗茲從來就不應該吃藥的。她擺脫了藥物，而且過得很好。她現在是護校的學生，差不多要準備畢業了，而且即將結婚。重點在於，若你停止用藥，你就會開始建立應對事情的能力。你會學著控制自己。你開始儲備這些力量。這些兒童大多經歷過非常不好的事情。但只要他們停藥，就能超越自己的過去，接著才能夠向前邁進。那些過去用藥，現在仍繼續用藥的兒童，從來沒有機會建立應對技巧。而且因為他們在青少年時從未有過那種機會，成年後他們就不知道該怎麼面對自己。」

她所說的不是科學研究，但她的經驗的確能讓人一窺寄養兒童用藥所付出的代價。那些大多數持續用藥的孩子，她說，最終「被

歸到失能的類別裡」。

　　山姆·克雷朋（Sam Clayborn）是紐約新羅契爾市的社工，就像泰瑞莎·蓋特利，他能從個人經驗出發，談談在美國身為寄養兒童是什麼樣子。他於1965年出生在哈林區，他的母親無力照顧他，才6歲他就住進一間供住宿的團體家屋。我們約在他位於哈德遜河畔克羅頓的公寓。見面沒多久，他就把故事一件一件放進歷史脈絡，解釋給我聽。「那時他們並沒有如此熱衷於精神病的診斷，」他說明著，「他們更喜歡打你屁股，把你綁起來，然後丟進該死的空房間裡。我很慶幸自己是在那樣的時空背景長大，而不是像現在這樣，因為如果成長在現代，他們一定會把該死的藥物用在我身上。我會吃藥吃到恍神、不省人事為止。」

　　過去二十年來，他和他的搭檔伊娃·戴克（Eva Dech）的工作是守護威斯特徹斯特郡的寄養兒童和貧困的年輕人。伊娃·戴克也有一段艱困的孩提時期，其中包含了被強制住進精神病院並且強迫用藥，而他們從這種強迫寄養兒童用藥的事件，看到種族方面的問題。約從2000年開始，黑人青年被診斷為雙相情緒障礙症的比例大幅提高，根據醫院的出院統計，據稱如今他們患有雙相情緒障礙症的比例比白人更高。[1]克雷朋深信，這個診斷為孩童用藥提供了理由，結果卻給他們造成更多負擔。

　　「塔斯吉吉的梅毒試驗[iii]根本比不上這個；和他們現在對黑人小孩的所作所為相比，梅毒試驗只是微不足道的狗屎。藥廠和政府同流合汙，而且他們是用一大堆人的性命在亂搞一通。他們根本不

鳥這些孩子。這一切都是資本主義的緣故，他們會犧牲貧民區裡全部的黑鬼。我們正在毀掉這些孩子的人生，而且他們大多不會恢復了。這些孩子被毀了，而他們將使補助津貼的名單變得更長。」

　　強納森‧貝若（Jonathan Barrow）是克雷朋在該區曾輔導過的青少年之一，在我們談話的期間，他在客廳裡伸展著四肢，半睡半醒地聽著。強納森在1985年出生於哈林區，有個吸食古柯鹼的母親，他小時候到處搬家，最後落腳祖父位於白原市的家。7歲時，他被診斷患有過動症，並開始服用利他能。國中時，他開始變得叛逆，並捲入幾次打架事件，而這使他有了雙相情緒障礙症的診斷，和丙戊酸及理思必妥的處方。直到那時，強納森一直是個充滿活力的青少年，把多數時間花在籃球場上，但如今他開始把大部分的時間花在隔絕於「自己的房間裡」，克雷朋說道。他在18歲之前就列名補助津貼的失能名冊，而他顯然因為雙相情緒障礙症「嚴重受損」，至今仍仰賴補助津貼。「我是因為吃藥搞成這樣的」，強納森解釋著，還帶有一絲午睡醒來的昏沉。「我不喜歡它。它讓我想睡覺，而且感覺像個吸毒的人。」

　　講到這裡，克雷朋從他的椅子上起身，顯得比以往還要更加焦躁不安。「如今這正發生在許多弟兄身上，一旦用了藥，藥物就把他們的自我給奪走了。他們失去一切的意志力，無法奮鬥，無法改變，無法自己做出一點什麼並取得成功。他們屈服於那他媽的藥物

---

iii　譯注：美國在1932到1972年間，以免費治療梅毒之名，在阿拉巴馬州對400名非裔男子進行一系列的人體試驗。最終美國政府在1997年對受害者作出賠償及道歉。

的化學手銬。那東西就是藥物的枷鎖。」

　　在那次訪談後不久，我參加了一場在麻州韋斯伯勒州立醫院（Westborough State Hospital）舉行的全州青年諮詢委員會。這個委員會是由一群18歲前便進入精神衛生體系的年輕人組成，可向麻州的精神衛生部提供建言，建議它能怎麼做以幫助有精神問題的青少年成長茁壯為成年人。2008年，該委員會的主席是馬修・麥克韋德（Mathew McWade），他在七年級時首度被診斷患有精神疾病，是他使我的拜訪得以順利成行。

　　我在那次會議中沿著桌子繞了一圈，詢問每個人是如何進入這個體系。我原以為自己會聽到的故事，是從兒童時期就被投以興奮劑或抗憂鬱劑的藥物，接著他們的診斷就變成雙相情緒障礙症；有些人是如此，但在這個有各式各樣族群的群體，許多人說的是社會上另一條通往因精神疾病而失能的路徑。

　　卡爾・瓊斯（Cal Jones）[iv]16歲時被捲入一場暴力糾紛，而這使他最後被送到波士頓兒童醫院的急診室接受治療。在急診室，他告訴急診人員說他「想殺掉另一個孩子」，這種想法為他帶來一場精神病院之旅，他就是在那裡被診斷患有雙相情緒障礙症。「他們並沒有作任何測驗，」他說，「他們只是問我一連串問題，然後就開始給我用一堆藥。」從那時起，他住院治療了二十五次。他不喜歡抗精神病劑，所以他通常會在出院後停止服藥，他比較喜歡用吸大

---

iv　卡爾・瓊斯是假名。醫院工作人員要求我不要透露住院病患的姓名。

麻取代，這無可避免會產生一點麻煩。「我被逮捕、並送回（精神病）醫院，我想說好吧，這就是一門生意。他們有越多病人，醫生就賺越多錢。但我恨那邊。我無法忍受。我覺得自己像納粹集中營裡的奴隸。」

那次會議中至少有另外三個人講了類似的故事。一名年輕男子說自己在2002年從高中畢業後不久，因為家庭紛爭發火，砸爛了他的車窗。「那段時間我過得並不好。他們想把我貼上精神疾病的標籤。我不知道我到底有沒有精神病。」另一個人則解釋說，他在六個月前犯下輕微的犯罪行為，之後一位法官給他入監服刑或住進韋斯伯勒州立醫院的選擇。「在這裡比監獄安全。」他解釋著他的選擇。委員會中的第三個成員說，他在13歲時被診斷有雙相情緒障礙症，那是在「殺了某個人」之後的事情。

他們的故事見證了貧窮的年輕人有另一條進入精神衛生體系的路徑。不良行為和犯罪會讓他們得到診斷、用藥，以及被送往精神病院。這個委員會的許多年輕人都服用大量的藥物雞尾酒，他們的動作和言語相對遲緩，但告訴我自己殺人的那位年輕人現在生活在社區之中，而且並未使用任何藥物。「如果州政府真想幫我們，它應該投入更多錢到就業計畫。」他說道。

回到雪城

最後一站，我回頭拜訪雪城那兩個曾在2008年春天見過面的家庭，傑森和凱莉・史密斯以及尚恩和關朵琳・奧茲。關於他們是否要讓自己的孩子用藥，家人、朋友、治療師，以及醫師給了這兩個

家庭相互矛盾的建議，而面對這些令人混亂的意見，兩家人作出了相反的抉擇。

■ 潔西卡

　　從稍早的電話訪談，我知道潔西卡・史密斯一直過得不錯，而當我抵達他們家，她跳到門口歡迎我，就像一年前那樣。她4歲時被診斷患有雙相情緒障礙症，她的父母拒絕了紐約州立大學健康科學中心工作人員的建議，他們建議她使用三種藥物組成的藥物雞尾酒，其中包含一種抗精神病劑。如今，他們有一位8歲大的掌上明珠，她會讓人想起莫里斯・桑達克（Maurice Sendak）那齣廣受歡迎的音樂劇《真實的蘿西》（Really Rosie）中的角色。潔西卡是個非常外向的孩子，最近在學校的一齣音樂劇參與演出。「她就愛這樣」，她的父親說道，並指出她在開幕夜的行為舉止便是她情緒控制已經大幅進步的證明。「她當時扮演一位超級天才，但劇中另一名女孩偷了她的椅子；她不應該那樣作的。我們看到潔西卡很不高興，但接著她就讓事情過去了。這代表她越來越能處理事情變壞的局面。」

　　潔西卡再也沒去看過治療師，但「還是會有一些掙扎之處」，她母親說道。「她仍然難以和人群相處，難以同時和一個以上的孩子一起玩耍。而且若有人傷了她的心，她還是會暴怒。她想當最大的那個人，她也會講話大小聲、大吵大鬧。但再也沒有踢人和咬人了。」

　　她父親補充道：「她脾氣很大，但那就像家族裡的其他人一樣。我也是這樣。我以前很會大小聲。我也坐不住。而我長大之後

一切就都好了。」

■ 納森

　　納森・奧茲則是經歷了更為混亂的十二個月。在這一年中，我與他母親聯絡過許多次，那個4歲時被診斷有注意力不足過動症、接著又被診斷有雙相情緒障礙症的納森，在2008年夏天時過得還不錯。他因為注意力不足過動症服用專思達，因為雙相情緒障礙症服用理思必妥，那個夏天他發現自己「愛上了跑道」，他母親這麼跟我說。「他們教他怎麼跨欄和跳遠。」更重要的是，他情緒的起伏變得沒那麼嚴重，他對姊姊的敵意減輕了，他也睡得更安穩了。「他說他想開始變得更有責任感，」他母親說，「早上起床他會自己整理床鋪，而現在已經進入肯自己洗澡的階段了。他開始不需要我逼著他作事情。看起來，他正漸漸地自己變得成熟。」

　　這是令人興奮的消息，但那段相對平和的時光，在納森秋天回學校上學後就結束了。他變得相當焦慮且情緒不穩，並開始拒絕上學。負責監督照護的醫師助理調高理思必妥的劑量，希望能平復他的焦慮。「他們試圖找出他的焦慮是否和雙相情緒障礙症有關，或者是不同的疾病。」他母親在2009年初的一次電話訪談中解釋著。「注意力不足過動症還算不錯，而且能受控制。如果這樣作沒有效果，他們會給他抗焦慮劑。他們想確保他不會因過高劑量的理思必妥而變得太過昏沉。」

　　當我春天回到雪城，納森的父母對於他經歷的困難已近乎絕望。納森的焦慮並未減緩，而且讓事態更糟的是，他無法控制他的

膀胱。幾天前,他母親心碎地目睹這件事怎麼影響到自己的兒子。「我去學校接他,而他獨自一人坐在教室中間,他的桌子前面,」她說道。「這幾乎就像他對其他人而言是隱形人一樣。老師發誓說他有朋友,但他從來沒跟任何人說過話。班上只有一個同學不會找他麻煩。」他母親補充道,這種孤獨狀態跟著納森回家,「他整天都待在他的房間裡。」

納森的父親則仍保持希望,希望另一次的「藥物調整」能幫助他的兒子。但在那之外,納森的父母坦承,他們對於要做什麼感到不知所措。為納森諮商的心理師想不出新點子了;學校並沒有作什麼事來減輕納森嚴重的焦慮;而他們的親戚和友人無法理解這一切有多困難。「我在這件事情上覺得好孤單,」他母親說,「這爛透了,這使人消磨殆盡,筋疲力竭。我為他哭泣。我就是不知道還能多作些什麼。我不知道該怎麼幫助他。」

在我離開之前,納森從他的房間走了下來,他害羞地展示給我看一些他最喜歡的東西,包括一頂星際大戰的安全帽。他跟我說撒迦利亞是他最要好的朋友(就是唯一不會戲弄他的那位同學),然後他教我怎麼把一張紙摺成一架飛機,並把它丟出去,繞著房間打轉。「我喜歡拍電影。」他說道,用的是一台攝影機。最後我考他幾個問題,都是他最喜歡的科目。「鐵達尼號沉船是在1912年」,他告訴我,而在那之後他得意地辨別出不同的人體骨骼——他對骨骼的圖畫很著迷。「他的老師都愛他。」他母親說道,而在那一刻,你實在很容易就能明白為何如此。

第四部：細說一套妄想

第十三章　意識形態的興起

醫科學生自動接受了精神醫學可以化約為生物醫學這樣的教條而無異見，這並不意外；他們沒有時間閱讀、分析原始文獻。然而在我擔任住院醫師的期間才慢慢了解到，精神科醫師也鮮少做批判性的閱讀。

——美國德州達拉斯西南醫學中心臨床助理教授，

柯林‧羅斯（Colin Ross, 1995）[1]

　　我們逐步探討了近五十年來美國境內精神疾病流行大爆發的情況，也回顧了每一種主要疾病治療結果研究的文獻，所以接下來應當處理的問題很清楚。為什麼美國社會認為過去五十年有一波「精神藥理學革命」，但科學文獻明明指出這樣的革命從未具體誕生？或者換句話說，此一引人側目的集體妄想，它的根源何在？

　　要回答這個問題，我們得先追溯「生物精神醫學」的興起，然後瞧瞧擁抱了生物精神醫學的信念系統後，精神醫學所述說的故事。

精神醫學的不滿之季

　　1950年代是個讓人興奮得發暈的時代，彷彿每年都能發現突破性的新藥，精神醫學自然對前景感到樂觀。它也和其他醫學領域一

樣有神奇藥丸可用，一旦美國國家精神衛生研究院的學者們建立起精神疾病的化學物質失衡理論，這些神奇藥丸好像也真的變成了一種身體疾病的解藥。酒精、藥物濫用和精神健康管理局（Alcohol, Drug Abuse and Mental Health Administration）前局長傑拉德・克樂曼（Gerald Klerman）高喊：「美國的精神醫學界將精神藥理學納入旗下，成為一門研究領域。」[2]然而，二十年過去，那種讓人興奮得發暈的日子早已不再，精神醫學深陷巨大危機，多面受敵，擔憂自己是否難以為繼。1980年，美國精神醫學會主席梅爾文・賽伯歆（Melvin Sabshin）表示，可以說該「專業遭到層層包圍，而盟軍卻被阻擋在外」。[3]

精神醫學所面臨的頭一個問題是，有人從知識上挑戰其正當性。這項攻擊由湯瑪斯・薩斯（Thomas Szasz）於1961年提出，他本身是位精神醫學家，服務於雪城的紐約州立大學。薩斯在他的著作《精神疾病的神話》（*The Myth of Mental Illness*）一書中提到，精神疾病不是醫學性質的疾病，它是一些標籤，用來標記那些遭受「生活的困境」磨難、以及僅是行為偏離社會規範的人。他說，精神科醫師和官員、警察之間的共通點遠多於他們和其他醫師。薩斯的批判震撼了學界，因為就連主流出版品，例如《大西洋》月刊、《科學》期刊，也覺得他的論述是重要的、有說服力的，《科學》期刊認為他的書「十分勇敢，提供了許多資訊……大膽之餘，還常令人驚豔」。[4]後來，薩斯對《紐約時報》提到，「我每每會在煙霧繚繞的房間裡，聽到有人說薩斯毀滅了精神醫學。最好真是如此。」[5]

他的著作也同時引發了「反精神醫學」運動，歐美學者紛紛

參戰，傅柯、羅納德・連恩（R. D. Laing）、大衛・古柏（David Cooper）、高夫曼（Erving Goffman），不過是其中的幾位。所有人都在質疑精神疾病的「醫療模式」，都認為面對一個壓迫的社會，或許瘋狂才是「清醒」的反應。相較於將精神病院描述成一個進行治療的機構，或許將它描述成進行社會控制機構，更為貼切；1975年席捲奧斯卡金像獎的電影《飛越杜鵑窩》（*One Flew Over the Cuckoo's Nest*）即具體描繪出此一觀點，使其家喻戶曉。電影裡面護士瑞秋就是惡劣的條子，結局則是麥克墨菲（傑克・尼克遜飾）的大腦額葉遭到切除，因為他沒辦法乖乖聽話。

　　精神醫學面對的第二個問題是，針對患者市場的競爭日益激烈。1960、1970年代，美國的心理治療產業生機蓬勃。數以千計的心理師、諮商師開始服務「精神官能症」患者；本來，自從佛洛伊德將他的躺椅帶進美國，精神醫學就一直將這類患者劃歸到自己名下。到了1975年，美國國內不具醫師資格的治療師之人數已超過精神科醫師；1960年代的精神官能症患者吃幾顆「快樂藥丸」就滿足了，但隨著苯二氮平類藥物失寵，患者開始擁抱諸如原始吶喊治療、伊沙蘭（Esalen）ⁱ等，形形色色號稱可以治癒受傷靈魂的「另類」治療。治療方式的競爭加上一些其他因素，使得1970年代晚期美國精神科醫師年收入的中位數只有70,600美元，雖然在當時仍算優渥，但在整個醫學領域，精神醫學可說敬陪末座。「精神醫學以

---

i　譯注：1962年由迪克・普里斯（Dick Price）和麥克・墨菲（Michael Murphy）創立，為一致力推廣並實踐完形治療的機構。

外的精神衛生專業正在收編精神醫學的某些領域，甚至可說是所有的領域。」塔夫茨大學的精神醫學家大衛‧阿德勒（David Adler）寫道。他認為大家應該開始擔心「精神醫學的消亡」。[6]

此外，精神醫學內部歧見亦深。雖然托拉靈問世以來，精神醫學即轉向生物精神醫學的方向發展，多數精神科醫師都熱心美言藥物的益處；但是佛洛伊德學派自1950年代起雄踞多所大學的醫學系，他們可從來沒真正去搭這台順風車。佛派學者相信藥物有其用途，但依然認為大部分障礙症是心理性的。因此在1970年代，佛洛伊德派和擁抱精神疾病之「醫療模式」的學者之間，有一道哲學性的鴻溝。此外還有第三派，「社會精神醫學家」（social psychiatrists）。他們認為精神疾病和情緒困擾往往來自個體與其環境之間的衝突，如此一來，改變其所面對的環境，或者創造一個能夠提供支持的新環境，如同羅倫‧莫雪的蘇提雅計畫（Soteria Project）[ii]，就會是個幫助患者痊癒的好方法。社會精神醫學家與佛派學者一樣，他們不把藥物看成治療的核心，而是把它當作一些製劑，有時候派得上用場，有時候則幫不了忙。三種治療取向的分歧，使整個領域遭遇「認同危機」，賽伯歐如此表示。[7]

到了1970年代末，美國精神醫學會的領導人物經常會說自己在打的是一場「存亡」之戰。1950年代，精神醫學是成長最迅速

---

ii　譯注：此一治療模式服務對象主要是被診斷出患有思覺失調症的個人，讓這些人和計畫的工作人員居住在同一棟住宅當中，彼此以同儕相待，讓患者保有個人決斷、社交網絡、社會義務，藉此降低主流治療法當中對藥物的依賴程度，並且避免其對個體過度控制之流弊。

的醫學專科，然而在1970年代，醫學系畢業生選擇該科的比例從
11%掉到4%以下。《紐約時報》的一篇〈精神醫學的焦慮年代〉
（Psychiatry's Anxious Years）文章指出，該領域失寵的現象，「被視
為一種相當嚴重的指控」。[8]

避重就輕

　　這就是精神醫學在1970年代對自己的評估。它照照鏡子，發現
專業上遭到「反精神醫學」運動的攻擊，經濟上受到不具醫師資格
的治療師威脅，就連內部也因意見不合而分裂。不過它其實忽略了
最根本的問題，那就是精神醫學的藥物治療在市場上失寵了。是因
為這樣，危機才得以攻城掠地。

　　如果第一代精神藥物果真有用，社會大眾應該會猛敲精神科
醫師的診間門，想要弄到這些藥物的處方箋。薩斯將精神疾病當作
「神話」的論述對某些人來說可能具有知識上的趣味，值得在學術
圈內討論一番，然而卻沒辦法削弱一般人的喜好，因為這些藥物的
確讓人感覺變好、功能也更好。同樣地，精神醫學界也可以把心理
師和諮商師造成的市場競爭視為無關痛癢的小干擾。憂鬱和焦慮患
者或許會去享受一下吶喊治療、泥漿浴，或是去向心理師尋求談話
治療，但處方藥還是會留在他們的藥櫃子裡。內部的分歧也不會持
續太久。如果藥丸的確證明可以提供患者長期的症狀緩解，精神醫
學界就會全面擁抱醫療模式，因為學界提出的另外兩種照護模式
──精神分析、可提供支援的環境，相形之下顯得太過勞力密集、
沒有必要。精神醫學在1970年代陷入危機，是因為原本環繞在藥物

四周的「神奇藥丸」光環已經消失了。

打從醫師將托拉靈與神經抑制劑納入精神科用藥,許多住院患者都對此類藥物深表反感,此一情況嚴重到許多患者假裝吞了藥丸,其實只是藏在舌頭底下。因為這類現象過於普遍,史克藥廠才會在1960年代初期研發讓患者必須吞嚥、液狀的托拉靈。其他製藥公司則是將自家神經抑制劑研發出注射劑的型態,以強制住院患者用藥。有一則液狀托拉靈的廣告就誇張地寫著:「注意!精神病患**逃避用藥**是出了名的。」[9]1970年代初,曾經受過這種強迫性治療的患者開始組織團體,還取了「瘋子解放陣線」、「反精神科侵害網路」之類的名字。遊行示威的時候,許多人舉的牌子上寫著:我要抱抱,不要用藥!

《飛越杜鵑窩》也幫了一把,在社會大眾的心目中建立了抗議的正當性,巧的是電影上映前不久,精神醫學正碰上一條尷尬的新聞:蘇聯利用神經抑制劑刑求異議人士。看起來,藥物造成的生理痛苦,會讓神智清楚的人為了批評共產黨政府而公開道歉,只求不要再被施以「好度酷刑」。異議人士寫道,這種精神科用藥會讓人變成「植物」,《紐約時報》認為這種作法可謂「謀殺靈性」。[10]1975年,印第安納州參議員比奇·拜爾(Birch Bayh)著手調查神經抑制劑在少年教養機構中的使用情況,一眾前病友趁機占領公聽會,作證說明藥物會帶來「極度的痛苦」,讓他們變成情感上的「僵屍」。有位前病友說,抗精神病劑「並不是用來治療或幫助人,而是用來折磨和控制人。就這麼簡單。」[11]

這些藥物在社會大眾面前的形象早已不是1954年《紐約時報》

所寫的那樣，是讓瘋癲的狂人「坐好、講話清楚」的藥丸；而正當大家心中逐漸建立起對於抗精神病劑的新看法，苯二氮平類藥物的形象又遭逢新的打擊。聯邦政府將其列為第四級管制藥物，愛德華·甘迺迪（Edward Kennedy）不久後便宣稱苯二氮平類藥物會「造成依賴與成癮的噩夢」。[12]當初發動精神藥理學革命的正是抗精神病劑與苯二氮平類藥物，現在社會大眾對兩者的觀感都不好，精神病藥物的銷售量在1970年代自然隨之下跌；1973年藥局售出處方藥的數量為2億2300萬，1980年則減少到1億5300萬。[13]《紐約時報》〈精神醫學的焦慮年代〉一文也提出，精神醫學的治療讓人覺得「效果不彰」，是醫學系畢業生避開它的主因之一。

　　這個話題，精神醫學既不喜歡討論，也不想承認。然而，精神科醫師在治療市場上有什麼競爭優勢，每個人都心知肚明。美國紐澤西州精神科醫師亞瑟·普拉（Arthur Platt）在1970年代晚期曾經參加過一場專業會議，其中有位專題講者明白指出，「他說『有一件事情可以挽救我們，那就是我們是醫師』。」普拉回想道。[14]他們可以開處方箋，心理學家和社工不行，這樣的經濟態勢為精神醫學指出一條明顯的解決之道。如果精神藥物的形象得以復健，精神醫學就會欣欣向榮。

披上白袍

　　復健精神科用藥公眾形象的程序，於1970年代啟動。有鑑於薩斯的批評，即精神科醫師的功能並不像真的「醫師」，美國精神醫學會主張精神科醫師需要更明確地扮演此一角色。「應當大力支持

讓精神醫學再度醫藥化的這項富有活力的計畫。」1977年，美國精神醫學會的賽伯歇如此表示。[15]《美國精神醫學期刊》等期刊裡面有一大堆文章都在解釋這到底代表什麼意思。肯塔基大學精神醫學家阿諾‧路德韋（Arnold Ludwig）寫道，「醫療模式」奠基於「精神科醫師的主要身分乃是醫師這一項前提」之上。[16]德州大學的保羅‧布萊倪（Paul Blaney）說，應將精神疾病視為「器質性疾病」看待。[17]華盛頓大學的賽謬爾‧古茲認為，精神科醫師應該把焦點放在做出恰當的診斷，而這奠基於「疾病症狀與徵兆」的建檔。他又說，只有精神科醫師才受過「必要的醫學訓練，能夠將現今精神病患所能採用的最有效的療法，也就是精神藥物和電擊療法，做出最理想的應用」。[18]

　　這一套照護模式直接從內科複製。內科的醫師會量患者的體溫，或測血糖，或進行一些其他的診斷檢驗，一旦辨識出疾病就會開立適當的藥物。精神醫學「再度醫藥化」的意思是把佛洛伊德的躺椅送進垃圾車，然後，便可望恢復精神醫學的公眾形象。「在一般人心目中，醫療模式和科學真理有著最牢固的連結。」塔夫茨大學的精神醫學家阿德勒如此說明。[19]

　　1974年，美國精神醫學會相中哥倫比亞大學的羅伯特‧史匹哲（Robert Spitzer）來主導一項任務，即修訂精神醫學會的《精神疾病診斷與統計手冊》，促使精神科醫師使用這種方式診斷病人。《精神疾病診斷與統計手冊》第二版於1967年發行，它蘊含了佛洛伊德的「精神官能症」概念，史皮哲等人認為這些診斷分類非常「不可信賴」。除了史匹哲，任務團隊還有四位生物取向的精神醫學家，

其中之一就是華盛頓大學的古茲。史匹哲保證，《精神疾病診斷與統計手冊》第三版將成為「把醫療模式應用到精神問題的保障」。[20]美國精神醫學會主席傑克・溫柏格（Jack Weinberg）於1977年表示，該手冊會「告訴任何一個心存疑慮的人，我們的確把精神醫學當作一門醫學專科」。[21]

　　三年後，史匹哲與同僚發表了他們親自打造的作品。《精神疾病診斷與統計手冊》第三版辨別出265種疾患，並稱每一種障礙症的性質都可以明確區隔。一百位以上精神醫學家共同執筆完成這部500頁的文獻，這表示該手冊呈現了美國精神醫學界的集體智慧。使用《精神疾病診斷與統計手冊》第三版下診斷時，精神科醫師要針對書中所述該疾病典型的症狀，判斷患者表現出的症狀是否達到足夠的數量。舉例來說，「鬱症發作」常見的症狀有9項，患者如果出現了5項，就可以診斷為患有這項疾病。史匹哲得意地表示，新版的手冊經過「臨床測試」，證明不同機構的臨床人員在面對同一位患者時，很可能會做出相同的診斷，而這代表了診斷不會再像以前那麼主觀。「這樣的（信度）結果比我們所預期的要好太多了。」他說。[22]

　　精神醫學現在有了醫療模式的「聖經」，美國精神醫學會與其他學界中人忙不迭地對其大加讚揚。賽伯歇說《精神疾病診斷與統計手冊》第三版是一份「令人嘆服的文件……精采的巨著」。[23]克樂曼表示「《精神疾病診斷與統計手冊》第三版的發展代表了美國精神醫學專業歷史上命運攸關的瞬間……《精神疾病診斷與統計手冊》第三版的應用代表了美國精神醫學界重新確定了它的醫學

身分，以及它對科學醫療的投入」。[24]哥倫比亞大學精神醫學家傑若德‧馬克思曼（Jerrold Maxmen）寫道，《精神疾病診斷與統計手冊》第三版使得「科學精神醫學正式確立其主導地位……老式的（精神分析的）精神醫學是從理論出發，而新式的精神醫學是從事實出發」。[25]

不過一如當時評論者所指出的，一般人很難理解這本手冊為何應被視為一椿偉大的**科學**成就。科學上並沒有新的發現，導致精神醫學的診斷需要重新配置；精神疾病的生物學原因仍屬未知，甚至連《精神疾病診斷與統計手冊》第三版的作者群也承認這一點。他們說，大部分的診斷「尚未得到一些重要相關係數資料的完整驗證，例如臨床病程、預後、家族史、治療反應」。[26]另外也相當清楚的是，是否患病這條線似乎是隨意所畫。為什麼書中所描述鬱症的9項典型症狀中，是出現5項才能做此診斷？為什麼不是6項、或是4項？美國心理學會理事長希奧多‧布勞（Theodore Blau）寫道，《精神疾病診斷與統計手冊》第三版比較是「美國精神醫學會的政治定位文件，而非奠基於科學的分類系統」。[27]

然而，前述這些實際上都無關緊要。隨著《精神疾病診斷與統計手冊》第三版發行，精神醫學已經公開地穿上白袍。佛洛伊德派被打垮了，精神官能症的概念基本上被丟進了垃圾筒，這個學科中的每一個人現在都被要求得去擁抱醫療模式。「時機已到，我們可以大聲宣告精神醫學身分認同的危機已經結束了。」賽伯歇說道。[28]果不其然，《美國精神醫學期刊》呼籲會員「眾口同聲，這不僅是為了支持，也是為了維護（精神醫學的）地位，以對抗其他各式各

樣企圖和精神醫學爭取病人與聲譽的精神衛生專業」。[29]田納西大學精神醫學家班‧伯斯坦（Ben Bursten）在1981年觀察到，醫療模式和《精神疾病診斷與統計手冊》第三版是用來「重振旗鼓……以挫來犯者（並）瓦解內敵」。[30]

確實如此，被打垮的不只有佛洛伊德學派。羅倫‧莫雪及與他為伍的社會精神醫學家也被徹底擊敗、掃地出門。

莫雪1971年提出蘇提雅計畫時，人人都知道它會威脅到精神疾病「醫療模式」的理論。被診斷患有思覺失調症的患者會在一般的住宅內接受治療，工作人員並非專業人士，也不使用藥物；而他們的治療結果將會被拿來與在醫院內接受藥物治療的患者做一比較。倘若蘇提雅的患者狀況較佳，這對精神醫學及其療法而言，意味著什麼？打從莫雪提出計畫那一刻起，美國精神醫學界的龍頭就試圖確保它一定得以失敗收場。即便莫雪主掌國家精神衛生研究院的思覺失調症研究中心，他的經費還是得通過監督研究院外部研究計畫的經費補助委員會；該委員會由頂尖醫學系的精神科學家組成，把他的經費從一開始提的五年70萬美元，砍到只剩下兩年15萬美元。如此一來，便能確認該計畫從剛起步便遭逢財務上的壓力，等到莫雪在1970年代中期開始回報蘇提雅患者的良好結果，委員會再次出手。此一研究的研究設計有「重大缺陷」，委員會表示；呈現出蘇提雅患者治療成效較佳的證據「無法服人」。[31]學院的精神醫學家推論，一定是莫雪心懷成見，他們要求莫雪卸下計畫主持人一職。二十五年後，莫雪在一段訪問中說道，「這意思很清楚，如果我們所獲得的結果好到這種地步，那我就一定不是個老實的科學家。」[32]

不久之後，經費補助委員會完全不再提供經費給該試驗，莫雪被迫離開美國國家精神衛生研究院，雖然委員會在最後一次的計畫審查時心不甘情不願地承認，「此計畫或表明了，一套彈性的、社區的、採用非專業人力、不使用藥物的居住式心理社會治療計畫，可與較為中規中矩的社區精神衛生計畫相媲美。」

美國國家精神衛生研究院再也不曾為這樣的試驗提供經費。不但如此，莫雪的遭遇更給學界其他人傳達出一則明確的訊息：不站到生物醫學模式那邊就不會有前途。

精神科的狂人

《精神疾病診斷與統計手冊》第三版一發行，美國精神醫學會便著手將其「醫療模式」行銷給社會大眾。儘管醫學專業組織一直都設法增加其會員經濟上的利益，然而這卻是頭一次有組織完整地採用了以往是商業貿易協會慣用的行銷方式。1981年，美國精神醫學會成立「出版行銷部」以「深化精神科醫師的醫學身分」，美國精神醫學會一轉眼就變身成了最有效的行銷機器。[33]「精神醫學會的任務在於保障精神科醫師的獲利能力。」此語出自1986年美國精神醫學會的副理事長，保羅・芬克（Paul Fink）。[34]

首先，美國精神醫學會在1981年自己創立了一間出版社，期望該社可以為閱讀大眾帶來「精神醫學最優秀的人才與當下盛行的知識」。[35]出版社一年出版的書籍很快便超過三十本，賽伯歇在1983年曾高興地提到，這些書「會為精神醫學帶來許多正面的教育宣導」。[36]美國精神醫學會也成立了委員會審查該出版社出版的教科

書，用意在確保作者能夠宣揚正確的訊息。事實上，該出版社1986年準備出版《精神疾病治療》（*Treatment of Psychiatric Disorders*）時，美國精神醫學會選任委員之一，羅傑・皮爾（Roger Peele）就曾為此而苦惱，「我們要怎麼把3萬2千名會員組織起來進行倡議？我們該允許哪些人針對精神疾病的議題發言？只限研究者？只限學術菁英？……只限美國精神醫學會主席指定的會員？」[37]

美國精神醫學會很早就意識到，要是排一份全國名冊，列出能夠上媒體宣傳醫療模式觀點的「專家」，那將會很有價值。因此，學會設了「公共事務中心」督導此項作業，包括訓練會員「應對廣播與電視節目的技巧」。而單單在1985年，學會就舉辦了九場「如何撐過電視訪談」工作坊。[38]同時，每個分會都得安排一位「公共事務代表」負責對媒體發言。「我們現在已經有了受過訓練的領導人物形成的經驗網絡，他們可以有效應對各種形態的媒體。」賽伯歆表示。[39]

就跟一般商業組織銷售產品的時候一樣，美國精神醫學會經常試圖吸引媒體，只要獲得正面的報導便大為欣喜。1980年12月，學會針對「精神醫學的新進展」召開了一整天的記者會，「幾家全國最知名、發行量最大的報紙都派了代表參加」，賽伯歆頗為得意。[40]接著，學會在電視上以「公共服務宣導短片」宣揚其觀點，這項企畫還包括贊助有線電視的兩小時電視節目，節目名稱是《你的精神衛生》（*Your Mental Health*）。學會還製作了「現況說明表」廣發給媒體，主要是闡述精神疾病如何盛行，以及精神科用藥如何有效。美國精神醫學會公共事務委員會（Commission on Public Affairs）主

席哈維・魯賓（Harvey Rubin）甚至錄了一個廣播節目，將醫療模式觀點宣傳到全國各地。[41]學會也傾盡全力發動媒體突襲——頒獎給故事寫得討它歡心的記者，而賽伯歇每年都會細數此項工作產生的公關效果。1983年，他提到「經過公共事務部門協力與敦促，《美國新聞與世界報導》曾有一期以憂鬱症作為封面故事，並大量引述知名精神科醫師的發言」。[42]兩年後，賽伯歇宣布「美國精神醫學會的代言人上了菲爾・唐納修（Phil Donahue）的《夜線新聞》（Nightline），以及其他聯播節目」。那一年學會還「協助發展《讀者文摘》出版的書籍中提及精神衛生的那章」。[43]

以上種種投資都帶來了豐厚的股利。現在，報章雜誌已經常常出現精神醫學正在「革命」之類的標題。《紐約時報》的讀者學到了「人類的憂鬱症與基因有所連結」，科學家逐漸破解「恐懼及焦慮的生物學」。報上說，研究者發現了「憂鬱症的化學之鑰」。[44]生物精神醫學的信念在社會大眾心中明顯地站穩了腳步，一如美國精神醫學會所願，《巴爾的摩夕陽報》（Baltimore Evening Sun）的喬恩・富蘭克林（Jon Franklin）在1984年寫了一系列共七篇文章，以「心靈修復人」為題，報導精神醫學的驚人進步。[45]他將這場革命放入歷史的脈絡：

> 佛洛伊德以降，精神醫學的實務往往是門藝術，而非科學。它散發著巫術的氣息，以印象與直覺為導引，但往往成效不彰，精神醫學是現代科學笨拙的繼子，偶爾還顯得可笑。然而近十餘年，精神醫學界的研究者默默在實驗室工作著，解剖老鼠和

人類的腦部，梳理可解鎖心靈奧祕的化學式。到了1980年代，他們的工作有了回報。他們正迅速掌握人類生產思想與情緒的聯鎖分子。……今日的精神醫學抵達了一個臨界點，它即將成為真正的科學，精確、量化一如分子遺傳學。精神工程的時代就在眼前，醫治生病心靈的專門藥物與療法即將發展出來。

富蘭克林為該系列訪談了50位以上精神醫學界的領袖人物，他把這門新興科學稱為「分子精神醫學」，它「可以治癒的精神疾病，感染的人數或許占了20%人口」。他這篇作品獲得普立茲釋義性新聞獎。

此時一般出版社所出版的精神醫學家撰寫之書籍，描述的情景也相當類似。耶魯大學精神科學家馬克・郭德（Mark Gold）在《憂鬱好消息》（*The Good News About Depression*）中告訴讀者，「像我們這些在這個新領域工作的人，把這種科學叫作**生物精神醫學**，也就是心靈的新藥。……它讓精神醫學回歸醫療模式，融入所有科學研究的最新發展，提供了前所未有的系統性方法，診斷、處遇、治癒心理的折磨，甚至還可以預防。」郭德又說，過去幾年精神醫學進行了「有史以來最不可思議的一些研究。……我們在科學的前線、在人類知識的前線搜索著，所有精神疾病終極的理解與治療就在此處」。[46]

若說有哪一本書鞏固了社會大眾心中的想法，那應該是《破碎的腦》（*The Broken Brain*）。本書出版於1984年，作者南西・安卓森後來當上了《美國精神醫學期刊》的編輯，而這本書被譽為「首

次完整記載了精神疾病的診斷與治療中的生物醫學革命」。安卓森在書中簡要說明了生物精神醫學的信條:「各種主要的精神病症都是身體的疾病,應當把它們看成醫學上的病症,就像糖尿病、心臟病、癌症一樣。此一模式著重於謹慎地診斷出病人究竟患了哪一種疾病,就像內科醫師、神經科醫師一樣。」[47]

《破碎的腦》——她的書名取得很棒,社會大眾可以輕鬆掌握、記憶書名所承載的主要訊息。不過大多數讀者並沒有注意到,安卓森在書中多處承認,研究者其實還沒有真正**發現**被診斷患有精神疾病的患者,其腦部確實遭到破壞。研究者手上有新的工具可以探查大腦的功能,而他們期待有一天可以獲得這項知識。「然而,革命的**意識**相當實在,意即我感覺的到我們會造成石破天驚的改變,即便這過程要花上好幾年。」安卓森說道。[48]

經過二十五年,那場突破仍然屬於未來。思覺失調症、憂鬱症、雙相情緒障礙症的生物基礎尚未為人所知,可是長久以來社會大眾認定事實並非如此,而現在我們可以看到引發此一妄想的行銷程序。1980年代初,精神醫學界擔心其前景。精神科藥品的銷售量在過去七年明顯衰退,沒多少醫學系畢業生想進入精神醫學科。有鑑於此,美國精神醫學會啟動了一套精細的行銷活動將其醫療模式推銷給社會大眾,數年後,社會大眾對於該領域呈現出的進展只有驚歎。曾經有一場進行中的革命,精神科醫師當時成了「心靈修復人」,而且約翰霍普金斯大學的「腦化學家」麥可·庫哈耳(Michael Kuhar)還告訴富蘭克林「新知識的爆炸」將會帶來新的藥物、使社會發生廣泛的變化,而這一切將會「十分美妙」![49]

四部和聲

　　美國社會中並不是只有精神科醫師急於宣揚精神醫學界的生醫革命。1980年代，還有另外幾個有力的聲音，也同樣表述這樣的觀點；這組人馬在財務上有影響力，在知識上有聲望，在道德上有權威。他們組合起來所能應用的資源與社會地位，幾乎足以讓社會大眾相信任何事，而這個敘事隊伍依然延續至今。

　　前面提到，美國國會1951年給了醫師開立處方藥的獨占特權，製藥公司的利益與醫師的利益於是便緊密地連結起來。然而到了1980年代，美國精神醫學會和藥品產業的關係更往前推進了一步，基本上就是成為藥品行銷的「夥伴關係」。在其佈署之下，負責上台亮相的是美國精神醫學會和學院內醫學中心的精神醫學家們，社會大眾看到的是檯面上的「科學人」，而製藥公司則靜悄悄地躲在背後為此一資本主義事業提供資金。

　　這段夥伴關係的種子早在1974年就已播下，當時美國精神醫學會組了個工作團隊，評估製藥產業的支持對其未來發展有多重要。答案是「非常重要」。這使得學會在1980年採取了重大的政策轉向，使其與過往截然不同。一直以來，製藥公司都會在美國精神醫學會年會上擺出搶眼的展示，或是支付社交聚會的費用，可是它們不准來弄「科學」的場子。然而，1980年美國精神醫學會理事會投票通過，允許製藥公司可以贊助年會裡的科學研討會。藥品公司為了取得這項權利需支付學會一筆款項，而不久之後，產業出資舉辦的研討會就成了年會中最多人參加的活動；與會者可以享用一份豪

華的餐點，研討會上有「專家小組」進行報告，講者的酬勞豐厚，而藥品公司也確保了他們的報告會按部就班地順利進行。「這些研討會都準備得十分仔細，在會議前事先排練，視聽內容也都相當出色。」賽伯歆說道。[50]

通往完整「夥伴關係」的那扇大門已經敞開，將開始對民眾推銷醫療模式以及精神科用藥；自此之後，美國精神醫學會靠製藥公司的經費支應學會活動遂成常例。藥品公司開始「贊助」推廣教育課程以及醫院精神科的專題演講，有位精神科醫師觀察到這些公司「開心地以免費食物和酒精類飲料畫下句點，讓學習之愛更添滋味」。[51]1982年，美國精神醫學會設立政治活動委員會以遊說美國國會，而其資金就是來自藥廠。製藥產業幫忙美國精神醫學會支付媒體訓練工作坊的費用。1985年，學會秘書弗瑞德‧歌特利柏（Fred Gottlieb）看到當時的美國精神醫學會每年都會收到「藥廠的數百萬美元」。[52]兩年後，學會會訊《精神醫學新聞》刊出一張相片，是史克藥廠將支票遞給學會理事長羅伯特‧帕斯諾的畫面，有位讀者便笑稱美國精神醫學會變成「美國精神藥物協會」了。[53]如今學會財務狀況大好，1980年的收入為1,050萬美元，到了1987年大幅增加為2,140萬美元，還搬進華盛頓哥倫比亞特區一棟氣派的新大樓；他們並公然談論「我們在業界的夥伴們」。[54]

就製藥公司而言，這段新的夥伴關係當中，最棒的莫過於他們現在可以把頂尖醫學系的精神科醫師變成「代言人」，即使這些醫師自認為「獨立」也一樣。年會中產業出資舉辦的研討會是這段新關係的潤滑劑。這些研討會號稱屬於「教育性」的報告，藥品公司

保證不會「控制」專家的發言。然而他們的報告經過**排練**，講者個個都知道，要是自己脫稿演出，開始提到精神科用藥治療的缺點，那就不會再有人請他來了。[iii]企業不會出資讓研討會談「超敏性精神病」、談苯二氮平類藥物的成癮作用，或談抗憂鬱劑的療效並未高於活性安慰劑。這些講者後來變成「思想領袖」，他們因出席此類座談而晉升為學界「明星」，到了2000年初，這批講者每次的演講費已經高達2千至1萬美元。富勒・托利（E. Fuller Torrey）坦承，「我們裡面有些人覺得，目前的這個體系已經慢慢變成一種上流社會的賣身形式。」[55]

　這些「思想領袖」也成了媒體固定會拿來引用的專家，並參與撰寫美國精神醫學會出版的教科書。精神醫學界的思想領袖塑造了我們社會對精神疾病的認知，一旦他們開始當收費的發言人，製藥公司的金錢就從各種管道源源湧至。就像《新英格蘭醫學期刊》2000年講的一樣，思想領袖們「出任某些公司的顧問，而他們正針對該公司的產品進行研究；他們進入諮詢委員會、演講事務部；他們參與專利權與權利金的協議；他們同意為利益相關公司的幽靈寫手所寫的文章掛名；他們在企業贊助的研討會上推廣藥物、儀器；他們毫不忌憚地收受昂貴禮品、前往豪華旅行」。[56]藥廠以金錢攏絡

---

iii　學院裡的的精神醫學家也開始為地區性的精神科團體提供晚餐講座，2000年，密西西比大學精神醫學家約翰・諾頓（John Norton）在一封寫給《新英格蘭醫學期刊》的信當中坦承，「邀請我演講的次數從每個月四到六次，突然降到基本上連一次也沒有。」他說，此事尚未發生之前，「我騙自己我是在教育醫師，一點都沒有受到贊助者的影響。」

的也不是只有學界中少數幾個精神醫學家。製藥產業明白用這招來行銷他們的藥物十分有效，把每一家公司支付的對象總合起來，可說這門學科中的每個知名人士都收了錢。2000年，《新英格蘭醫學期刊》打算找位專家來寫一篇關於憂鬱症的社論，發現「沒幾個人和生產抗憂鬱劑的藥廠沒有財務關係」。

美國國家精神衛生研究院也參加了這個說故事大隊。蘇提雅計畫停止、莫雪遭逐之後，生物精神醫學家知道他們成功占領了精神衛生研究院。1980年代，精神衛生研究院積極對大眾推銷生物精神醫學的那套說法，而薛福特・弗雷澤（Shervert Frazier）對此全力護航。弗雷澤1984年獲選擔任美國國家精神衛生研究院官員，之前他曾主掌美國精神醫學會的公共事務委員會，該部門舉辦的媒體訓練工作坊正是由製藥公司出資；不久，弗雷澤宣布國家精神衛生研究院將展開一項大規模的教育宣導計畫，名為「憂鬱症之覺察、辨識及治療計畫」（Depression Awareness, Recognition and Treatment, DART）。國家精神衛生研究院表示，將以教育的方式告知社會大眾憂鬱症乃「普遍、嚴重、可治療」；而製藥公司會「為此計畫提供資源、知識以及其他形式的協助」，研究院保證該計畫至少實施十年。[57]另一方面，在研究院幫忙精神科用藥拓展市場的同時，也向社會大眾保證確實有腦部受損的說法。「二十年來的研究指出（精神疾病）和其他疾病都是同類的疾病，」1990年，國家精神衛生研究院院長路易士・賈德說道，雖然根本沒有人能夠闡釋精神疾病的病理本質。[58]

參加說故事大隊的最後一個團體是美國全國精神疾病聯盟。該

組織創立於1979年，創立者為兩位威斯康辛州的女性，貝芙麗·楊（Beverly Young）和哈莉葉·謝勒（Harriet Shelter）。根據精神疾病聯盟一位歷史學家的觀察，他們之所以崛起乃是出於庶民的反彈，抗議佛洛伊德理論將思覺失調症歸咎於「漠不關心和心有旁鶩的母親，因為她們無法與嬰兒建立情感連結」。[59]精神疾病聯盟則急於擁抱與此不同的意見，該聯盟前理事長長艾格妮絲·哈特菲（Agnes Hatfield）在1991年說道，它所欲散播的訊息為「精神疾病不是心理衛生的問題；它是生理疾病。患者的家人在這個部分表現得相當明白，他們會把焦點放在生理疾病」。[60]

　　對於精神醫學會和製藥公司而言，精神疾病聯盟出面的時機再好不過。有個**家長**團體急著想要擁抱生物精神醫學，學會和藥廠都高興得要跳起來了。1983年，美國精神醫學會「與全國精神疾病聯盟協議」合作撰寫了一本談神經抑制劑的小冊子，不久便鼓勵美國國內各分會「和全國精神疾病聯盟的支會培養合作關係」。[61]美國精神醫學會和精神疾病聯盟一同遊說國會增加生物醫藥典範的研究預算，而該活動的受益者，美國國家精神衛生研究院，在1980年代看到研究預算飆升了84%，研究院十分感謝家長的協助。「精神疾病聯盟對精神衛生研究院而言是相當有意義的機構。」1990年，賈德在寫給精神疾病聯盟理事長蘿瑞·弗林（Laurie Flynn）的信裡如此寫道。[62]當時精神疾病聯盟會員超過12萬5千人，多為中產階級，聯盟忙著找機會「將腦部失調的本質教給媒體、公務員、照護人員、教師、商業社群，以及一般社會大眾」，該聯盟一位領導者表示。[63]精神疾病聯盟為腦部受損的說法提供了有力的道德權威，製藥產業

自然樂於資助其教育計畫，1996到1999年間，18間公司總計提供了該聯盟1,172萬美元。[64]

　　簡而言之，1980年代出現了一組有力的四重奏，熱切地告訴社會大眾精神疾病是腦部的疾病。藥品公司提供的是財務上的力量，美國精神醫學會與頂尖醫學系的精神病學家賦與它學術上的理論，而美國國家精神衛生研究院替這個說法蓋上政府的認証標章，精神疾病聯盟則是給了它道德高地。這樣的組合幾乎可以讓美國社會相信任何事，更棒的是，台上還有另一個聲音，以它獨有的方式讓這種說法在大眾的眼裡更加堅如磐石。

相信外星人的批評者

　　「精神藥理學革命」之說一開始於1950、1960年代提出，接著如本章所述，它在1980年代再度復活。然而1980年代的說書人得比早年那些人更要小心遭到批評，原因很單純，因為當時已累積了二十年的研究資料來反證他們的說法。這些藥物沒有一個能證明長期而言會幫助人們運作良好，而精神疾病的化學物質失衡理論也正開始逐漸降溫。如同美國國家精神衛生研究院的學者在1984年所做的結論，「血清素系統功能的升降本身不太可能和憂鬱症有什麼關係。」細心讀過《破碎的腦》的讀者也會注意到，書中其實並沒有什麼偉大的新發現；提倡腦部受損者所影射的真實情況，和實際上已知的情況，兩者之間的鴻溝就像美國大峽谷一樣深，而同樣的差距亦可見於他們對百憂解等市面上第二代藥物的說法。不過生物精神醫學的倡議者運氣很好，在社會大眾眼中，那些站出來批判醫藥

模式、精神科用藥的人，都是山達基的同路人。

　　科幻小說家羅恩·賀伯特（L. Ron Hubbard）在1952年創立了山達基教會。該教會有個核心信條，即地球上的靈魂過去曾在其他星球上活過，此一「地球外」的創世神話簡直就像直接從科幻小說裡拿出來的。此外，賀伯特也有他自己的一套治療心靈的想法。他在創立山達基教會之前，曾出版《戴尼提：現代心靈健康科學》（*Dianetics: The Modern Science of Mental Health*），書中概述如何運用「聽析」技術來消除心中痛苦的經驗。科學與醫學社群嘲笑賀伯特只是個擺地攤的，而戴尼提根本就是假藥；賀伯特也因而生出對於精神醫學強烈的憎惡。1969年，山達基與薩斯共同成立了公民人權委員會，這個團體發起許多活動，反對額葉切除術、電擊療法、精神科用藥。

　　事後觀之，美國精神醫學會及其說書同伴高舉生物精神醫學會大纛之時，此一發展對他們而言可謂十分幸運。我們很容易可以想像藥廠如何決定偷偷地資助山達基的抗議活動，他們實在太願意灑錢給任何促進他們目標的組織——知情也好，不知情也罷。因為山達基不但相信外星人，這個教派還出了名的祕密、好訟，甚至惡毒。《時代雜誌》在1991年寫道，山達基是「獲利甚高的全球性詐騙集團，像黑手黨一樣，靠著恐嚇會員與其批評者才得以存活」。[65]感謝山達基，完美地襯托出精神醫學主流的說法，現在他們在公開場合只要揮揮手便能甩開那些針對醫藥模式、精神科用藥的批評；他們可以把這些批評斥為極小眾教派的胡言亂語，而非根據自主研究所做的批判。山達基之於說書團隊的意義在於醜化一切對於醫藥

模式、精神科用藥的批評;無論它的根據是什麼。

　　以上是1980年代的故事。百憂解上市時,這些組織排出了完美隊形,創造並維持了精神醫學大躍進的神話。

第十四章　人們所說的故事……以及沒說的

講到當代精神科藥物試驗中的死亡人數，積極治療組內的死亡人數比安慰劑組還多得多。這和盤尼西林試驗，或其他真正有效的藥物試驗中發生的情況相當不同。

——威爾斯卡爾地夫大學精神科教授，大衛・希利
（2008）[1]

1920年代，美國中西部擁有收音機的人經常把頻道鎖定在KFKB電台；這個電台是從堪薩斯的小鎮密爾佛（Milford）播送，但它可能是當時全美國最有力的象徵。打開收音機，聽眾會聽到「這裡是約翰・布林克利（John R. Brinkley）醫師，向他在堪薩斯和各地的朋友們問好」。而布林克利醫師的確有一個最驚人的故事。1918年，他開始把山羊的性腺移植到擔心自己的男子氣概正在衰退之老男人的睪丸內。他對KFKB的聽眾說，這項手術需時十五分鐘，且已獲得證實可以「完全恢復」性能力。這位優秀的醫師會解釋道，「男人的年紀，就像他性腺的年紀」，而這種返老還童的手術之所以有效，是因為山羊的組織「融合並滋養了人類的組織，刺激人類的腺體產生新的活性」。[2]

雖然布林克利的醫科證書有點可疑——他的學位來自堪薩斯

市的折衷醫學大學（Eclectic Medical University）ⁱ，這是一間野雞大學；但他是個說故事高手，而且在廣告方面具有極高天分。在進行完頭幾次手術之後，他將他的故事告訴堪薩斯的地方報紙，不久後他們便刊出他手中抱著首位「山羊性腺寶寶」的照片，這是一位接受手術的老男人的孩子。老男人們開始蜂湧至密爾佛，每個人得付750美元的手術費，而布林克利的知名度扶搖直上。他雇用三位新聞人員來撰寫事先印好的報紙特輯，接著這些特輯會被發給「對於推廣實驗室科學最新進展感興趣的刊物」。這些置入性的文章，內容自然會包括消費者們滿意的證言，例如芝加哥大學法學院院長托比亞斯（J.J. Tobias）的文章內就提及他喜歡搥胸大喊：「我是全新的男人！這是本世紀最偉大的事情之一！」布林克利建立了他自己的「科學媒體」，並報告指出他的手術有「90-95%的成功率」，他解釋道，這項手術使人體恢復適當的荷爾蒙「平衡」。1923年，他開始在KFKB電台播送他的故事，他變得非常有名，有名到每天有3,000封的信件會寄到他在密爾佛的醫院；而到了1920年代晚期，他可能是美國最富有的「醫師」。

布林克利醫師最終在醫學史中掙得一席之地，他被視為最有史以來最厲害的騙子之一，當時美國醫學會還把矛頭指向他，說他是個江湖郎中。但談到他那山羊性腺手術的行銷手法、他使用的廣告伎倆，以及他的說故事模式，的確都禁得起時間的考驗。他發表

---

i 　譯注：折衷醫學（Eclectic medicine）是19世紀下半到20世紀上半流行於美國的一派醫學學說，通常採用草藥與物理療法等等，強調使用各種能對患者有益的治療方式。

看起來很科學的文章、對媒體猛獻殷勤、宣稱手術有非常高的成功率、提出生物學的解釋來說明為何手術有效，並提供給記者表示滿意的顧客證言。禮來大藥廠和其他製藥公司也能證實這一點，這是個經測試為真的公式，能將精神科用藥帶來商業上的成功。

小謊，大謊，以及熱銷藥物

　　如今，受到彼得・布利金、大衛・希利、約瑟夫・葛蘭姆倫，以及其他人的證實，大家都已經知道禮來大藥廠和精神醫學界說的那套，關於百憂解上市時的故事根本就是騙人的。布利金和希利擔任民事訴訟的專家證人時，可以檢視禮來大藥廠的檔案，因此得以一窺數據資料和公司的內部備忘錄；而這些藥物的資訊和社會大眾所被告知的內容並不相同。在那之後，他們寫下了他們的解釋。冒著舊事重提的風險，我們必須簡短地重新敘述這個故事，因為它將能協助我們相當明確地了解，我們社會對於「第二代」精神科用藥優點的妄想是如何形成。禮來對百憂解的行銷手法，就是後續其他公司要將新藥帶入市面時所採用的模式，這當中涉及在科學文獻中講述錯誤的故事、在媒體上更加大肆宣傳，並隱瞞用藥者可能會失能和死亡的風險。

■ 氟西汀的科學

　　藥物的發展始於實驗室，是從研究藥物的「作用機制」開始，而一如我們先前所知，禮來的科學家在1970年代中期便判定氟西汀會造成血清素「堆積」在突觸中，並進一步引發腦中一系列的生理

變化。接下來，動物研究發現藥物會在大鼠身上造成刻板行為（反覆打噴嚏、舔舌頭等等……），並在貓和狗身上引發具攻擊性的行為。[3]1977年，禮來進行了第一次小規模的人體試驗，但「完成四週療程的8位患者中，沒有任何一位展現出顯然是由藥物引起的改善」，禮來的雷伊‧富勒於1978年如此告訴他的同僚。該藥也造成「為數可觀的不良反應報告」；有位患者用藥後產生精神病症，而其他人則苦於「靜坐不能和躁動不安」，富勒說道。[4]

　　氟西汀的試驗才剛剛開始，但很明顯的，禮來遇上了一個大問題。氟西汀似乎並未能夠提振憂鬱症狀，而且它還會造成一項副作用──靜坐不能，而人們已經知道這會增加暴力和自殺的風險。在出現越來越多這類的報告後，禮來修改了它的試驗程序。「未來的研究中，將可允許使用苯二氮平類藥物控制躁動」，富勒於1979年7月23日寫道。[5]苯二氮平類藥物可協助減少靜坐不能報告的數量，並有可能增強藥物的療效，因為許多在憂鬱症狀上使用苯二氮平類藥物的試驗已經顯示，它的效果和三環類抗憂鬱劑差不多。當然，正如禮來的桃樂絲‧道布斯（Dorothy Dobbs）後來在法庭上坦承的，使用苯二氮平類藥物「在科學上是惡劣的」，因為它會「混淆結果」並「同時干擾對安全性與療效之分析」；但是，它也使該公司得以繼續研發氟西汀。[6]

　　不過就算加上苯二氮平類藥物，氟西汀的表現仍然不好。禮來1980年代早期就在德國對此藥進行過第三階段的試驗，而德國的許可批准機構，聯邦衛生局（Bundesgesundheitsamt，BGA）在1985年提出結論，氟西汀「完全不適合用以治療憂鬱」。[7]根據患者的「自

評」（相對於醫師的評分），「對患者的臨床狀況而言」，聯邦衛生局提到，此藥產生「很少的反應或毫無改善」。[8]同時，它還會造成患者的精神病症和幻覺，並增加某些患者的焦慮、躁動，以及失眠，聯邦衛生局表示，「這些已超出醫學上可接受之不良反應的標準」。[9]最大的問題是，這種藥物經證實有可能致命。聯邦衛生局指出「有16次自殺嘗試，其中2次成功」。[10]一位德國的禮來員工私下估計，使用氟西汀的患者，其自殺行為的發生率是「使用其他現役的藥物（丙咪嗪）的5.6倍」。[11]

德國拒絕了氟西汀的申請，禮來自然擔心也會無法獲得美國食品及藥物管理局的核可。[ii]禮來必須隱瞞自殺的數據，而在一宗1994年的民事訴訟中，臨床試驗設計的專家南西・洛德（Nancy Lord）解釋了該公司是如何作到這一點。第一，禮來引導研究者將各式各樣與藥物相關的不良事件記錄為「憂鬱症症狀」；如此一來，在繳交給食品及藥物管理局的試驗結果裡，問題便會歸咎於疾病，而非氟西汀。第二，禮來的科學家將數據從案例報告中提取出來製表時，把個別的「自殺意念」報告改成「憂鬱」。第三，禮來的員工把德國的數據檢視過一輪，「並抽出他們不認為是自殺的（自殺）案例」。[12]

洛德於1994年向法庭陳述，這一切的操弄和欺瞞使得整個測試過程在科學上「毫無價值」。但就算有這些統計上的人為操縱，禮來要在遞交給食品及藥物管理局的申請中呈現令人信服的氟西汀使

---

ii　1989年年底，禮來獲得氟西汀在德國上市的核可，但必須加註會提高自殺風險的警語。

用案例，仍然有困難；禮來在8個地點進行安慰劑控制的試驗，其中4個地點使用氟西汀的患者並沒有過得比安慰劑組更好，而在其他地點，氟西汀的表現僅略優於安慰劑。[13]同時，當彼得・布利金回顧禮來的文獻，發現7項試驗中有6項證實丙咪嗪比氟西汀更有療效。[14]1985年3月28日，食品及藥物管理局在一項關於大型試驗的回顧中也提出同樣的觀察，「丙咪嗪顯然比安慰劑有更好的療效，而氟西汀並沒有那麼持續且一致地展現出比安慰劑更好的療效。」[15]充其量，氟西汀的療效僅能說是最低限度的那種；而食品及藥物管理局的審查者理查・卡比特（Richard Kapit）也擔心它的安全性。在短期試驗中，至少有39位以氟西汀治療的患者會精神病發作，且有略高於1%的患者會變成躁症或輕躁，其他的副作用還包括失眠、緊張、混亂、暈眩、記憶力減退、顫抖，以及動作協調受損。卡比特的結論是，氟西汀「可能對憂鬱症患者產生負面影響」。[16]食品及藥物管理局也了解，禮來試圖隱瞞這些問題，另一位審查者大衛・格拉姆（David Graham）即指出，該公司對氟西汀可能造成的傷害進行「大規模的漏報」。[17]

這些試驗可能在科學上毫無價值，然而事後證實，它們精準地預見了百憂解上市之後所發生的狀況。百憂解上市後有不少傳言指出，用百憂解治療的患者犯下了可怕的罪行或自殺，不過湧入食品及藥物管理局的安全訊息及不良反應通報程序（MedWatch program）關於不良事件的報告更多，百憂解迅速成為全美國被投訴最多的藥物。到了1997年夏天，食品及藥物管理局已接獲3萬9千份這類關於百憂解的報告，遠超過同一段期間（1988到1997年）任何

其他藥物報告的數量。安全訊息及不良反應通報程序的檔案顯示出數百起自殺事件，以及一長串惱人的副作用清單，包括合併有精神病特徵之憂鬱症、躁症、異常思考、幻覺、敵意、混亂、失憶、抽搐、顫抖，以及性功能失調。[18]食品及藥物管理局估計，回報至安全訊息及不良反應通報程序的不良事件僅占全部事件的1%，意即在這九年裡約有400萬美國人對百憂解產生不良、甚至是致命的反應。[19]

■ 醫學期刊內的故事

顯然，氟西汀在臨床試驗中寫下的紀錄，並不能夠支持它成功上市。德國審核機構在初審意見中即認為氟西汀「完全不適合」用以治療憂鬱症，社會大眾不可能接受這種藥物。所以，如果百憂解要成功，那些由禮來出資進行試驗的精神科醫師們，就必須對醫學期刊以及社會大眾講述一個非常不同的故事。

對美國的氟西汀試驗提出的第一個解釋，出現於1984年的《臨床精神醫學期刊》。華盛頓西北精神藥理學研究（Northwest Psychopharmacology Research）的詹姆士・布雷默（James Bremner）寫道，這種新藥「提供有效的抗憂鬱劑作用，而且副作用比丙咪嗪更少，也較不造成困擾……使用氟西汀的患者所回報的不良事件中，沒有一件被認為與藥物相關」。他補充道，氟西汀「已證實比三環類抗憂鬱劑更具療效」。[20]接下來，加州大學聖地牙哥分校的約翰・費納（John Feigner）報告指出氟西汀至少和丙咪嗪有同等的療效（可能還比這種三環類藥物更好），而且在五週的研究中，他從22位使用氟西汀的患者身上「並未觀察到嚴重的副作用」。[21]人們已發

展出一種非常安全且經過改良的抗憂鬱劑,這個論點被大肆宣傳,而禮來的研究者在後續數年內緊抓著這點不放。「氟西汀的耐受性優於丙咪嗪」,加州的精神科醫師傑伊‧孔恩(Jay Cohn)在1985年這麼報告。[22]禮來的尤阿金‧韋尼克(Joachim Wernicke)在另一篇刊載於《臨床精神醫學期刊》的論文中指出,「這種藥物的嚴重副作用很少」。[23]最後,針對其大型的第三期臨床試驗,禮來於1985年的報告中宣布,「氟西汀在各項主要療效指標上造成的改善皆優於安慰劑。」[24]

這些報告確實陳述了一種比先前的抗憂鬱劑更好的新藥,但這個故事說的仍不是具備「突破性進展」的藥物。沒有任何理由顯示為什麼新藥的療效更好,但當食品及藥物管理局核可氟西汀的日子逐漸接近,科學報告中開始出現一項全新的「事實」。在一篇1987年發表於《英國精神醫學期刊》的論文中,西德尼‧列文(Sidney Levine)寫道,「研究顯示(血清素的)匱乏在憂鬱性疾病的精神生物學中扮演重要角色。」[25]列文顯然錯過了美國國家精神衛生研究院1984年的報告,報告中早已指出「血清素系統本身功能的提升或下降,不可能和憂鬱症有關」;只是即便如此,這篇論文的確為氟西汀提供了舞台,能以修復化學失衡的名義接受吹捧。兩年後,路易斯維爾大學的精神科醫師為了要制訂「這種最新型的抗憂鬱劑之處方指引」,而針對氟西汀的文獻進行研究。他們寫道,「憂鬱症患者腦脊髓液中(血清素代謝物)的濃度低於正常值。」如今,科學文獻中瀰漫著一種虛妄的信念,而肯塔基的精神科醫師會下如此結論也就絲毫不令人意外:氟西汀在理論上提升了血清素濃度,是

「治療憂鬱症的理想藥物」。[26]

醫學期刊內一系列的報告，提供禮來大藥廠向醫師推銷藥物所需要的名言金句。禮來在醫學期刊上塞滿廣告，標榜著散發快樂氣息的俊男美女，或是把百憂解推崇為和丙咪嗪具有同等療效、但耐受性更好的藥物。科學已經證明，精神醫學界擁有一種全新的、大幅改良過的藥物可治療憂鬱症，因為這種新藥似乎矯正了腦中的化學失衡。

■ 對社會大眾訴說的故事

精神醫學期刊上所說的故事，確實能引起社會大眾的共鳴。然而在這個時間點，抗憂鬱劑的市場規模仍屬中等；但若百憂解受到核可，華爾街的分析師預估它每年能為禮來創造1億3,500萬到4億美元的收入。藥廠、美國精神醫學會，以及美國國家精神衛生研究院的領導者們，熱衷擴展抗憂鬱劑的市場，而國家精神衛生研究院的「憂鬱症之覺察、辨認及治療計畫」所從事的「喚醒公眾意識」活動，便成為達成這個目的的完美手段。

國家精神衛生研究院在1986年宣布其計畫之後，緊接著便開始研究社會大眾對憂鬱症的看法。一項調查顯示，美國成年人僅有12%會使用藥物治療憂鬱症，78%說他們「會和憂鬱症共同生活，直到它過去為止」，這些人對於能靠自己處理憂鬱症深具信心。這種態度和國家精神衛生研究院不過僅十五年前所傳達的理念一致，當時憂鬱症部門的主任狄恩·斯凱勒對社會大眾表示，多數的憂鬱症發作「將會走完其病程，且在沒有特定介入措施的情況下，幾乎可

完全康復」。社會大眾的看法蘊含著流行病學的智慧，那就是憂鬱症會過去，但國家精神衛生研究院，這裡是指在薛福特‧弗雷澤和其他生物精神醫學派醫師主導一切的時候，他們下定了決心，要傳遞不同的訊息。

1988年，國家精神衛生研究院解釋，「憂鬱症之覺察、辨認及治療計畫」的宗旨是「改變社會大眾的態度，使更多人接受憂鬱症是一種疾病，而非性格上的軟弱」。社會大眾必須了解，憂鬱症經常「診斷且治療不足」，而且若放著不去治療，還可能「變成致命的疾病」。國家精神衛生研究院提到，有3,140萬名美國人罹患了至少是輕微以上程度的憂鬱症，但重要的是他們要能獲得診斷。必須讓社會大眾意識到，抗憂鬱劑可達成的復原比例「相較於安慰劑的20-40%，它達到了70-80%的程度」。國家精神衛生研究院誓言絕對要繼續「憂鬱症之覺察、辨認及治療計畫」，以便能「告知」社會大眾這些「事實真相」。[27]

國家精神衛生研究院在1988年5月正式啟用「憂鬱症之覺察、辨認及治療計畫」，那是在百憂解於藥局上架的五個月後。國家精神衛生研究院招募「勞工、宗教、教育團體」以及企業幫忙傳布它的訊息，藥廠和美國全國精神疾病聯盟當然自一開始便名列其中。國家精神衛生研究院在媒體上打廣告，而禮來大藥廠則助印和發送了八百萬份的「憂鬱症之覺察、辨認及治療計畫」小冊子，標題寫著「憂鬱症：你必須知道的事」。除了其他資訊，這本小冊子還提醒讀者注意，用來治療這種疾病的「血清素」藥物尤其具有功勞。「透過讓全國醫師的診間裡都具備、並能夠取得這些關於憂鬱症的

素材，社會大眾能在鼓勵發問、討論、治療，或轉介的環境下，有效地接觸到這些重要資訊」，國家精神衛生研究院院長路易士‧賈德說道。[28]

美國人民心靈的重塑已經成為現在進行式。販賣憂鬱症這回事，在「公眾教育」活動的偽裝下完成，而它後來演變為有史以來策畫過最有效的行銷工作之一。報紙注意到這個故事，百憂解的銷量開始狂飆，1989年12月18日這顆綠白相間的藥丸正式取得它的名流地位，它被《紐約》雜誌放上了封面。「再見了，藍色憂鬱」，頭條的標題相當醒目。「一種治療憂鬱症的全新神奇藥物」，該篇文章中，一位「匿名」的百憂解使用者說，在一到一百分的指標上，他現在感覺「超過一百分」。這本雜誌的結論是，多虧有這種新的奇蹟藥丸，精神科醫師感到他們的「專業獲得提振」。[29]

諸如此類光彩奪目的故事很快便隨之而來，1990年3月26日，《新聞週刊》的封面照片是一顆綠白相間的膠囊像身處極樂世界般，漂浮在一幅美麗的光景之中；「百憂解；一種突破性的憂鬱症治療藥物」，該雜誌如此昭告天下。如今每個月醫師都開出65萬份這顆藥物的處方，而且「關於這種全新的療法，幾乎每個人都能說出一些優點」，《新聞週刊》說道。患者們高聲宣布，「我從來沒有覺得這麼棒！」[30]三天後，《紐約時報》的納塔莉‧安吉爾（Natalie Angier），她當時可說是全美國最受歡迎的科普作家，解釋抗憂鬱劑「之所以有用，是透過修復腦中神經傳導物質作用的平衡，以及矯正過於異常或異常受抑制的電化學訊號，這些訊號控制著情緒、思考、食慾、痛覺，以及其他感覺。」法蘭西斯‧孟迪爾

（Francis Mondimore）醫師告訴安吉爾，這種新藥「並不像酒精或煩寧。它就如同抗生素一般」。[31]電視節目也隨後跟進，傳播類似的訊息。在《六十分鐘》的節目中，萊斯利・斯塔爾（Lesley Stahl）說了一個激勵人心的女人故事，她是瑪麗亞・羅梅洛（Maria Romero），在經歷長達十年可怕的憂鬱症，因為百憂解獲得新生。「某個人、某些東西離開了我的身體，而進來的是另一個人。」羅梅洛說道。斯塔爾開心地解釋，這是生物學上的療法在發揮作用，「大多數醫師相信，像羅梅洛這樣的慢性憂鬱症是由腦中的化學失衡造成的。為了矯正它，醫師便會開立百憂解的處方」。[32]

上場救援的山達基

很早之前，這個神奇藥物的故事曾經一度面臨崩毀的危機。當然，問題出在氟西汀的確會使某些人產生自殺和暴力的念頭，而在1990年夏天，百憂解的安全議題成為新聞焦點。對禮來大藥廠和精神醫學體制而言，就是在那個關鍵時刻證實了山達基原來這麼有用。

到了1990年，已經有許多人受使用氟西汀造成的不良反應所苦，一個全國性的百憂解倖存者支持團體（Prozac Survivors Support Group）應運而生。許多受到藥物傷害的人向律師提交訴狀，其中有兩件尤其受到大眾關注。7月18日，報紙報導一位住在長島的女性，羅妲・亞拉（Rhoda Hala），她正在控告禮來大藥廠，因為在使用百憂解之後，她已經割腕和傷害自己「身體其他部位達數百次之多」。[33]兩週後，報紙又報導了另一起訴訟，是和一位瘋狂的肯塔基

男子所犯下的大屠殺有關。約瑟夫‧威斯貝克（Joseph Wesbecker）
在使用百憂解五週後，走進一間他曾經工作過、位於路易斯維爾的
印刷廠，並持AK-47突擊步槍射殺，導致現場8個人死亡，12個人受
傷。公民人權委員會（Citizens Commission on Human Rights）很快便
發布一份新聞稿，要求國會禁用這種「殺手藥物」，而禮來正好抓
住這個時機。禮來大聲疾呼，這些訴訟「是受到山達基團體鼓動，
這些團體過去都曾批評過精神科用藥的使用」。[34]

　　這便是禮來大藥廠發起拯救其賣座藥物活動的肇始。「如果我
們少了百憂解，禮來會節節敗退。」醫療總監利‧湯普森（Leigh
Thompson）1990年在一份憂心忡忡的備忘錄中寫道。[35]該公司迅速
精準地擬定了一份發給媒體的聲明，其中有四點訊息：此議題是由
山達基教徒挑起的；大量臨床試驗顯示百憂解是安全的藥物；自殺
和殺人事件是「出於疾病本身，而非藥物」；以及這讓「能夠由此
獲得幫助的人們被嚇到不敢接受治療，才是對大眾真正的威脅」。[36]
禮來也替公司那些自學界精神科醫師中聘來的顧問們舉辦媒體訓練
課程，讓他們練習如何傳遞這項訊息。「坦白說，那些外聘專家的
表現平平。」公司副總裁米契‧丹尼爾斯（Mitch Daniels）抱怨。他
說，禮來會「要求」這些學界精神科醫師「在未來的訓練課程中」
表現得更好。[37]

　　1991年4月19日刊登於《華爾街日報》的一篇文章，顯示禮來的
訓練課程得到了回報。「山達基，」這篇文章提醒讀者，「是一個
對精神醫學發動戰爭」的「半宗教／商業／準軍事組織」。此團體
攻擊百憂解的安全性，儘管「與禮來無關的醫師們」在臨床試驗中

發現「相較於其他抗憂鬱劑，或是給控制組服用的澱粉膠囊而言，百憂解造成自殺意念的傾向更低」，湯普森說，「看著二十年來由醫師和科學家作的堅實研究，被山達基教徒和律師拍的二十秒短片給掩蓋過去，令人相當喪氣」。確實，《華爾街日報》報導，禮來大藥廠為回應關於百憂解的安全性之擔憂，已經要求「自殺專家」重新嚴格檢視試驗數據，但他們「的結論是，臨床實驗中找不到憂鬱症患者身上有任何普遍性自殺念頭和百憂解的關連」。悲劇是疾病本身，而非藥物，麻州總醫院的哈佛精神科醫師傑若德·羅森邦（Jerrold Rosenbaum）如此解釋。「這種宣傳活動之所以出現，是因為大眾對百憂解心懷恐懼，而這件事本身才是目前潛在的重大公共衛生問題，人們不敢接受治療了。」[38]

羅森邦當然是禮來的「外聘專家」之一。正如《波士頓環球報》後續的報導，他「在百憂解上市前便名列行銷顧問委員會」，他和禮來的關係「非常緊密」。[39]但《華爾街日報》卻以獨立專家的身分介紹他，他甚至還是全國頂尖的憂鬱症醫師之一，如此一來讀者只會得出一個結論：這個議題是由害人不淺的山達基教徒所創造的，並不是合理的擔憂。其他報章雜誌也以類似的方式處理這個議題，《時代》雜誌在該年5月刊登了嚴厲抨擊山達基的封面故事，稱它是吸引「心理變態者」的「犯罪組織」。[40]

1991年9月20日，食品及藥物管理局確實召開了一場針對百憂解是否提高自殺風險的聽證會，但諮詢委員會是由與藥廠關係緊密的醫師主導，而該委員會對於認真調查這個問題顯得興趣缺缺。雖然有超過24位的民眾作證指認藥物可能造成的傷害，但該委員會的所

作所為，卻是為了確保科學上的討論僅限於支持禮來的一方，意即氟西汀是百分之百安全的。如同《華爾街日報》報導指出，聽證會上展示的科學資料證實「氟西汀並未導致自殺或自殺意念的增加，而且事實上還顯示該藥能幫助減緩這些情況」。一位禮來的支持者告訴《華爾街日報》，這整起爭議是由「反精神醫學團體所組織和資助」的「完全子虛烏有的事」。[41]

在那一刻，禮來大藥廠和整個精神醫學界獲得了公共關係上的勝利，而其重要性歷久不衰。百憂解作為一種神奇藥物的光環回來了，而社會大眾和媒體已經反射性地把對精神科用藥的批評和山達基聯想在一起。如今辯論藥物功過的兩方，一方是全國頂尖的科學家和醫師，另一方則是宗教怪人，而若真是如此，社會大眾想必能確定真理是站在哪一方。其他選擇性血清素回收抑制劑上市了，百憂解的銷售額在1992年達到10億美元，接著在1993年，布朗大學的精神科醫師彼得‧克拉馬（Peter Kramer）在其著作《神奇百憂解》（*Listening to Prozac*）中，將這個神奇藥物的故事又推升了一個層次。他寫道，百憂解，使某些患者「比好還要更好」。克拉馬指出，一個「美容精神藥理學」的年代已露出曙光，因為不久後的將來，精神醫學可能會有藥物能給予正常人任何他想要的個性。他的書在《紐約時報》暢銷書榜停留長達二十一週，而沒多久《新聞週刊》便對讀者提出警告，社會應該要開始解決這股精神醫學新力量所引發的倫理問題了。「對大腦的科學洞見能造就百憂解的發展，而它同樣能夠帶來的前景，絕對超過提供客製化或現買現用的個性。」《新聞週刊》在1994年如此解釋。該雜誌問道，那些拒絕

「改造自己腦袋」的人，將要被拋在後頭了嗎？

神經精神科醫師理查・瑞斯塔（Richard Restak）滔滔不絕地說，「這是人類歷史上頭一遭，我們即將在設計自己腦袋的這件事上占有一席之地。」[42]

遭愚弄的美國

百憂解的故事在媒體上開展的同時，約翰・布林克利的魂魄一定在某處微笑著。他當初因為他那神奇的山羊性腺移植故事讓廣播聽眾大為吃驚，但這裡現在發生的故事，能將一種「完全不適合」用以治療憂鬱症的藥物轉變成奇蹟藥物，精神科醫師擁有像神一樣能塑造人類心靈的全新力量；他們甚至還公然對此表示擔憂。他們應該擔心讓人們變得「比好還要更好」嗎？倘若每個人每分每秒都是快樂的，我們的社會會失去某些珍貴的事物嗎？美國人心靈普遍用藥已經是現在進行式，而且正如以下快速的回顧即將揭露的，這與協助贊安諾能以恐慌症用藥的樣貌登上檯面，以及非典型抗精神病劑能以思覺失調症用藥的樣貌問市，是同一種故事。一旦這些「第二代」藥物成為賣座商品，藥廠和學界精神科醫師就會開始兜售各種精神科用藥，並將它們用於兒童身上；這些故事橫掃了數百萬名美國青年，把他們關進「精神疾病」的箱子裡。

■ 贊安諾

贊安諾（阿普唑侖）在1981年受食品及藥物管理局核准作為抗

焦慮劑，普強大藥廠接著就打算要讓它也能獲准使用於恐慌症；恐慌症是在《精神疾病診斷與統計手冊》第三版（1980）才首度被確切辨認為一種疾病。第一步，普強大藥廠聘請酒精、藥物濫用和精神健康管理局前局長傑拉德・克樂曼共同執掌他們為試驗過程所設的「指導委員會」，並付錢聘請《一般精神醫學檔案》（*Archives of General Psychiatry*）的主編丹尼爾・弗里曼（Daniel Freedman）來擔任其「醫療事務部」的助理。[43] 普強大藥廠想把精神醫學的學術研究納為己用，而這還只是它付出的部分心血：「世界上最資深的精神科醫師們收到」來自普強大藥廠「大量的顧問工作邀約」，以撒・馬克斯（Isaac Marks）說道，他是倫敦精神醫學研究所（Institute of Psychiatry）的焦慮症專家。[44]

克樂曼和普強大藥廠以一種可預期會產生不良之安慰劑反應的方式，設計其跨國聯合恐慌症研究（Cross National Collaborative Panic Study）。該研究僅限曾使用過苯二氮平類藥物的患者參加，這意味著許多安慰劑組的患者實際上即將歷經苯二氮平類藥物戒斷時的可怕症狀，而這能預期他們在試驗之前幾週就會產生極度的焦慮。約有四分之一的安慰劑組成員在治療開始前，血中就已有微量的苯二氮平類藥物。[45]

我們已知苯二氮平類藥物的作用迅速，這點在這個研究中再次獲得證實。試驗四週後，使用阿普唑侖的患者有82%「中度改善」或「進步」，相較而言安慰劑組則只有43%。然而，再接下來的四週內，使用安慰劑的患者持續改善，但使用阿普唑侖的患者沒有；而到第八週結束時，在大多數的評量項目上「兩組之間並無顯著差

異」，至少仍參與試驗的患者是如此。使用阿普唑侖的患者也歷經各種惱人的副作用：鎮靜、疲勞、口齒不清、失憶，以及協調性不佳，而且使用阿普唑侖的患者中，每26位就有一位會遭受此藥造成的「嚴重」反應，例如躁症或具攻擊性的行為。[46]

到了第八週結束時，這些患者已經逐漸減藥了四週，而接下來即將面臨的是完全不使用藥物的兩週。我們可以預料會得到什麼結果。停用阿普唑侖的患者有39%「顯著惡化」，其恐慌和焦慮升高到必須再次開始服藥的程度。使用阿普唑侖的患者有35%受「反彈」的恐慌和焦慮症狀所苦，且症狀比研究開始時還要嚴重許多，而有同樣比例的患者苦於一大堆令人衰弱的新症狀，包括混亂、感官知覺增強、憂鬱、感到昆蟲在身上爬、肌肉抽搐、視力模糊、腹瀉、食慾降低，以及體重減輕。[47]

總的來說，到第十四週結束時，使用藥物的患者過得比安慰劑組的患者更糟：他們更恐懼、更焦慮、更受恐慌影響，且在評估整體福祉的「整體評分」上表現更差。44%的患者無法擺脫藥物，踏上終生成癮之路。從各方面看來，這些結果都為苯二氮平類藥物的陷阱勾勒出一幅明確的景象：這種藥物在一小段時間內具勝過安慰劑的療效，之後這種療效逐漸消失，當患者試圖停用藥物會變得相當不適，且許多人無法戒掉用藥的習慣。用藥前幾週所帶來的舒緩背後是相當高的長期代價，因為正如先前的苯二氮平類藥物研究顯示，那些持續用藥者可能最終導致身體、情緒，以及認知方面的受損。

1988年5月，普強大藥廠的研究者在《一般精神醫學檔案》發

表了三篇論文,而任何仔細檢視這些資料的人,都能看出阿普唑侖
造成的傷害。但為了使贊安諾能成功行銷,普強需要其研究者提出
不同的結論,而他們也作到了,尤其是在這三篇論文的摘要部分。
首先,他們把注意力集中在四週後的結果(而非治療期結束的八週
後),並宣告「研究發現阿普唑侖有療效且耐受性佳」。[48]接著,他
們提到有84%使用阿普唑侖的患者完成了八週的研究,證明「患者
對阿普唑侖具有高接受度」。雖然他們以阿普唑侖治療的患者經常
表現出諸如「口齒不清、失憶」,以及其他「心理狀態受損」的徵
兆等問題,其結論仍是該藥「副作用很少且耐受性佳」。[49]最後,

圖13 贊安諾的研究

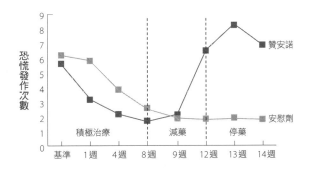

說明:在普強大藥廠的贊安諾研究中,患者以藥物或安慰劑治療八週。接著他
們的治療逐漸停止(第九至十二週),而到最後兩週患者並未接受任何治療。
使用贊安諾的患者在前四週過得更好,這是普強大藥廠的研究者在其期刊論文
中所強調的結果。然而,一但使用贊安諾的患者開始停藥,恐慌症發作次數比
使用安慰劑的患者更多,而到試驗結束時,他們的症狀也多得多。資料來源:
Ballenger, C.,〈阿普唑侖於恐慌症與懼曠症之使用〉,《一般精神醫學檔案》
第45期,1988:413-422。Pecknold, C.,〈阿普唑侖於恐慌症與懼曠症之使
用〉,《一般精神醫學檔案》第45期,1988:429-436。

雖然他們承認某些使用阿普唑侖的患者在停藥時過得並不好，但他們推論是因為用藥時間太短，而且停藥停得太過突然。他們說道，「我們建議恐慌症患者能治療更長的時間，至少要六個月」。[50]

在倫敦，以撒·馬克斯和許多精神醫學研究所的同僚們接著指出，這一切的荒謬是多麼的顯而易見。在一封寫給《一般精神醫學檔案》的信中，他們特別提到，既然使用阿普唑侖的患者在研究尾聲時「處於比接受安慰劑治療患者更糟的狀態」，普強大藥廠的研究結果卻認定該藥有效且耐受性佳，這只能被視為是「偏頗且有爭議的」。[51]馬克斯後來寫道，這整件事，「是經典的案例，可說明由產業資助研究所造成的危險」。[52]

儘管使用阿普唑侖的患者沒什麼好下場，許多人甚至踏上終生成癮之路，但這並未制止普強大藥廠、克樂曼、美國精神醫學會，和美國國家精神衛生研究院向美國大眾推銷贊安諾的好處。打造百憂解成為熱賣商品的同一台行銷機器再度開始運轉。普強在美國精神醫學會1988年年會贊助了一個論壇，讓「專家小組」強調用藥四週的試驗結果。曾於1987年擔任美國精神醫學會主席的羅伯特·帕斯諾（Robert Pasnau），寄了一本光滑的小冊子給學會成員，封面上的標題為「焦慮症的後果」，這是普強出資的「教育」工作。在普強寄給醫師們的推廣文獻中，也包含一封由薛福特·弗雷澤和傑拉德·克樂曼共同執筆「致親愛的醫師」信函，其內容是關於將贊安諾用作恐慌症的治療藥物。普強也給美國精神醫學會150萬美元，使它得以發起類似「憂鬱症之覺察、辨認及治療計畫」的活動，以「教育」精神科醫師、健康照護工作者，以及社會大眾有關恐慌症

的一切，因為據稱此病「辨識不足，治療也不足」。[53]最後，美國國家精神衛生研究院也加入戰局，把恐慌症列為優先關注的疾病，並於1991年資助一場針對此病的會議，會中的專家小組把「強效苯二氮平類藥物」，也就是贊安諾，指定為兩種「治療選項」之一。[54]

　　1990年11月，美國食品及藥物管理局終於將贊安諾核可為恐慌症的治療藥物，而許多報章雜誌也一如往常的報導了這個消息。《聖路易郵電報》（*St. Louis Post-Dispatch*）的頭條宣布，「恐慌嗎？幫手即將到來」。該報導指出，這種令人衰弱的病症影響了「美國400萬名成年人」，而這項治療幫助了70-90%的患者。[55]美聯社提出解釋，「一般相信腦中的生物化學功能異常是恐慌發作的原因之一。贊安諾可透過與腦中數種不同系統的互動，來阻斷這些發作。」[56]在《芝加哥太陽報》（*Chicago Sun-Times*）中，芝加哥拉什大學醫學院（Rush Medical College）的醫師約翰・薩傑卡（John Zajecka）宣告，治療此病的藥物中，「贊安諾是作用最快且毒性最低的一種」。[57]再一次，一種非常有效、安全的藥物上市了，而到1992年，贊安諾在美國最常用的處方藥物中已占據第五名的位置。[58]

■ 並非這麼非典型

　　贊安諾即將上市成為恐慌症的治療藥物，同一時間，楊森大藥廠進行的是理思必妥的試驗，它是一種治療思覺失調症的新藥。此時，製藥公司已經相當嫻熟於使用創造新「熱銷」精神藥物的方法，每間公司幾乎都採用百憂解的發展模式，楊森大藥廠亦然，就像禮來和普強，楊森會將試驗設計成偏袒自家藥物的形式。楊森甚

至把多重劑量的理思必妥和單一高劑量的氟哌啶醇（haloperidol，也就是好度）作比較，因為如此一來就更能確定，單一劑量的理思必妥比舊時「標準的」神經抑制劑，具有更佳的安全性。正如美國食品及藥物管理局的審查者所提，這些研究「並無能力」提供任何兩種藥物之比較。[59]食品及藥物管理局藥物評估辦事處（Office of Drug Evaluation）的主任羅伯特‧譚普（Robert Temple）在給楊森的核可信函中，寫得非常清楚：

> 以《聯邦食品、藥品和化妝品法案》502（A）及502（n）條款的內文看來，倘若數據所傳達的訊息，是理思必妥在安全性和療效方面優於氟哌啶醇或任何其他市面上的抗精神病劑，我們可將理思必妥的任何廣告或促銷視為錯誤的、誤導的，或缺乏公正性的。[60]

然而，雖說食品及藥物管理局可以禁止楊森廣告推銷其藥物優於氟哌啶醇，但食品及藥物管理局並沒有權限控管楊森聘請的學界精神科醫師要說什麼。這便是1980年代，精神醫學界和製藥產業之間的「夥伴關係」在商業上的美妙之處——學界的醫師可以提出那些已被食品及藥物管理局認定為錯誤的主張，不論是在他們的醫學期刊上，或是面對社會大眾。在這個案例中，他們在精神醫學期刊上發表了超過二十篇的論文推銷理思必妥，稱它在減少思覺失調症的正性症狀（精神病症）方面等同或優於氟哌啶醇，並且在改善負性症狀（缺乏情感）方面也優於氟哌啶醇。學界的醫師報告指出，

理思必妥減少住院天數、改善患者的社會功能，同時還減低患者的敵意。「和氟哌啶醇相比，理思必妥具有重大的優勢，」他們在《臨床精神醫學期刊》內寫道，「當以有效的劑量範圍投藥，理思必妥在思覺失調症的五個面向，全都會帶來更大的改善。」[61]

再一次地，這是個全新、經過改良治療的科學故事；而楊森的研究者在媒體訪談中將其講成一種神奇的藥物。《華盛頓郵報》報導指出，這種新藥「使一種直到近期都還被視為沒有希望的疾病，露出一線曙光」。該報導解釋，理思必妥並未「造成鎮靜、視力模糊、記憶力受損或肌肉僵硬，而這些副作用經常是與前一代的抗精神病劑相關」。[62]《紐約時報》引用楊森的臨床研究主任理查·米巴克（Richard Meibach）的話，報導稱在超過兩千名以理思必妥治療患者的臨床試驗中，「並無重大副作用」出現。[iii]該篇報導寫著，該藥被認為能「透過阻斷過多的血清素或多巴胺流量，減緩思覺失調症的症狀，或兩者皆然」。[63]

一場非典型的革命正在進行。很顯然的，理思必妥是以平衡腦中多種神經傳導物質的方式，使人的神智重獲清明，而且看來沒有任何副作用記錄。1996年，禮來大藥廠將金普薩（奧氮平，olanzapine）帶進市面，而社會大眾聽到的非典型藥物之神奇故事，又被推升到另一個層次。

食品及藥物管理局的結論是，禮來進行的試驗一如慣例，「從

---

iii 事實上，有84名以理思必妥治療的患者遭受「嚴重不良事件」，食品及藥物管理局將其定義為威脅生命，或需住院治療的事件。

設計上就帶有偏見」，以對抗氟哌啶醇。結果是，它並未進行以安慰劑控制的大型第三期試驗，僅提供「少量有用的療效數據」。至於安全性方面，有20位以奧氮平治療的患者在試驗期間死亡，有22%的患者遭受「嚴重」不良事件（比使用氟哌啶醇的患者還高），而且有三分之二的受試者無法全程參與研究。資料顯示，奧氮平使患者嗜睡且肥胖，並造成諸如帕金森氏症狀、靜坐不能、肌張力不全（dystonia）、低血壓、便秘、心搏過速、糖尿病、癲癇發作、乳漏、陽痿、肝功能異常，以及白血球疾病。更有甚者，食品及藥物管理局的保羅‧列柏（Paul Leber）提出警告，既然奧氮平阻斷了許多類型的神經傳導物質受體，「倘若有報告指出各種類型與嚴重程度的不良事件與使用奧氮平有關，而在先前的行銷內容中卻並未提及此事，應該沒有任何人會感到意外」。[64]

　　而那正是臨床試驗數據所透露的故事。禮來大藥廠想要醫學期刊和報紙上報導金普薩比楊森的理思必妥更好，而那正是它聘請的槍手所講的故事。來自學術界、醫學院的精神科醫師宣布，奧氮平會以比理思必妥或氟哌啶醇更「全面」的方式發揮作用。它是一種耐受性佳的藥物，能帶來整體的改善——它會減少正性症狀，比其他抗精神病劑造成更少的動作副作用，並能改善負性症狀和認知功能。[65]第二代的非典型抗精神病劑比第一代的好，《華爾街日報》從這樣的觀點切入。該報稱金普薩和現今其他療法相比，具有「實質上的優勢」。拉什大學醫學院的約翰‧薩傑卡解釋道，「真實世界中的人們發現，金普薩錐體外症候群的副作用比理思必妥更少。」[66]金普薩是「重大突破的潛力股」，史丹佛大學的精神科醫師艾倫‧

夏斯柏（Alan Schatzberg）如此告訴《紐約時報》。[67]

　　看來現在唯一的問題在於，金普薩是否真的比理思必妥好。在阿斯特捷利康公司把第三種非典型抗精神病劑（思樂康）帶進市面後，媒體定調了：新的非典型藥物整體而言比起舊的藥物，具有戲劇性的進展。《大觀》（Parade）雜誌告訴讀者，這些藥物「在治療負性症狀上，例如難以使用有組織的方式進行推理及言談，更安全且有效許多。」[68]《芝加哥論壇報》宣布，這些新推出的藥物「比舊的更安全、更有效。它們幫助人們回到工作崗位。」[69]《洛杉磯時報》寫道，「以前，思覺失調症患者沒有改善的希望。但如今，幸虧有這些新藥和眾人的投入，他們回歸社會了，這是前所未有的事。」[70]美國全國精神疾病聯盟也加入戰局，出版了一本名為《抗精神病劑之突破》（Breakthroughs in Antipsychotic）的書，內容中充滿希望地解釋，這些新藥「平衡腦內化學物質的各個方面都作得更好，其中包括多巴胺和血清素」。[71]這樣的態勢持續發展下去，最後全國精神疾病聯盟的執行總監蘿瑞．弗林向媒體表示，人們終於抵達了應許之地，「這些新藥確實是一大突破。它們意味著我們終於能使人離開醫院，思覺失調症造成的長期失能得以終結」。[72]

《刺絡針》問了一個問題

　　下面的這一連串故事便是導致精神科藥物在美國使用暴增的原因。首先，美國的精神科醫師將百憂解推銷為一種神奇藥物，接著他們盛讚贊安諾對付恐慌症極為有效且安全，最後他們告知社會大眾，非典型抗精神病劑是思覺失調症的「突破性」藥物。這樣一

來，他們為精神科用藥的市場重新注入活力，儘管這些新藥的臨床研究並未顯示出任何治療上的進展。

至少在科學界的圈子內，第二代精神藥物的「神奇藥物」光環早已消失了好一陣子。一如先前所述，2008年的報告指出，選擇性血清素回收抑制劑僅能對嚴重憂鬱的患者提供臨床上有意義的益處。如今人們已經知道，贊安諾比煩寧更易成癮，各式各樣的研究顯示，無論使用時間長短，有三分之二的使用者在停藥時會遇到困難。[73]至於最熱賣的非典型抗精神病劑，對這些藥物的炒作如今被視為精神醫學史上最令尷尬的事件之一，因為每一項由政府資助的研究，都無法找出第二代抗精神病劑，相較於第一代有任何優點。2005年，美國國家精神衛生研究院的「臨床抗精神病劑介入效果試驗」（CATIE Trial）判定，非典型藥物和其前代藥物間「並無顯著差異」，而且更麻煩的是，該研究顯示，無論新藥或舊藥都不能真正說其具有療效。在1,432位患者中，有74%無法持續用藥，大多是因為它們的「療效不彰，或具有無法忍受之副作用」。[74]一項美國退伍軍人事務部，比較非典型抗精神病劑和舊藥之相對效果的研究，也得出類似的結論；2007年，英國精神科醫師報告指出，若有什麼差別的話，就是使用舊藥的思覺失調症患者比用新藥的患者有更好的「生活品質」。[75]這一切，使得兩位著名的精神科醫師在《刺絡針》寫道，將非典型藥物視為突破性藥物的說法，如今「僅能被當成是憑空發明而來的」，編造這個故事「是製藥產業為其行銷目的所作，而且至今才曝光」。然而，他們想知道，「為何將近二十年來，我們會像某些人所說的，『被哄騙』到認為新藥比較好？」[76]

如同本書讀者所能證明的，歷史揭露了問題的答案。非典型藥物之故事的種子，在1980年代早期就已被種下，當時美國精神醫學會擁抱「生物精神醫學」，把它當作一個能成功向社會大眾行銷的故事。這也是精神醫學界整體亟欲相信的故事。過沒多久，南西·安卓森和其他人便開始陳述著一場進行中的革命，精神疾病終於棄守了其生物學的祕密，儘管沒有任何人能準確地解釋那些祕密究竟是什麼。這樣的故事日漸流行，一步步讓社會大眾相信治療正在進展中，而當藥廠把新藥帶入市面，它們還會聘請了全國頂尖的精神科醫師，來說明這些新的神奇藥物是如何「平衡」腦內的化學。正是這種收編學術醫學的過程，使故事有了可信度。這是一個由哈佛醫學院的精神科醫師傑若德·羅森邦、酒精、藥物濫用和精神健康管理局前局長傑拉德·克樂曼，以及史丹佛大學的精神科醫師艾倫·夏斯柏共同講述的故事。

我們社會當然會相信這個故事。

抹除異議

一如我們所見，美國精神醫學界在過去三十年來告訴大眾的是一個錯誤的故事。精神醫學界所推行的概念是，藥物可以修復腦中的化學失衡，但事實上並沒有這件事，而且它也過於誇大了第二代精神藥物的功勞。為了要使這個科學的進展故事保持不墜（也為了保護此領域本身對這個故事的信念），精神醫學界必須壓制任何藥物會造成傷害的言論。

精神醫學界在1970年代末期開始認真執行對同行的管制，當

時羅倫‧莫雪就是因其蘇提雅計畫而被美國國家精神衛生研究院驅逐。精神醫學界下一位失勢的寵兒是著名精神科醫師彼得‧布利金。雖然今日他是以其「反精神醫學」的作品而成名，但他也曾一度身處國家精神衛生研究院的晉升之途。布利金在哈佛醫學院附設醫院完成住院醫師訓練後，1966年前往國家精神衛生研究院從事發展社區精神衛生中心的工作。「我當時仍是個年輕、炙手可熱的傢伙，」他在一次訪談中回憶著，「我以為我會成為哈佛醫學院史上最年輕的精神科教授。那是我當時發展必達之路。」[77]然而，他明白未來是屬於生物精神醫學的時代，而這與他感興趣的社會精神醫學正好相反，於是他離開了國家精神衛生研究院，並轉向私人開業之途。不久後他開始撰寫關於電擊和精神科用藥危險的文章，他的論點是，這些治療之所以「有用」，是因為它會使腦部失能。在數場與美國精神醫學會領導人物激烈的對戰之後，1987年布利金上了歐普拉‧溫芙蕾（Oprah Winfrey）的電視節目，在節目上大談遲發性運動障礙，以及這樣的失能是如何證明神經抑制劑會造成腦部損傷。他的評論使美國精神醫學會大為憤怒，該學會寄了一份節目的拷貝給美國全國精神疾病聯盟，美國全國精神疾病聯盟馬上向馬里蘭州醫療紀律委員會（Maryland State Commission on Medical Discipline）投訴，要求收回布利金的醫師執照，理由是他的發言使思覺失調症患者停止服用藥物（並因此造成傷害）。雖然該委員會最終決定不採取任何行動，但它的確進行過調查（而非立刻駁回全國精神疾病聯盟的投訴）。再一次地，這件事傳達給精神醫學界裡所有人的訊息相當明確。

　　「我認為有趣的地方在於，羅倫（莫雪）和我在這個議題上站在科學的兩端，」布利金說道，「羅倫的立場是，治療思覺失調症有比藥物更好的療法。我則是站在治療的這邊——藥物、電擊，還有精神外科手術（psychosurgery）。而這一切顯示出來的是，你想站在哪一邊都無所謂，他們就是要毀掉你的職業生涯。那正是教訓所在。」

　　從某些方面看來，愛爾蘭精神科醫師大衛・希利職業生涯上的挫敗，會令人聯想到莫雪失寵的過程。他在1990年代以精神醫學界內頂尖歷史學家的身分而成名，他的寫作聚焦於精神藥理學年代。他曾擔任英國精神藥理學學會（British Association for Psychopharmacology）的秘書，而且在2000年早期曾接受來自多倫多大學成癮與精神衛生中心的職務，領導該中心的情緒與焦慮計畫。一直到那個時刻，他仍屬於精神醫學體制的一部分，莫雪也曾經如此。然而，多年來希利一直對選擇性血清素回收抑制劑是否會引起自殺的問題感興趣，而他近來完成了一項「健康志願者」的研究。在20位志願者中，有2位使用選擇性血清素回收抑制劑後變得有自殺傾向，這明確顯示出該藥會造成自殺的想法。在接受多倫多的工作後不久，希利在一場英國精神藥理學學會會議上發表他的研究結果。在那裡有位美國精神醫學界赫赫有名的人士對他提出警告，要他停止這項工作。「他告訴我，如果我持續發表像剛才發表的這種結果，我的職業生涯將會毀掉；以及，我沒有權力像這樣公布這些藥物的危險。」希利說道。[78]

　　2000年11月，距離他預定要在多倫多大學開始新工作只有幾個

月，希利在一場由該校籌組的學術討論會上發表了一場關於精神藥理學歷史的演講。演講中，希利談到自從1950年代引進神經抑制劑後造成的問題，他簡短地回顧資料，顯示百憂解和其他選擇性血清素回收抑制劑會提高自殺風險，然後提出評論認為今日情感性疾患的結果比一個世紀以前還差。他的看法是，這件事不該發生的，倘若「我們的藥物真正有用的話」。[79]

雖然後來聽眾將這場演講評選為學術討論會上內容最好的演講，但等到希利返回威爾斯，多倫多大學隨即撤銷了他的職務。「雖然您身為現代精神醫學史學者評價甚高，但我們認為您的取徑與我們在學術和臨床資源發展的目標並不相符。」該中心主任同時也是精神科醫師大衛・戈德布倫（David Goldbloom）在電子郵件中寫道。[80]再一次地，精神醫學界中，其他未受波及的人只能歸結出一種教訓。「這些事件要傳達的訊息在於，說出事實是個壞主意，以及治療可能沒有效果、將疾病託付給醫師可能並無法得到最妥善的治療，這些想法都是不被允許的。」希利在一次訪談中說道。[81]

還有不少人能證實，說出事實是個「壞主意」。加州大學柏克萊分校的心理學家娜丁・蘭柏特（Nadine Lambert），針對使用利他能治療的兒童進行長期研究，並發現他們在成年後濫用古柯鹼和吸菸的比例上升了。她在美國國家衛生研究院1998年的一場會議中報告其研究結果，之後國家藥物濫用研究所（National Institute on Drug Abuse）便停止資助她的工作。2000年，哈佛醫學院的精神科臨床講師約瑟夫・葛蘭姆倫寫了一本名為《百憂解的後座力》的書，內容詳述許多與使用選擇性血清素回收抑制劑有關的問題，禮來大藥

廠便發起一場意圖使他名譽掃地的活動。一間公關公司蒐集許多知
名精神科醫師的批評，他們嘲諷葛蘭姆倫是精神醫學界的「無名小
卒」，接著公關公司再把這些「評論」寄給不同的報紙。「這是
一本錯誤百出的書，內容經人為操作，充滿惡意。」哈佛醫學院
的精神科醫師傑若德‧羅森邦說道，儘管他是葛蘭姆倫的同事。而
新聞稿自然沒有提到羅森邦是禮來的顧問。[82]下一個名聲不保的人
是這位：東維吉尼亞醫學院的心理學家葛雷琴‧勒菲佛（Gretchen
LeFever）。在她發表研究指出維吉尼亞的學校內有過多的兒童被診
斷為注意力不足過動症之後，一位匿名的「吹哨者」指控她有科學
上的不檢行為。她的聯邦研究資金被迫中止，電腦遭到扣留，雖然
她隨後撇清任何的不檢行為，但她的職業生涯仍然脫離了原本的軌
道。

　　希利說：「如今精神醫學界的思想控制，就像舊時東歐的社會
控制那樣。」

隱藏證據

　　說故事的過程讓我們社會對精神科用藥的優點產生妄想，這
個過程的第三個面向其實很容易證明。想像一下，如果過去二十年
來，我們翻開報紙讀到的是如下所述的研究，也就是本書先前回顧
的那些治療結果文獻，現在我們相信的會是什麼：

　　1990年：在一項大型、全國性的憂鬱症研究試驗中，十八個月
　　後保持健康比例最高的是給予心理治療的患者（30%），而最

低的是使用抗憂鬱劑治療的患者（19%）。（美國國家精神衛生研究院）

1992年：在貧窮國家如印度和奈及利亞，思覺失調症患者的治療結果較美國及其他富裕國家要好得多，在這些國家僅有16%的患者定期使用抗精神病劑，相較之下美國及其他富裕國家則以持續用藥為照護的標準作法。（世界衛生組織）

1995年：在一項針對547位憂鬱症患者的六年研究中，接受治療者失能的比例約是未受治療者的七倍之多，且前者的「主要社會角色」遭到「中止」的比例則比後者多出三倍。（美國國家精神衛生研究院）

1998年：抗精神病劑造成的腦部型態改變，與思覺失調症症狀之惡化有關。（賓州大學）

1998年：在一項世界衛生組織針對憂鬱症篩檢優點所進行的研究中，在為期一年的研究期間，那些受到診斷、並以精神科用藥治療的患者們，以憂鬱症症狀和整體健康而言，較那些未用藥的患者過得差。（世界衛生組織）

1999年：苯二氮平類藥物的長期使用者停藥後，會變得「更清醒、更放鬆，且較不焦慮」。（賓州大學）

2000年：流行病學研究顯示，今日雙相情緒障礙症患者的長期治療結果，比起前藥物年代的結果，戲劇性地差了許多，這種當代治療結果的惡化，可能是源於抗憂鬱劑和抗精神病劑造成的傷害。（禮來大藥廠；哈佛醫學院）

2001年：在一項針對1,281位因憂鬱症而短期失能的加拿大患

者研究中，19%服用抗憂鬱劑者最終以長期失能收場，相較之下，未用藥者失能的比例則是9%。（加拿大研究者）

2001年：在前藥物年代，雙相情緒障礙症患者長期而言並未受認知衰退所苦，但如今他們的下場幾乎和思覺失調症患者認知受損的程度相當。（巴爾的摩的沙普‧普拉特健康體系）

2004年：長期使用苯二氮平類藥物會導致「中度至重度」的認知缺損。（澳洲科學家）

2005年：天使塵、安非他命，以及其他會引發精神病的藥物，全部都會增加腦中的第二型多巴胺受體；而抗精神病劑在腦中會造成相同的變化。（多倫多大學）

2005年：在一項針對9,508位憂鬱症患者的五年研究中，使用抗憂鬱劑者平均一年有十九週的時間有症狀，相較之下未使用任何藥物者為十一週。（卡加利大學）

2007年：在一項十五年研究中，未用藥的思覺失調症患者復原比例為40%，相較之下用藥患者則為5%。（伊利諾大學）

2007年：長期使用苯二氮平類藥物最終「罹病的程度達到顯然患病至重病之間」，且經常受憂鬱及焦慮的症狀所苦。（法國科學家）

2007年：在一項針對被診斷為注意力不足過動症兒童的大型研究中，試驗第三年尾聲，「用藥並非有益結果的顯著標記，而是病況惡化的顯著標記」。用藥的兒童更有可能參與非法行為；他們的身高也會稍微矮一些。（美國國家精神衛生研究院）

2008年：在一項針對雙相情緒障礙症患者的全國性研究中，不良結果主要預測因子是抗憂鬱劑的使用。使用抗憂鬱劑的患者變成快速循環型患者的可能性約有四倍，這與不良的長期治療結果有關。（美國國家精神衛生研究院）

報紙檔案檢視一輪，可以發現精神醫學體制成功使這些資訊徹底地遠離社會大眾的目光。我在《紐約時報》的檔案庫和涵蓋大多數美國報紙的律商聯訊（LexisNexis）資料庫搜尋對這些研究的解釋，而我無法找到任何一例研究結果有受到準確的報導。[iv]

報紙當然會樂於報導這些研究結果。然而，醫學新聞通常是這樣產生的：科學期刊、美國國家衛生研究院、醫學院校，以及製藥公司會發布新聞稿，上面會推崇特定研究結果是重要的，接著記者會篩選新聞稿，挑出他們認為值得一寫的素材。如果沒有發新聞稿，或醫學社群沒有付出其他心力來使這些研究發現普及化，便不會有報導出現。我們甚至能證實，這種背地裡運作的過程同樣出現於國家精神衛生研究院對馬丁·哈洛結果研究的處理。2007年，他在《神經與精神疾病期刊》發表他的研究結果，該年國家精神衛生

---

iv 報紙上有針對我的著作《瘋狂美國》的書評，其中提到世界衛生組織研究顯示，貧窮國家內未定期、持續用藥的思覺失調症患者有較佳的結果，而自那時起，這項資訊才變得略為人所知。此外，我在2009年2月一場對聖十字學院的演講中提及馬丁·哈洛的十五年思覺失調研究，而這使麻州《伍斯特電訊報》（*Worcester Telegram and Gazette*）在2009年2月8日刊載了一篇文章，討論哈洛的研究成果。這是他的研究首度以新聞的形式出現於美國的報紙上。

研究院發布了長達89頁的新聞稿，其中包括許多根本無關緊要的內容；但它並未發布哈洛的研究結果，儘管他的研究是美國史上針對思覺失調症患者長期治療結果所作過最好的研究。[83]而可以想像的是，倘若哈洛的研究得出的是相反的結果，國家精神衛生研究院肯定會在新聞稿上大肆宣揚，而全國的報紙也會大幅報導這些結果。

有關上述研究的報導幾乎從未出現在報紙上，但有一些例子，是精神科醫師針對其中某項研究被迫得向記者說某些東西，而他們每次都捏造結果。舉例而言，當國家精神衛生研究院宣布它針對注意力不足過動症之多模式治療研究（MTA study）的二年結果，它並未告知社會大眾，試驗到了第三年興奮劑的使用已是「病況惡化的標記」。取而代之的，它發表了標題如下的新聞稿：多數接受注意力不足過動症治療的兒童狀況持續改善中。標題說的是藥物對兒童有益，然而新聞稿的內文確實表示「到第三年時，持續用藥不再與較佳的治療結果有關」；內文還包括一整段引述自主要研究者彼得‧簡森的言論，指出仍有許多要讓兒童持續使用利他能的理由。「我們的結果意味著，藥物只要是以最適當的頻率持續使用，而且不是在兒童病程太後期才開始或增加用量，對某些兒童而言，藥物的確能造成長期的差異。」[84]

如果想看另一個編造的過程，我們可以將目光轉到1998年的《紐約時報》，有一篇文章簡短陳述了世界衛生組織針對富裕和貧窮國家思覺失調症結果的研究。關於此研究，《紐約時報》的記者在訪問過精神科醫師後寫道，「普遍而言，與科技較為發達的國家相比，低度開發國家的思覺失調症患者對治療有更好的反應。」[85]對

治療有更好的反應——讀者只會假定，比起在美國和其他富裕國家的思覺失調症患者，在印度和奈及利亞的患者對藥物反應更好。他們不知道的是，貧窮國家對思覺失調症患者的「治療」，有84%是由停用藥物所構成的。

　　2009年7月，我也到美國國家精神衛生研究院和美國全國精神疾病聯盟的網站搜尋，看看是否有提及上述研究，而找不到任何東西。舉例而言，國家精神衛生研究院的網站並未討論當代雙相情緒障礙症治療結果的顯著衰退，就算2009年國家精神衛生研究院的情感與焦慮障礙症研究單位的主要負責人——卡洛斯·沙雷特，是2000年那篇記載這種衰退論文的共同作者也一樣。同樣地，全國精神疾病聯盟的網站會提供給罹患思覺失調症兒童的家長們保持樂觀的理由，但並未提供任何與哈洛的研究相關的資訊——長期而言，40%的停藥患者康復了！因為這樣的研究發現，直接和全國精神疾病聯盟數十年來對社會大眾推廣的訊息相互矛盾；全國精神疾病聯盟的網站堅持告訴大眾，抗精神病劑矯正了「腦中化學物質的失衡，而就是這些化學物質，使腦細胞得以彼此溝通」。[86]

　　最後，本書所記載關於用藥結果的一整段歷史，完全未出現在美國精神醫學會2008年版的《精神醫學教科書》，這意味著即將受訓成為精神科醫師的醫學生們，對這段歷史始終一無所悉。[87]這本教科書並未討論「超敏性精神病」，它並未提及抗憂鬱劑長期而言可能反而會導致憂鬱症，它並未記載今日的雙相情緒障礙症治療結果比四十年前要糟得多，沒有任何關於失能比例上升的討論，沒有談到長期使用精神藥物會產生認知缺損。這本教科書的作者們顯然對

前述十六項研究中的許多項頗為熟悉；但若他們提及這些研究，也不會對與藥物使用相關的事實展開討論。教科書是這麼寫的，哈洛的長期研究透露出有些思覺失調症患者「得以在並未持續使用抗精神病劑治療所帶來的助益之下，正常發揮功能」。這句話的作者們並未提及未用藥組與用藥組的復原比例具有驚人的差異；取而代之的是，他們以精雕細琢的句子說明持續使用抗精神病劑治療所帶來的助益。同樣的道理，關於世界衛生組織那項印度與奈及利亞等窮國思覺失調症患者有較佳治療結果的研究，該教科書簡短地討論到此研究時，並沒有提及這些國家中的患者沒有定期持續使用抗精神病劑。在一個關於苯二氮平類藥物的章節中，作者們坦承的確有關於其成癮性質的顧慮，但接著陳述的卻是那些持續使用苯二氮平類藥物的患者長期治療結果普遍良好，因為大多數的患者「保有他們的治療效益」（therapeutic gains）。

有一個精神醫學界不敢說出來的故事，它顯示了我們社會對於精神科用藥優點的妄想，不全然是單純而無辜的。精神醫學界為了要向社會推銷這種照護模式有多健全，誇大其新藥的價值，使批評噤聲，並隱藏不良長期治療結果的故事。那是一個意志運作之卜、有意識的過程，而精神醫學界必須採用這類敘事方法的這種做法，其實已大幅度地顯露這種照護模式的功與過；而這遠比任何一種單一研究所能透露的還要多得多。

第十五章　清點獲利

午休時間和幾位醫師聊天就能收到一張750美元的支票，實在好賺，使我頭昏眼花。

——精神科醫師丹尼爾·卡拉特（Daniel Carlat, 2007）[1]

　　從珍娜（Jenna）位於佛蒙特州蒙特佩利爾的團體家屋走到鎮上的主要街道，僅有兩個街區的距離，然而在我前去拜訪的那個晚春，我們花了二十分鐘才走完這段路；因為珍娜每走幾步就要停下來並試圖平衡身子，還得靠她的助手克里斯（Chris）不停地在身後扶住她才不致跌倒。[i]珍娜是在十二年前第一次服用抗憂鬱劑，當時她15歲，如今她每天使用含有八種藥物的藥物雞尾酒治療，其中有一種是為了治療藥物引起的帕金森氏症狀。我們坐在一間咖啡館外，珍娜告訴我她的故事，雖然因為她有點動作控制的問題，有時要理解她說的話頗為困難。她顫抖的情形非常嚴重，以致於當她想要把酥餅浸泡在咖啡裡，把咖啡給弄灑了，而她也很難把酥餅放到嘴裡。

---

i　雖然珍娜說我能使用她的姓氏，但擁有她法定監護權的母親和繼父要求我只用她的名字就好。

「我被搞得一蹋⋯⋯一蹋糊塗」，她說。

我在前往拜訪的路上想著，珍娜被診斷有遲發性運動障礙，這是一種會使人失能的抗精神病劑的副作用。但我不太明白的是，珍娜的運動障礙是起因於特定類型藥物所引發的功能失調，或是更特殊的、某種與藥物相關的過程；而到了訪談結束時，珍娜讓我有了個新的、需要思索的議題。她說著精神科醫師和其他心理健康工作者，是如何一直拒絕把她身體上和情緒上的任何困難視為是藥物引起的，取而代之的，反而是總將所有事情怪到她的疾病上；而從她的觀點看來，那是金錢利益主導的思考模式。如果你想了解她所接受的照護，你必須要了解她對製藥公司而言深具價值，是其藥品的「消費者」。「沒有人，」克里斯解釋著，「曾經說過藥物可能會造成她的問題。」

珍娜第一次使用精神科用藥是小學二年級，而從那次使用藥物的經驗即可看出，她對精神藥物無法產生良好的反應。在那之前，珍娜一直是個健康的兒童，一個地區游泳隊的明星；只是沒多久她癲癇發作了，當時她被投以抗癲癇藥物，而她母親在一次電話訪談中提道，之後她的動作也出現了嚴重的問題。後來，珍娜的癲癇消失了，而當她停止使用抗癲癇藥物時，動作的問題也消失了。珍娜開始騎馬，並在馬術比賽中獲得優勝。「她回到完全正常的樣子。」她母親回憶道。

珍娜升上九年級時，她的母親和繼父決定要把她送到一間位於麻州的菁英寄宿學校，因為他們不相信田納西州的公立學校；而她的行為和情緒問題就是那時開始出現。她先是因為被認為是問題青少年

而被踢出第一間學校，被送往第二間；她母親說她在第一間學校「穿的全都是歌德次文化的東西」，而且在性方面「恣意妄為」。然後，在某個試膽遊戲的晚上，珍娜從藥局偷了一盒保險套，而她被捕時「嚇壞了」。現在，她已經被送往第三間寄宿學校，並且被開立克憂果的處方。

「從她吃下藥的那一分鐘，她就開始晃，」她母親說，「我跟醫生說，『噢我的天啊，是藥物造成的。』那個醫生說，『不，不是藥物的關係。』我說，『是，它是。』我們看了一個又一個的醫生，做了一次又一次的檢查，但他們無法找到任何原因，所以就讓她持續用下去，這使所有的事情變得更糟。他們就是不聽我們的話。」

顫抖之外，珍娜在服用克憂果期間也出現自殺傾向，沒多久，她的人生就變成一場精神醫學的夢魘。她開始經常割腕，某次她甚至用一把電鋸切掉左手的中指。後來，醫師將克憂果換成包含有可那氮平、丙戊酸、金普薩，以及其他藥物的雞尾酒處方。在一回將近四年的精神病院住院期間，她最後使用到包含十五種藥物組合的雞尾酒處方；她用藥用到恍神、用到甚至不知道自己身在何處。「我不知道確切的日期，」珍娜總結這段病史，「但慢慢地，在那間醫院裡，我的講話和走路，以及搖晃的情況變得實在很糟。而他們只是不斷地加藥。那就是他們搞得有多……多糟。」

如今，珍娜的精神問題仍然很嚴重。在我們見到她的那天，她的手腕包著繃帶，因為她最近才試圖割腕，可見藥物在這方面也沒什麼幫助。但她說，「我沒有看到任何差別。我已經提議讓我停藥好幾千億次了。」

　　當我們起身離開走道旁的桌子，克里斯告訴我珍娜每天使用藥物雞尾酒的詳細情況：兩種抗憂鬱劑、一種抗精神病劑、一種苯二氮平類藥物、一種帕金森氏症用藥，還有另外三種藥物用來治療可能和精神病用藥相關的身體問題。我後來計算了一下，這個處方就算盡可能使用學名藥，她每個月也要花到800美元的藥費，或者以年計算，一年大約需花費1萬美元。她已經使用了十二年的精神科用藥，這表示她在精神科用藥的帳單可能已經超過10萬美元，考量到她後半輩子可能都得持續用藥，這份帳單最終將遠遠超過20萬美元之譜。

　　「他們在我身上賺了大把鈔票，」珍娜說道，「但這些藥毀了我的人生。它們把我搞……搞砸了。」

一場商業上的勝利

　　珍娜對她受到的照護所抱持的觀點，其實並不少見。我訪問過許多接受補助津貼或失能給付的人，都說過他們是如何覺得自己身陷商業活動的糾葛。「我們被稱為『消費者』是有理由的。」這種說法我聽過好多次。他們正好就是製藥公司企圖打造產品市場的目標對象，而當我們以這樣的眼光看待精神藥理學「革命」，也就是商業擺第一、醫療擺第二，就可以輕易看出為何精神醫學界和製藥公司會這樣說故事，還有為何不良長期治療結果的研究細節會如此與世隔絕。這些資訊將會讓多方獲利的商業活動脫離原有的軌道。

　　一如先前所述，1970年代晚期，精神醫學界對其本身的生存感到擔憂。社會大眾將精神醫學的治療視為「療效不彰」，精神病藥物的銷售也在衰退。接著，在一陣可稱為「品牌重塑」的努力下，

精神醫學界出版了第三版《精神疾病診斷與統計手冊》，並開始告訴眾人精神疾病是「真實的」疾病，就像糖尿病和癌症一樣；還有，藥物是這些疾病的化學解藥，就像「用來治療糖尿病的胰島素」。這樣的故事雖然可能是錯誤的，但它為販售各式各樣的精神科用藥創造了一個強而有力的架構。每個人都能理解這個化學失衡的比喻，而一旦社會大眾開始了解這種說法，對藥廠和這批說故事的同夥而言，要打造各種精神科用藥的市場就變得相對簡單。他們舉辦「教育」活動，使公眾更「意識到」這些藥物已被核准，能用以治療各式各樣的疾病；同時，他們也開始擴展精神疾病的診斷界定。

百憂解上市後，美國國家精神衛生研究院的「憂鬱症之覺察、辨認及治療計畫」宣傳活動開始告知社會大眾，憂鬱經常是「診斷不足且治療不足」的。普強大藥廠和美國精神醫學會攜手對公眾說，「恐慌症」是相當普遍的困擾。1990年，國家精神衛生研究院發起了「大腦的十年」的活動，向大眾說明20%的美國人患有精神疾病（因此可能需要精神科用藥）。不久之後，精神醫學界的團體和其他單位開始推廣「篩檢計畫」，從商業觀點看來，這是最適合被形容為招攬消費者所做的努力。美國全國精神疾病聯盟本身也了解到，它付出在「教育」上的心血是以商業為目標，而在一份2000年交給政府的文件中寫道，「服務提供者、健康保險計畫，以及製藥公司都應該讓他們的市場成長，並提升市占率……全國精神疾病聯盟將會與這些單位合作，透過使人們意識到有關嚴重腦部疾病的這些議題，能讓市場有所成長。」[2]

美國精神醫學會是我們這個社會負責定義診斷類別的機構，

而在1994年出版的第四版《精神疾病診斷與統計手冊》，是一本厚達886頁的大部頭專書，其中列出297種疾病，比第三版還多32種。全新的、擴張的診斷，使更多人開始走進精神科藥局，而這種打造市場最好的例子之一發生於1998年，當時葛蘭素史克藥廠（GlaxoSmithKline）[ii]讓美國食品及藥物管理局核可了克憂果可使用於「社交焦慮症」（social anxiety disorder）。從前，這可能被視為一種人格特質（害羞），但葛蘭素史克雇用了一間公關公司，凱維公關（Cohn & Wolfe），來增強社會大眾對這種新辨識出之「疾病」的意識，而不久之後，報紙和電視節目就開始大談社交焦慮症是如何使13%的美國人感到困擾，它成為了「美國第三普遍的精神疾病，就排在憂鬱症和酗酒之後」。社會大眾明白，那些受到這種疾病影響的人，在某些方面是打從生物學上「對人群過敏」。[3]

　　診斷的變化也是造成雙相情緒障礙症大爆發的原因。在三版《精神疾病診斷與統計手冊》中，雙相情緒障礙症首次被辨識出來（舊的躁鬱類族群被分成不同組別），而接下來，精神醫學界穩定地放寬此病診斷的界定，使得如今該領域談論的是第一型雙相情緒障礙症、第二型雙相情緒障礙症，以及「介於雙相情緒障礙症與正常之間的雙極性特質」。這種以往罕見的疾病，今日據稱影響了1-2%的成年人口，而如果將「介於中間」的雙極性族群也計算進

---

ii　譯注：史克藥廠在1982年與必成公司（Beecham Group plc）合併，成立史克必成公司（SmithKline Beecham）；2000年再與葛蘭素威康公司（Glaxo Wellcome，1995年由葛蘭素收購威康公司後成立）合併成葛蘭素史克藥廠，排名在強生、輝瑞之後，為全球第三大製藥公司。

去，更會高達6%。當這種診斷的擴張發生，製藥公司及其同盟便會發起它們慣用的「教育」活動。雅培（Abbott Laboratories）和全國精神疾病聯盟共組團隊，為了推廣「雙相情緒障礙症意識日」；2002年，禮來大藥廠加入憂雙盟，並開設了一個新的線上據點，「雙相情緒障礙症意識網」（bipolarawareness.com）。如今許多網站都會提供給來訪者快速的問答測驗，來看看他們是否患有此種疾病。

很自然地，製藥公司想把它們的藥賣給所有年齡層的人，所以它們一步步接著打造精神藥物的兒科市場。將興奮劑處方給「過動」兒童從1980年代開始增加。1990年代早期，精神科醫師開始經常開立選擇性血清素回收抑制劑的處方給青少年；但這意味著前青春期的兒童尚未得到這些神奇藥物處方。1997年，《華爾街日報》報導指出選擇性血清素回收抑制劑的製造商正在「瞄準充滿爭議的新市場：兒童」；藥廠正在「準備型態更易於吞服的藥物，也讓其變得更可口，甚至對最小的小孩而言都是如此」，報紙這麼寫道，因為禮來大藥廠正在為更小的兒童研製百憂解的「薄荷液」。[4]《紐約時報》在對這項行動的報導中，相當明確地解釋了什麼是其背後的驅動力，「（選擇性血清素回收抑制劑的）成人市場已飽和……藥廠正在找尋更大的市場。」[5]精神醫學界不久後便為這種行銷上的努力提供了醫學上的理由，美國兒童與青少年精神醫學學會（American Academy of Child and Adolescent Psychiatry）宣告，有5%的美國兒童在臨床上有憂鬱的情形。「專家指出，現在許多年輕患者們的治療不足，時常導致長期的情緒和行為問題、藥物濫用，甚至自殺。」《華爾街日報》如此報導。[6]

　　創造「青少年雙相情緒障礙症」市場的過程就比較複雜。1990
年代以前，精神醫學界認為雙相情緒障礙症並不會發生在前青春期
的兒童身上，即使有也極為罕見。但被投以興奮劑和抗憂鬱劑處方
的兒童與青少年，時常會為躁症發作所苦，兒科醫師和精神科醫師
開始見到更多具有「雙相性」症狀的年輕人。同一時間，禮來大藥
廠和楊森大藥廠將其非典型抗精神病劑帶入市場，也在尋找把這些
藥物賣給兒童的方法，而到1990年代中期，波士頓麻州總醫院的約
瑟夫・畢德曼提供了診斷的架構，使它得以成立。2009年，由於要
在一宗訴訟中作證，畢德曼解釋了他的所作所為。

　　他說，所有的精神科診斷，「在成人和兒童身上都是主觀的」。
如此一來，他和他的同僚便能判定，從前被視為具有明顯行為問題的
兒童，如今應該以青少年雙相情緒障礙症的診斷取而代之。「我們眼
前所見的情況被重新概念化，」畢德曼的證詞提到，「這些兒童從前
被稱作有行為障礙、對立性反抗疾患。這些兒童以前並非不存在，他
們只是換成不同的名字。」[7]畢德曼和他的同僚判定，「嚴重易怒」
或「猛烈的情感」是青少年雙相情緒障礙症的徵兆，而因為握有
這項新的診斷標準，他們在1996年宣布，許多被診斷為過動症的兒
童，事實上是罹患了「雙相情緒障礙症」，或兩種疾病「共病」。
[8]此病「比以往所認定的情況還要更普遍」，時常出現於年僅4或5
歲的兒童，畢德曼說道。[iii] [9]美國的家長們很快就在報紙上讀到有關

---

iii　畢德曼於2009年2月26日出庭作證，當時有一位律師問他，他在哈佛醫學院
　　的等級。「正教授。」他回答道。「那再上去是什麼？」律師問道。「上
　　帝。」畢德曼如此回應。

這種新辨認出之疾病的報導，並買了藍燈書屋（Random House）於2000年出版的《雙相情緒障礙症兒童》一書。同時，兒童精神科醫師也開始以非典型抗精神病劑治療此病。

這是一種誘使更多、更多美國人走進精神科藥局的行銷機制。當新藥上市，疾病「意識」的宣傳活動就展開了，且診斷的類別也隨之擴張。一間公司一旦讓顧客上門，便會想留住這位顧客，並讓他買下更多種產品，而那正是精神醫學「藥物陷阱」登場的時刻。

那個「腦部出問題」的故事，幫忙企業留住了消費者。當然，一旦有人患上「化學失衡」的毛病，接著他（她）就必須用藥來徹底矯正這問題，一切都合情合理，就像「用來治療糖尿病的胰島素」一樣。但更重要的是，這些藥物創造了腦中的化學失衡，而這會使首次用藥的消費者變成長期使用者，且時常會成為多種藥物的買主。患者的腦部適應了第一種藥物就很難擺脫此藥；也就是說，精神科藥局的出口很難擠出去。同時，由於精神科用藥擾亂了正常功能，它們經常會造成患者身體上和精神上的問題，而這又讓通往多重用藥之路更加暢通。過動兒童被投以興奮劑，以便在白天時喚醒他；但到了晚上，他就會需要安眠藥才能入睡。非典型抗精神病劑使人感到憂鬱、嗜睡；精神科醫師可能會開立抗憂鬱劑的處方來治療這個問題。相反地，抗憂鬱劑則可能激起躁症發作；而在那種情況下，就可能會有非典型抗精神病劑的處方來平息躁症。第一種藥觸發了第二種藥的需求，而就這樣一直循環下去。

禮來大藥廠將金普薩帶進市面時，甚至還利用了這個情況。禮來十分明白，百憂解和其他選擇性血清素回收抑制劑會引起躁症發

作，所以禮來指導其業務員要告訴精神科醫師，金普薩「是絕佳的情緒穩定劑，尤其是對那些因使用選擇性血清素回收抑制劑，而症狀加劇的患者更是如此」。[10]本質上，禮來就是告訴醫生，你得開第二種藥的處方，以修復第一種藥造成的精神問題。我們也能在社會的層次上見到這種層層互相影響的運作。選擇性血清素回收抑制劑上市，突然間到處都出現雙相情緒障礙症患者，而這群新的患者即為非典型抗精神病劑提供了市場。[iv]

這所有的一切造就了令人印象深刻的新興產業。1985年，美國抗憂鬱劑和抗精神病劑的門診銷售額是5億300萬美元。[11]二十三年後，美國抗憂鬱劑和抗精神病劑的總銷售額達到242億美元；增加了近五十倍。抗精神病劑——一種先前被視為非常有問題、僅能用於病情嚴重患者的藥物，是2008年收益最高的藥物，甚至排在降膽固醇藥物之前。[12]2008年所有精神藥物的總銷售額，超過400億美元。你知道精神科藥局現在變得有多擁擠？今日，每8個美國人就有一人定期使用精神科藥物。[13]

搖錢樹

這種繁榮興盛的企業活動自然會為藥廠的經理人帶來大量的個人財富，同時也以相當豐厚的數量流向那些推銷藥物的學界精神科

---

iv　同樣的邏輯，製藥公司也鎖定許多一開始是用以治療某種目標症狀，但效果卻不是很好的藥物。「在三位想要治療憂鬱症狀的患者中，有兩位仍有憂鬱的症狀。」必治妥施貴寶的一則電視廣告在2009年時如此告知觀眾。解決的辦法是？在目前的藥中加入一種非典型抗精神病劑，安立復。

醫師們。確實,這種獲利幾乎可使所有對社會宣傳「精神科用藥有益」的人,多多少少都分到一杯羹。為了要了解涉及的規模,我們可以看看在這類企業活動中,不同角色所收到的金錢是多少。

我們可以從禮來大藥廠開始,它是個好例子,可以說明獲利是如何流向藥廠股東和經理人。

■ 禮來大藥廠

1987年,禮來的藥物部門收益為23億美元,該公司並沒有任何重要的中樞神經系統用藥,當時它賣得最好的三種藥分別是口服抗生素、心血管用藥,以及胰島素產品。禮來從1988年開始販售百憂解,而四年後它成為該公司第一項銷售額達10億美元的藥物。1996年,禮來將金普薩帶進市面,而它也在1998年成為銷售額10億美元的藥物。2000年,這兩項藥物占該公司108億美元收益的近半數。

不久後百憂解失去其專利保護,因此若要評估這兩項藥物帶來的收益,仍應以1987到2000年這十三年間最為恰當。這段期間,禮來大藥廠在華爾街的價值從100億美元上升到900億美元。1987年買進1萬美元禮來股票的投資人,到了2000年會見到這項投資增長為96,850美元,而且過程中這名投資人還會收到額外的9,720美元的股息。同一時間,禮來的經理人和員工除了薪水和分紅,他們執行的股票選擇權還淨賺了將近31億美元。[14]

■ 學界的精神科醫師

若沒有那些任職於學界醫學中心的精神科醫師協助,製藥公

司不會有法子打造400億美元的精神科用藥市場。社會大眾向醫師尋求疾病的資訊，以及怎樣才是最好的治療方式，所以學界的精神科醫師本質上就是為企業扮演推銷員的角色——藥廠付錢請他們擔任顧問、名列諮詢委員會，以及擔任講師。藥廠在其內部備忘錄中，精準地稱呼這些精神科醫師為「關鍵意見領袖」（key opinion leaders），或簡稱KOLs。

多虧愛荷華州參議員查爾斯・葛萊斯里（Charles Grassley）在2008年提出的調查，使社會大眾能一窺藥廠付給他們的關鍵意見領袖多少錢。學界的精神科醫師通常受聯邦的國家衛生研究院資助，因此被要求要告知他們所屬的機構，自己從藥廠收了多少錢：而社會大眾預期，假設每年收到的金額超過1萬美元，醫學院會處理這種「利益衝突」（conflict of interest）的情況。葛萊斯里調查了約莫20位學界的精神科醫師，而他發現不只許多人每年賺的遠遠超過1萬美元，他們還對自己的學校隱瞞這件事。

以下是幾個付錢給精神醫學界關鍵意見領袖的例子。

- 埃默里大學醫學院精神科主任查爾斯・尼默洛夫（Charles Nemeroff）於2000到2007年間為藥廠擔任講師和顧問，而這至少為他賺進280萬美元，光是葛蘭素史克藥廠就付給他96萬美元推銷克憂果和威博雋（Wellbutrin）。他是美國精神醫學會的教科書《精神藥理學教科書》一書的共同作者，這是該領域最暢銷的教科書。他也著有一本以一般讀者為對象、關於精神病用藥的普及性書籍，《心靈平靜的處方》（*The Peace of Mind Prescription*）。他曾經擔任超過60種醫學期刊的編輯委員，一度還是《神經精神藥理學》的主編。他在2008年12月辭去埃默里精神科主任的職位，因為他並未告知埃默里他從藥廠收到的薪資。[15]

- 扎卡里·史托（Zachary Stowe）也是埃默里的精神科教授，他在2007年和2008年自葛蘭素史克藥廠收到25萬美元，部分是用來推銷克憂果在哺乳婦女身上的使用。埃默里因為他無法適當地對學校揭露這些薪資而給予「懲處」。[16]

- 另一位葛蘭素史克藥廠「講師團」的成員是斐德烈克·古德溫，他是美國國家精神衛生研究院前院長。葛蘭素史克藥廠從2000到2008年總計付給他120萬美元，多數是用來推廣將情緒穩定劑使用於雙相情緒障礙症（葛蘭素史克產品中有一種情緒穩定劑，樂命達）。古德溫是《躁鬱症》一書的共同作者，而此書是這種疾病的權威教科書；他同時還長期擔任一個流行廣播節目《無垠心靈》（*The Infinite Mind*）的主持人，該節目在全美各地的全國公共廣播電台（NPR）都有播送。他的節目經常以討論精神病用藥為主，而古德溫在2005年9月20日的一次廣播中警告，患有雙相情緒障礙症的兒童若未接受治療，可能會導致腦部損傷。古德溫還是其他數間藥廠的講師或顧問；120萬美元僅是他從葛蘭素史克一間公司所獲得的金額。在一次和《紐約時報》的訪談中，古德溫解釋說他只是「在做這個領域裡其他每一個專家都在做的事」。[17]

- 德州大學兒童與青少年精神科的主任凱倫·華格納（Karen

Wagner），在2000到2005年間自葛蘭素史克藥廠獲得總計超過16萬美元。她推廣克憂果在兒童身上的使用，且部分是透過擔任論文的共同作者來達成這個目的，而該論文對此藥的一項兒童試驗提出錯誤的報告。

葛蘭素史克藥廠在一份寫於1998年10月的機密文件結論指出，克憂果在該研究中「無法和安慰劑在主要療效指標方面，展現出統計上顯著的差異」。[18]除此之外，此研究中93位以克憂果治療的青少年有5位苦於「極度的不穩定」，相較之下，安慰劑組則只有一位，這表示該藥明顯提高了自殺風險。然而，在一篇2001年發表於《美國兒童與青少年精神醫學學會期刊》的論文中，華格納和其他21名最重要的兒童精神科醫師表示，此研究證實克憂果「對青少年的重鬱症，普遍有良好的耐受性及療效」。[19]他們並未討論急遽上升的自殺風險，取而代之的，是寫著僅有一位以克憂果治療的兒童遭受不良事件，而該名兒童出現的症狀是「頭痛」。紐約州檢察總長艾略特‧史匹澤（Eliot Spitzer）控告葛蘭素史克藥廠以欺詐的方式對青少年行銷克憂果，此案最後以庭外和解收場。

總計下來，華格納至少擔任17間藥廠的顧問或諮詢。16萬美元僅是她從葛蘭素史克單一一間公司所收到的金額；而她告訴學校自己收到的金額是600美元。[20]

* 波士頓麻州總醫院的精神科醫師傑佛瑞‧波斯提克（Jeffrey Bostic）在1999到2006年協助「森林實驗室」製藥公司

（Forest Laboratories）推廣將喜普妙（Celexa）和立普能處方用於兒童及青少年身上，此舉總計獲得超過75萬美元。他在這段期間到28個州進行超過350場演講；有一位「森林實驗室」的業務員因此吹噓，「說到兒童精神科，波斯提克醫師是不二人選！」[21]2009年3月，聯邦政府控告「森林實驗室」違法對患者行銷藥物，並指控該公司付「回扣以引誘醫師開立藥物處方，包括佯裝為獎金和顧問費的的豪華大餐及現金款項。」聯邦政府說，波斯提克醫師以這種模式擔任該公司的「明星代言人」；聯邦政府同時提到該公司亦未揭露一項研究結果，內容是這些藥物會對兒童產生「負面」影響。

- 辛辛那提大學的精神科副教授梅莉莎·德爾貝洛在2003到2007年間自阿斯特捷利康公司收到至少41萬8千美元。她推廣非典型抗精神病劑處方在青少年雙相情緒障礙症患者身上的使用，其中包括阿斯特捷利康的思樂康。德爾貝洛至少還為另外7間製藥公司工作。在葛萊斯里提出報告之前，她告訴《紐約時報》，「相信我，我並沒有從藥廠拿很多」。[22]

- 協助製藥產業打造產品市場的關鍵意見領袖中，約瑟夫·畢德曼可能是貢獻最多的一位。某個程度來說，青少年雙相情緒障礙症就是他創造的，而有此診斷的兒童與青少年時常需要使用藥物雞尾酒治療。2000到2007年間，藥廠因為他提供的各式各樣服務而付給他160萬美元；其中很多來自嬌生公司（Johnson & Johnson）旗下、販售理思必妥的楊森大藥廠。[23]畢德曼也讓這間公司在2002到2005年間付了200萬美元給麻州

總醫院，以創立嬌生兒童精神病理學中心。[24]畢德曼在2002
年一份針對該中心的報告中坦白闡述其目標，他說該中心是
「策略合作」的一環，能「推動嬌生的商業目標」。他和他
的同僚發展出青少年雙相情緒障礙症的篩檢方式，並接著在
繼續醫學教育（continuing medical education, CME）課程中，
訓練兒科醫師與精神科醫師使用它。畢德曼寫道，他們的研
究能夠「提醒醫師，有一大群可能受益於理思必妥之治療的
兒童存在」。除此之外，該中心也進行推廣，使人們了解
「兒童的躁症，會演變為成人期某些人稱之為混合或非典型
的躁症，而這更進一步地支持理思必妥要自兒童期長期使用
至成人期的看法」。[v]畢德曼提到，過去他成功使醫療專業人
員將過動症視為一種「慢性」疾病，現在他要對雙相情緒障
礙症作同樣的事。[25]

畢德曼是我們這個社會上對於兒童雙相情緒障礙症的花衣魔
笛手，而在這些記錄中，我們可見的未來是，他已經安排好有
此診斷的兒童得作些什麼。他們注定要成為精神科用藥的終生
消費者。受診斷為雙相情緒障礙症的兒童會被投以抗精神病
劑，而人們預期這個兒童接下來會變成慢性病患，那就需要
終生的「積極治療，例如理思必妥」。或許，在藥廠的櫃子
裡藏有一份檔案，內容估計著一位診斷為雙相情緒障礙症的

---

v　畢德曼在此所指的是被診斷患有雙相情緒障礙症，並接著用藥治療的兒童之
　　病程；這些兒童往往變成慢性病患，如他所形容的那樣。但並無醫學文獻顯
　　示，有哪一種疾病會在未用藥的兒童身上發展出這種病程。

兒童，其終生精神病藥物的預期消耗量；我們在本書中所能說的就是，每位受到如此診斷的兒童，從商業角度看來，都是一位新的珍娜。

■ 再往下一層

關鍵意見領袖是精神醫學界的「明星」，因為他們是能在全國甚至國際的層次上對其同僚產生「影響」的人；但製藥公司也付錢給醫師，讓他們在更地區性的基礎上推銷其藥物，而這些講者的作法就是會在晚餐時、或在醫師的辦公室發表演講。每次活動的收入基本上從750美元起跳，視情況再往上加。明尼蘇達州和佛蒙特州兩州通過「陽光」法案，揭露了這些款項，從他們的報告中可以見到通往醫師的金錢流向。

2006年，明尼蘇達精神科醫師從藥廠收受到的款項，從前一年的140萬美元上升至210萬美元。2002到2006年間，包括7位明尼蘇達精神醫學會的前任主席、17位明尼蘇達大學的精神科教師，都曾收受藥廠的金錢。約翰‧賽門（John Simon）是該州醫療補助處方委員會的成員之一，而該委員會控制該州的藥物支出；約翰是收到最多錢的精神科醫師，他以他對藥廠的服務賺取了57萬美元。總的來說，在這段期間內，明尼蘇達的571位精神科醫師中，有187位因某些理由收了藥廠的錢，這比例比其他任何專科要「高得多」。他們總計收了740萬美元。[26]

佛蒙特州的報告講了一模一樣的故事。在所有醫療專科之中，精神科從藥廠收到最多的錢。

■ 社區精神科醫師

製藥公司也會提供免費的好處給社區的精神科醫師。藥廠會邀請他們參加免費的晚餐，現場有關鍵意見領袖和地方上的專家演講，業務員也會經常帶著小禮物到他們的辦公室拜訪。「給小孩醫生一個杯子蛋糕大小的花生醬巧克力，」禮來的業務員在2002年一份寫給老闆的報告中寫道，「他有點被逗樂了。」或像她在另一次電話銷售之後說的，「醫生和工作人員都喜歡我帶來的禮盒，裡面裝滿了對他們的新診所而言頗為實用的物品。」[27]這些都是非常小的賄賂，但就算是一個小禮物，也能幫忙維持關係。有一組加州的研究者對藥廠展開調查，並發現他們的確對每年提供給每位精神科醫師的免費贈品有個門檻；葛蘭素史克藥廠是每位醫師2,500美元，而禮來大藥廠則是3,000美元。販賣精神科用藥的公司不少，因此任何歡迎業務員的精神科醫師都能享受到定期供應的小禮物。

■ 美國全國精神疾病聯盟及其他單位

禮來大藥廠如今會在網路上貼上一張清單，載明所有它贊助的「教育」和「慈善」款項，而這讓人得以一窺通往病患倡議團體和各種教育組織的金錢流向。單單在2009年第一季，禮來就付給美國全國精神疾病聯盟和其他地區分會55萬1千美元，全國心理健康協會46萬5千美元，兒童及成人注意力不足過動症組織13萬美元，以及美國自殺防治基金會69,250美元。該公司付給各種教育組織超過100萬美元，包括給解藥教育公司（Antidote Education Company）279,533

美元，這是一個經營「繼續醫學教育」課程的單位。而這只是單一間藥廠在三個月內付出的金額；要完整計算病患倡議團體和教育組織的金錢流向，需要把所有精神科用藥製造商提供的補助加總起來才能計算得出來。[28]

我們全都付了這筆帳

根據聯邦醫療照護暨品質研究所（Agency for Healthcare Research and Quality）2009年的報告，如今精神衛生服務支出上升的速度，已經比所有其他醫療類別來得更快。[29]2008年，美國在精神衛生服務上總計花費1,700億美元，是2001年的兩倍，而到2015年預計會增加至2,800億美元。社會大眾主要透過醫療補助和聯邦醫療保險計畫，獲取全國約60%的精神衛生服務支出。[30]

以上就是精神科用藥這門生意的故事。這個產業很擅於擴展市場，而這為許多人創造了龐大的財富。然而這個企業活動靠的是對美國的社會大眾訴說著錯誤的故事，以及隱瞞那些會揭露此種照護模式將帶來不良長期後果的研究成果。它還在我們社會上造成了可怕的傷害。過去二十年來，因精神疾病而失能的人數急遽增加，而如今這場流行病已經散布到兒童身上。確實，數百萬名兒童與青少年即將成為這些藥物的終生使用者。

從社會與道德的觀點，那已是必須大聲疾呼改變的底線了。

第五部：解決之道

第十六章　改革的藍圖

我認為是舉行另一次絕食抗爭的時候了。

——文斯·波姆（Vince Boehm, 2009）

　　2003年7月28日，6名「精神醫學的倖存者」，大衛·奧克斯（David Oaks）、文斯·波姆，還有另外4人，他們與提倡病患權益的組織國際心靈自由組織（MindFreedom International），聯手宣告要「為自由而絕食」。他們寄了一封信給美國精神醫學會、美國全國精神疾病聯盟，和美國公衛署沙契爾，聲明將展開一場絕食抗爭，除非這些組織中有任何一個能提供「科學上有效的證據」，證實它們告訴社會大眾有關精神疾病的各種故事真有其事。除此之外，心靈自由組織的這群人還要求提出能證明重大精神疾病是「具備生物學基礎的腦部疾病」的證據，以及腦中「有任何精神科用藥能矯正的化學失衡」的證據。心靈自由六人組組成一個科學委員會，來檢視這些組織的回覆，委員會的顧問團成員包括羅倫·莫雪，他們強調，倘若美國精神醫學會和其他組織無法提供這樣的科學證據，「你們是公開對媒體、政府官員，以及社會大眾承認，你們無法作到這一點」。[1]

　　以下是美國精神醫學會醫療部門主任詹姆士·史考利（James

Scully）的回應：「你們問題的解答，廣泛存在於各方科學文獻之中，且已行之有年。」他建議他們去閱讀美國公衛署沙契爾1999年的《精神衛生》報告，或是由南西‧安卓森參與編寫的美國精神醫學會教科書。他的解釋是，「對剛踏入精神醫學領域的人而言，這是一本『易於使用』的教科書」。[2]

似乎只有沒受過教育的人才會問出這類笨問題。但史考利的確無法列出任何引用文獻來回答他們的笨問題，該組織的科學顧問重新檢視史考利轉介給他們的文本，亦無法找到任何引用文獻，所以這6位「精神醫學的倖存者」開始了他們的絕食抗爭。相反的，史考利提供的這些文本反而全都勉為其難地承認了一個相同的重點。「精神疾病的確切原因（病因）不明」，美國公衛署沙契爾在他1999年的報告中坦承。心靈自由組織的科學委員會在其8月22日給史考利的回覆中提到，抗爭者提出「有關精神醫學之科學的明確問題」，然而美國精神醫學會略過他們，不予理會。「對絕食抗爭者提出的明確問題無法給出明確的答案，你們似乎肯定了絕食抗爭之所以展開的原因。」[3]

美國精神醫學會從未回應這封信。取而代之的是，它在心靈自由組織停止絕食後（因為許多人的健康開始出現問題），發布了一份新聞稿，寫著美國精神醫學會、美國全國精神疾病聯盟，以及其他精神醫學社群「不會被那些人分散注意力，那些人否認嚴重的精神疾病是真實的疾病，能受到精確診斷以及有效治療」。[4]但對所有的旁觀者來說，很明顯是誰贏了這場戰役。抗爭者說美國精神醫學會在吹牛，而美國精神醫學會拿不出任何證據。它舉不出任何一篇

引用文獻可以支持它告訴社會大眾的那個「腦部疾病」的故事。心靈自由六人組，連同他們的科學委員會，緊接著發出了一聲求助的號角：

> 我們敦促社會大眾、記者、倡議人士、以及政府官員來讀這段文字，以取代要求美國精神醫學會對我們所提之問題給出直接了當的答案。我們也要求國會要調查這種大規模的欺瞞行為，也就是諸如美國精神醫學會和它的有力同盟等團體所推廣的，「精神疾病的診斷與治療」，在現今的美國究竟代表什麼意義。[5]

心靈自由組織的執行總監大衛・奧克斯提到，這場抗爭引發了《華盛頓郵報》和《洛杉磯時報》的報導。「這場抗爭的目的是要教育社會大眾。是要對大眾進行培力，使他們開始談論這些影響著每一個人的議題。這是要挑戰對（公眾）心靈的集體霸凌。」[6]

從一場絕食抗爭學到的教訓

當我想到要寫「解決之道」這一章時，我以為自己會僅止於報導美國和海外的各種計畫，其中涉及以選擇性且謹慎的方式使用精神病藥物（或根本不用藥），並能產生良好的成效。但我隨即想起這場絕食抗爭，而且我領悟到，心靈自由組織其實已經精準地辨識出眼前更大的議題。

關於精神疾病用藥真正問題在於：它們該在何時，且如何使

用？這些藥物可能在短期內減輕症狀，而且的確可能幫助某些使用者長期的病況穩定下來，所以藥物在精神醫學的工具箱中占有一席之地，這是相當明確的事。然而，「最佳」使用的照護模式，需要精神醫學界、美國全國精神疾病聯盟，以及其他精神醫學體制，以科學上誠實的方式來思考藥物，並對社會大眾誠實以待。精神醫學界必須坦承，精神疾病的生物學原因仍然未明。精神醫學界必須承認，藥物是擾亂腦中神經傳導物質路徑的正常功能，而非修復化學失衡。精神醫學界必須停止隱瞞長期研究的發現，而這些研究揭露了藥物會致使長期治療結果惡化這個事實。倘若精神醫學界能做到這些，它才可能找出如何謹慎且明智地使用藥物的方式，而且社會大眾才將能理解替代療法之需求，這些替代療法無需仰賴藥物，或至少是最低限度地使用藥物。

約翰・莫卓（John Modrow）曾經是一位思覺失調症患者，而他在1992年的著作《如何變成一位思覺失調症患者》（*How to Become a Schizophrenic*）中寫下了這段話，「接下來我們要怎麼幫助『思覺失調症患者』？答案很簡單：停止說謊！」[7]的確，那正是心靈自由六人組所要求的，而一如他們的諮詢委員會所言，這是完全合理的要求。我認為這總結了當今我們這個社會面臨的挑戰。我們要怎麼打破精神醫學界和藥廠的夥伴關係？一如我們所見，它經常對我們說謊。我們要如何堅持我們社會的精神衛生體系是由誠實的科學驅動，而非由不斷試圖擴張精神科用藥市場的夥伴關係所驅動？

這個問題沒有簡單的答案。但我們的社會顯然需要就此展開對話，所以我認為這章「解決之道」的後半應該著重在替代計畫的訪

問與調查，這些作法能夠促成有幫助的對話。

一種精巧的照護形式

　　大衛・希利是卡爾地夫大學的精神科教授，從1990年起就在北威爾斯的地區綜合醫院照顧精神病患。他的辦公室距離封閉式病房只有幾公尺，所以自然地，他經常開立精神科用藥的處方。的確，雖然他被許多精神醫學界的人視為「特立獨行」，但他仍委身於這間病房之中。他提到自己在1980年代研究憂鬱症患者身上的血清素再回收，他以臨床研究者的身分參與一場克憂果的試驗；他的著作超過12本，並發表過120篇以上的文章，他的寫作主要聚焦於精神醫學史和精神藥理學年代的歷史。他的履歷透露出的是一位擁護精神醫學體制的精神科醫師兼歷史學家，一直到他開始書寫關於選擇性血清素回收抑制劑的問題。「我根本不認為自己有很大的改變，」他說，「我認為是主流離我而去。」[8]

　　他對精神藥物該如何使用（以及它們真正的作用為何）的想法，深受他對精神醫學史的書寫以及他的研究影響，該研究比較北威爾斯同一區域的精神疾病患者，在一個世紀前與現在的治療結果有何不同。這段期間當地的人口並無改變，約有24萬人，但在一個世紀前，所有嚴重的精神疾病患者都是在登比（Denbigh）的北威爾斯精神病院接受治療，如今所有的精神病患則是在班戈（Bangor）的地區綜合醫院住院治療。將這兩間機構的紀錄整合起來，希利和他的助理就可以找出當年和現在接受治療的人數，以及他們住院的頻率。

希利提到，人們普遍相信舊時的精神病院裡充滿了瘋子。然而根據資料，1894到1896年，每年僅有45人（因心理問題）住進北威爾斯的精神病院。更有甚者，只要這些患者並未染上結核病或其他傳染病，他們通常能在三個月到一年的病程內改善並返回家中。50%的患者出院時「已康復」，而另外30%的患者則是「已緩解」。此外，首次發作而住院治療的患者中，絕大多數都出院且並未再度入院，甚至精神病症的患者也是如此。後者十年平均下來，包含第一次的住院，只會住院治療1.23次。

今日，人們的假設是，多虧有精神科用藥，讓患者過得比從前要好得多。然而，1996年，有522名患者住進班戈地區綜合醫院的精神科病房——約略是一個世紀前住進登比精神病院人數的十二倍。522名患者中有76%曾經入院，其中部分屬於經常進出醫院的一群北威爾斯患者。雖然患者待在醫院的時間比1896年時來得短，但僅有36%的患者以康復的狀態出院。最後，1990年代因首次精神病症發作而住院治療的患者，在十年期間內平均住院治療的次數為3.96次——超過一個世紀前數據的三倍。如今顯然比一個世紀前有更多慢性疾病患者，且很明顯地，當代的治療替患者設立了一道「旋轉門」。[9]

「我們對當今患者的五年結果竟然這麼差感到吃驚，」希利說，「每當我們查看現在的資料，看到（特定診斷群體之）五年結果的前面幾筆，就會想說，『天啊，不可能是這樣』。」

他們的研究對於該如何使用，以及該何時使用精神科用藥，傳達了一個相當明確的訊息。「過去有一大群人會康復」，希利解釋道，但如果你立刻對全部的患者投藥，你就要冒著「使他們產生

過去不會有的慢性問題」的風險。希利如今試著在把精神科用藥給予首次病發的患者之前，先「觀察並等待」，因為他想看看這種類型的患者是否能以自然康復過程為主。「我試著以合理的劑量謹慎用藥，並且我會跟患者說，『如果藥物無法做到我想要它做到的事，我們就會停用』。」他說。而他的結論是，若精神科醫師傾聽患者訴說藥物是如何影響他們，「我們只會讓少數患者長期使用藥物」。

就是如此：謹慎用藥的簡單處方。一旦醫師理解到，許多僅歷經一次精神病發作或是深度憂鬱症發作的人們能夠自然而然地康復，以及長期使用藥物與疾病的慢性化有所關連，那麼顯然必須以精挑細選且有限度的方式使用藥物。希利已見到這個方法在他的患者身上發揮效用，其中許多人一開始還堅持他們需要藥物。「我對他們說，『我們會造成比益處還多的傷害』，」他說，「他們不了解的只是我們能造成多大的傷害。」

療癒發生在「人與人之間」

有很長一段時間，芬蘭的西拉普蘭思覺失調症患者的比例是全歐洲最高的地區之一。該處大約住了7萬人，而在1970年代到1980年代早期，每年約會新增25個思覺失調症案例——這個比例是芬蘭其他地區和歐洲其他國家正常狀態的兩倍甚至三倍之多。更有甚者，這些患者通常會變成慢性病患。但今日，西拉普蘭精神病患者的長期治療結果是西方世界裡最好的，而且此區域現在思覺失調症新增案例的數量非常少。

　　這種醫學上的成功醞釀了數十年之久，它始於1969年，當時有一位具備精神分析訓練背景的芬蘭精神科醫師尤利歐‧阿拉寧（Yrjö Alanen），到了位於芬蘭西南方的港埠城市圖爾庫（Turku）的一間精神病院。在當時，芬蘭很少有精神科醫師認為精神分析能幫助思覺失調症患者。然而阿拉寧相信，人們只要仔細解析思覺失調症患者的幻覺和妄想式的言語，會發現其中透露了不少有意義的故事。醫院的精神科醫師、護理師和工作人員必須傾聽患者。「對任何與患者家屬見過面的人而言，幾乎不可能不了解他們的生活有困難。」阿拉寧於一次在圖爾庫精神病院的訪談中解釋。這些患者「尚未準備好」要當個成年人，而「我們能協助這種發展」。[10]

　　接下來的十五年，阿拉寧和一批圖爾庫的精神科醫師，尤其是尤卡‧阿爾托寧（Jukka Aaltonen）和維利優‧洛可萊寧（Viljo Räkköläinen），創造出他們稱為對精神病患者「依需求調整」的治療。精神病患者是一群非常異質性的群體，他們決定治療必須「因人制宜」。某些首度發病的患者必須住院治療，而其他人則不用。某些患者可由低劑量的精神病用藥（可能是苯二氮平類藥物或神經抑制劑）中獲得幫助，而其他人則否。最重要的是，圖爾庫的精神科醫師將團體家族治療，尤其是合作取向的類型，設定為治療的核心。精神科醫師、心理師、護理師，以及其他接受家族治療訓練的人員，全都服務於二至三人組成的「精神病團隊」，此團隊會定期與患者及他（她）的家屬會面。關於患者的治療決策將在這些會面中共同擬定。

　　在這些會面中，治療師不是擔心患者的精神病症狀加重。取而

代之的是，他們把對話聚焦於患者過去的成功與成就，因為他們認為這會幫助他（她）加強「對人生的掌握」。洛可萊寧說道，這樣的希望「是他們並未失去那種，他們可以跟其他人一樣的想法」。過程中，患者可能還是需要接受個人的心理治療，以幫助這個過程；最終患者會受到鼓舞，打造一個新的、往前邁進的「自我敘事」，患者將會想像一個未來，在那樣的未來中他（她）能融入社會，而非隔絕於社會之外。「在精神病的生物學概念中，你無法見到過去的成就」或是未來的可能性，阿爾托寧說。

　　1970、1980年代，圖爾庫體系內的精神病患者結果穩定改善中。許多慢性病患從醫院出院，而一份針對1983到1984年間首度發病的思覺失調症患者接受治療的研究發現，治療五年後，61%的患者沒有症狀，且僅有18%的患者失能，這是非常好的結果。1981到1987年，阿爾托寧負責協調芬蘭全國思覺失調症計畫（Finnish National Schizophrenia Project），此計畫判定，圖爾庫發展的這套，依需求調整的照護模式可以成功推廣到其他城市。在阿爾托寧和他的夥伴們開始圖爾庫計畫的二十年後，芬蘭已判定心理治療確實能幫助精神病患者。

　　然而，他們仍未解決的問題是，什麼才是抗精神病劑最佳的使用，而1992年，芬蘭發起一項針對首度發病患者的研究來回答這個問題。研究中的六個地點全都提供依需求調整之治療給新診斷的患者，但在其中三間研究中心，患者在一開始的三週並未被投以抗精神病劑（可使用苯二氮平類藥物），而若在這段期間內患者沒有改善，才會啟用藥物療法。兩年結束後，這三個「試驗」地點中

有43%的患者從未使用神經抑制劑，而試驗地點的整體結果也「略優於」那些幾乎所有患者皆使用藥物的研究中心。更有甚者，在這三個試驗地點的患者中，從未使用神經抑制劑的患者擁有最佳的結果。[11]

「我會建議因人制宜的使用（藥物），」洛可萊寧說，「試試看別用神經抑制劑。你可以不用藥物而把他們治療得更好。他們與人的互動變得更密切。他們變成他們自己了。」阿爾托寧補充，「你是否能延後使用藥物，至關重要。」

因為前述研究結果，芬蘭的精神醫學界看似可能會以全國性的規模推廣這種「不立即使用神經抑制劑」的照護模式。但問題是，阿爾托寧和其他創造這套治療方式的人退休了，因此芬蘭對精神病的治療在1990年代變得更加「生物學」取向。就算是在圖爾庫，目前針對首度發作的患者通常會以抗精神病劑治療，而且往往會呼籲患者在首度發作後至少要持續用藥五年。「我有點失望」，阿爾托寧在訪談結束前坦承。

幸運的是，1992到1993年研究的三個「試驗」地點，其中之一確實把這些結果放在心上。這個地點是西拉普蘭的托爾尼奧（Tornio）。

前往北方托爾尼奧的途中，我略停拜訪了亞科·賽科羅（Jaakko Seikkula），他是于韋斯屈萊大學（University of Jyväskylä）的心理治療教授。除了在托爾尼奧的柯洛普達斯醫院（Keropudas Hospital）工作近二十年，他還是多項研究的主要作者，為西拉普蘭精神病患

者非凡的治療結果留下紀錄。

　　柯洛普達斯醫院目前的照護方式，也就是從患者通常需要住院治療與用藥的體系，轉變到患者不常住院且僅是偶爾用藥，開始於1984年，當時正是洛可萊寧到訪，並談及依需求調整治療的時刻。賽科羅回憶，當時柯洛普達斯的工作人員立刻意識到舉辦每位參與者都能自由分享他（她）的想法的「開放式會面」，能夠提供給精神病患者與傳統心理治療非常不同的經驗。「當患者與我們坐在一起，我們使用的語言和我們（治療師）自己坐在一起討論患者時所用的語言非常不同，」他說，「我們不用那樣的文字，且我們必須更加傾聽患者的想法，聽他們說發生了什麼事；同時也更加傾聽家屬的想法。」

　　最後，賽科羅和托爾尼奧其他的醫師們發展出一種他們稱之為開放式對話療法（open-dialogue therapy），這是圖爾庫依需求調整模式細緻的變型。正如在圖爾庫的情形，西拉普蘭患者的治療結果在1980年代有所改善，而後托爾尼奧還被選為芬蘭1992-1993年之首度發病研究的三個試驗地點之一。托爾尼奧收入了34名患者，而在兩年結束後，有25人從未使用過神經抑制劑。事實上，在這項全國性的研究中，從未用藥的患者幾乎全數都來自托爾尼奧（29人中的25人），因此唯有在這裡，醫院工作人員才能觀察到未用藥之精神病症的長期病程。而且他們發現，雖然自精神病症復原的過程時常相當緩慢，但仍然會發生。賽科羅說道，患者們「回到他們的工作、學業，以及家庭中」。[12]

　　受到前述結果的鼓勵，柯洛普達斯醫院立即展開一項新研究，

表5　芬蘭西拉普蘭，以開放式對話療法治療之精神病首度發病患者的五年結果

患者人數（75人）	
思覺失調症（30人）	
其他精神病障礙症（45人）	
抗精神病劑之使用	
從未使用抗精神病劑	67%
五年期間內偶爾使用	33%
五年結束後持續使用	20%
精神病症狀	
五年期間內從未復發	67%
五年追蹤期內無症狀	79%
五年後的功能結果	
工作或在學	73%
失業	7%
失能	20%

資料來源：亞科・賽科羅，〈開放式對話取徑用於首度發作之非情感性精神病的五年經驗〉，《心理治療研究》第16期，2006：214-228。

記錄西拉普蘭自1992到1997年所有首度精神病發作的結果。五年結束後，79%的患者沒有症狀，且有80%的患者有工作、在學，或正在找工作。僅有20%的患者名列政府的失能名冊。三分之二的患者從未使用抗精神病劑，且只有20%的患者定期服藥。[13]西拉普蘭已經發現成功的公式，幫助精神病患者恢復，成功的關鍵在於其不立即對首度發病的患者使用神經抑制劑的政策，這提供給那些能夠自然恢復的患者一道「逃生門」。

「我對這個想法有信心」，賽科羅說道。「有的患者可能以相當怪異的方式過活，而且他們可能有瘋狂的想法，但他們仍然可以擁有積極的人生。但若他們服藥，他們會因為藥物的鎮靜作用，失去這種『對人生的掌握』，而那是至關重要的事。他們變得消極，而且不再照顧自己。」

今日，西拉普蘭，包含位於托爾尼奧外圍的精神科機構，有55個床位的柯洛普達斯醫院，以及五間精神衛生的門診診所。該地區約有100位精神衛生的專業人士（精神科醫師、心理師、護理師，以及社工），且多數皆完成了為期三年、900小時的家族治療課程。其中許多人——包括精神科醫師比爾姬塔·阿卡列（Birgitta Alakare）、心理師塔比奧·薩洛（Tapio Salo）和考可·哈洛岡加斯（Kauko Haarakangas），他們已經在這待了幾十年了，如今的開放式對話療法已是經過妥善精進的照護模式。

他們對精神病症的概念十分與眾不同，因為它並沒有辦法真正符合生物學或心理學上的分類。他們相信精神病起源於嚴重緊張

的社會關係。「精神病並非存在於腦子裡。它存在於家族成員之間（the in-between），以及人與人之間，」薩洛解釋，「它存在於關係裡，而正是患了精神病的人，使這種壞情況變得清晰可見。他（她）『把症狀披在身上』，而且背負著披上症狀的負擔。」[14]

因為此地多數的工作人員都接受過家族治療的訓練，這個體系能對精神病的危機採取迅速的反應。無論誰是第一個接觸到危機的人——父母、尋求幫助的患者，或可能是學校的管理員，他都有責任在二十四小時內召集一場會面，由患者和家屬決定會面的地點；一般通常會較傾向在患者家中。這場會面必須至少有二位工作人員在場，最好有三位，這就成為一個「團隊」，理想上在患者治療期間他們都會待在一起。每一個參與首次會面的人都明白他們「一無所知」，護理師米雅·柯爾蒂（Mia Kurtti）說道。他們的工作是促成一場「開放式對話」，當中每個人的想法都能為彼此所知，且家人（和朋友）被視為同事來看待。「我們是聲明自己並非專家的專家。」比爾姬塔·阿卡列說道。

這些治療師把自己視為患者家中的訪客，如果激動的患者跑到自己的房間裡，他們只會要求患者把門打開，如此一來他（她）便能聽到他們在外面的對話。「他們會聽到別人聽不到的聲音，我們來和他們見面，而且試著讓他們安心，」薩洛說，「他們雖然是精神病，可是他們一點也不暴力。」確實，多數患者都想要說出自己的故事，而當他們談到幻覺和妄想，治療師只是傾聽，並根據他們所聽到的思考。「我認為（精神病）非常有趣，」柯爾蒂說，「那些別人聽不到的聲音和我們自己的想法的差別何在？我們從這裡開始對話。」

　　他們在開始的幾次會面中，從來不會提到抗精神病劑。倘若患者開始睡得比較好、按時洗澡，而且在其他方面開始重新建立社會連結，治療師就知道患者「對人生的掌握」正在強化當中，而且將不再需要用藥。偶爾，阿卡列可能會開給患者苯二氮平類藥物的處方，幫助患者入睡或減輕患者的焦慮，最終她也有可能會開立低劑量的神經抑制劑。「通常我會建議患者使用幾個月，」阿卡列說，「但當那些問題消失，可能在六個月或一年、甚至是三年之後，我們便試著停藥。」

　　從一開始，治療師就努力給予患者和家屬希望感。「我們傳遞的訊息是，我們可以處理這場危機。我們經歷過患者好轉的過程，而且我們相信這種可能。」阿卡列說道。他們發現患者會花上一段相當長的時間——兩年、三年，甚或五年，才能恢復。雖然患者的精神病症狀有可能在相當短的時間內減輕，但他們聚焦於患者「對人生的掌握」，以及修復他（她）與社會的關係，而那工作大得多了。這個團隊會持續與患者及家屬會面，而隨著過程的開展，老師和未來可能的雇主也會被要求參與其中。「這關乎重建社會連結，」薩洛說，「患者與家人和朋友們『之間』的關係，得以重新運作。」

　　過去十七年來，開放式對話療法已轉變了西拉普蘭「精神病患人口的樣貌」。自從1992到1993年的研究後，再也沒有一位首度發作的精神病患者以慢性住院治療的下場作收。該區域精神醫療服務的支出自1980年代到1990年代下降了33%，且今日該區精神衛生服務的人均支出是芬蘭所有衛生分區內最低的。患者的復原率保持

相當高的水準：2002到2006年，托爾尼奧參加一項北歐國家針對首度精神病發作的跨國研究，在兩年結束後，84%的患者回到職場或校園，且只有20%的患者服用抗精神病劑。最值得注意的是，思覺失調症如今正從該區域消失。西拉普蘭的家庭如今對這種溫和的照護模式感到非常自在，以致於他們在所愛之人身上見到精神病的第一個跡象時，便會打電話給醫院（或其中一間診所），結果是今日首度發作的患者，通常在其精神病症狀出現還不到一個月的早期階段，就已經開始展開治療，也因此只有非常少的人會發展為思覺失調症（此診斷要在患者的精神症狀出現六個月以上才能作出）。西拉普蘭每年僅有2至3例新的思覺失調症個案，與1980年代早期相比下降了90%。[15]

托爾尼奧的成功，吸引了其他歐洲國家的心理健康照護提供者的注意，而在過去二十年間，歐洲有二或三組其他團體的報告指出，心理社會照護以及有限度地使用神經抑制劑，這兩者的結合已經產生良好的結果。[16]「這真的發生了，」賽科羅說道。「它不只是理論而已。」

*   *   *

在我回赫爾辛基的途中，我一直在思索這件事：為何托爾尼奧的團體會面如此具有療效？考量到神經抑制劑成效的文獻，我能理解為何選擇性地使用這些藥物會如此有幫助。但為何開放式對話療法也能幫助精神病患者痊癒？

我待在托爾尼奧的兩天內，參加了三次團體討論，我不會說芬蘭語，但仍然可以感受那些會面中大致的情緒，並觀察對話是如何流動。現場的人坐成一圈，以一種非常放鬆、平靜的方式坐著，而且在任何人發言之前，通常會有一段時間的沉默，彷彿下一位發言的人正在集中他（她）的想法。偶爾會有人笑出聲來，而我找不到有哪一刻是有任何人被打斷，似乎也沒有任何人會把話講得太久。對話因溫和及謙遜的特質而顯得優雅，且無論何時，家屬與患者皆全神貫注地聽著治療師轉身向彼此說的話語。「我們想知道他們真正的想法是什麼，而非只是給他們建議。」其中一場會面的家長說道。

但那就是一切了。這一切有點神祕，而且就算是柯洛普達斯醫院的工作人員，也無法真正解釋為何這些對話如此具有療效。「嚴重的症狀開始消失，」薩洛聳聳肩，「我們不知道這是如何發生的，但（開放式對話療法）一定作了某些事情，因為它有效。」

天然的抗憂鬱劑

在1800年代早期，美國人通常會從一本蘇格蘭醫師威廉・巴肯（William Buchan）寫的《居家醫學》（*Domestic Medicine*）裡尋求醫療建議。在這本書中，巴肯為抑鬱開立的處方，非常精簡而有力：

> 患者應該在可忍受的範圍內，盡量待在戶外運動……這樣的計畫，再加上嚴格注意飲食，比起將患者關在門內並給他用藥，是更合乎理性的治療方法。[17]

　　兩個世紀之後，英國衛生當局重新發現了巴肯建議中蘊含的智慧。2004年，作為該國國民醫療保健服務系統（National Health Service, NHS）之諮詢委員會的國家健康與照顧卓越研究院（National Institute for Health and Clinical, NICE）判定，「並不推薦以抗憂鬱劑作為輕度憂鬱症的初始治療，因其風險效益比例不佳」。取而代之的是，醫師應嘗試非藥物之替代治療，並建議「所有年齡層的輕度憂鬱症患者，都能享有結構化且受監督之運動計畫所帶來的益處」。[18]

　　如今，英國的一般科醫師可能會開立運動的處方。「運動作為憂鬱症之治療，具有相當良好的實證基礎。」安德魯・麥可洛克（Andrew McCulloch）說道，他是精神衛生基金會的執行總監，此基金會是以倫敦為根據地，推廣這種替代治療的慈善機構。「運動亦能減少焦慮。它有益於自尊、肥胖控制，……還有很多其他的好處。它的療效範圍相當廣泛。」[19]

　　說到將運動用作抗憂鬱劑的短期療效，已經有研究顯示它能在六週內產生「大幅度的改善」，意即其療效範圍「廣大」，有70%的憂鬱症患者對運動計畫有所反應。「這些成功的比例相當優異」，德國研究者於2008年寫道。[20]除此之外，隨著時間進展，運動還能產生一系列的「附帶益處」。它能增強心肺功能，增加肌肉強度，降低血壓，並改善認知功能。人們睡得更好，性功能更佳，而且也傾向變得更投入社會。

　　杜克大學的詹姆士・布魯曼梭（James Blumenthal）於2000年所作的一份研究則顯示，合併使用運動與藥物療法是不智的。他將156

表6　以運動治療憂鬱症的長期益處

前四個月內的治療	四個月後處於緩解中的患者比例	已緩解的患者在六個月追蹤期內復發的比例	十個月結束後的憂鬱症患者比例
單用樂復得	69%	38%	52%
樂復得加運動療法	66%	31%	55%
單用運動療法	60%	8%	30%

說明：在這項由杜克大學研究者所作的研究中，較年長的憂鬱症患者在十六週內以三種方式中的一種治療，接著再追蹤繼續六個月的時間。單以運動治療的患者在六個月的追蹤期內復發的比例最低，而以整個組別看來，他們在十個月結束時也比較不會受憂鬱症狀所苦。資料來源：Babyak, M.，〈重鬱症的運動治療〉，《身心醫學》第62期，2000：633-638、100-111。

位較年長的憂鬱患者隨機分為三組——運動組、樂復得組，以及運動加樂復得組，而在十六週結束後，單獨以運動治療的患者過得和其他兩組一樣好。[21]接著，布魯曼梭繼續追蹤這群患者後續六個月的時間，並讓患者自由選擇他們在這段期間內想要什麼治療；最後，一開始便單獨以運動治療的患者過得最好。在十六週結束後保持健康的患者，僅有8%的人在追蹤期內復發，且到了十個月結束後，僅有運動組中有70%沒有症狀。在另外兩個使用樂復得的組別裡，在第十六週結束時還保持健康者，有30%復發，而且到研究結束時，沒有症狀的患者不到50%。「樂復得加運動」組過得並沒有比「單用樂復得」組來得好，這表示使用樂復得會抵消運動的益處。「這是個意想不到的發現，因為人們假定合併使用運動與藥物會有加乘的效果，如果真有任何作用的話。」布魯曼梭寫道。[22]

　　2003年，當時英國的精神衛生基金會發起了為憂鬱症而運動的宣傳活動，它的優勢在於英國的一般科醫師早已把運動「處方」開給糖尿病、高血壓、骨質疏鬆，以及其他身體病況的患者。要實施這種醫療照護，需要醫師與地方上的基督教青年會（YMCA）、健身房，以及休閒設施合作，而這種合作關係稱為「運動轉介模式」，因此這個基金會僅需要讓一般科醫師也開始把運動處方給他們的憂鬱症患者就可以了。如今，英國的一般科醫師有超過20%會以某些頻率將運動處方給憂鬱患者，這個比例是2004年的四倍。

　　運動「處方」通常會提供給患者二十四週的療程。一位運動專業人士會評估患者的體適能，並發展出適當的「活動計畫」，而患者接著便能享有折扣或免費進入合作的基督教青年會或健身房。患者可以使用健身器材鍛鍊、游泳，並上各式各樣的運動課程。此外，許多運動轉介模式還提供前往「綠色健身房」的管道。這些戶外課程可能有集體散步、戶外伸展，以及環境志工（管理地方上的樹林、改善人行道、打造社區花園……等等）。在六個月的療程內，運動專業人士會監測患者的健康狀況和進展。

　　一如預期，患者發現「運動處方」對他們而言相當有幫助。他們告訴精神衛生基金會，運動使他們得以「掌握他們的復原過程」，並停止將自己視為疾病的「受害者」。他們的信心和自尊變強了；他們變得比較冷靜，而且更有活力。現在的治療是聚焦於他們的「健康」，而非「疾病」。

　　「醫學之父應該不會對我們正在作的這些事情感到驚訝，」麥可洛克說，「他們會說，『科學一點進展也沒有嗎？飲食和運動？

這是新東西嗎？」如果他們能用時光機旅行，他們應該會認為我們瘋了，因為人們已經講這些事講了數千年之久。」

這些孩子棒極了

這些生活在加州聖利安卓的賽內卡中心（Seneca Center）的孩子，已經來到北加州為患有嚴重精神疾病兒童所設立的最後一站。這些5至13歲的兒童，通常已經在許多寄養家庭之間轉過一輪，並且住院治療多次，他們的行為非常難以管教，以致於沒有任何一間寄養家庭或醫院想再見到他們。官僚體系的用詞，他們是「第十四級」的兒童，這在加州是表示那些最麻煩的兒童，但這些孩子連那些第十四級的機構也待不下去，所以對他們而言，更貼切的描述應該是「第十四級加加」。郡政府每個月會為一位兒童付給賽內卡中心1萬5千美元，而毫不令人意外地，這些孩子多數都使用劑量很重的藥物雞尾酒。「他們用藥非常重，以致於幾乎整天都在睡覺。」這個收容計畫的負責人金・韋恩（Kim Wayne）說道。[23]

而接下來他們的生活開始有了戲劇性的改變。

為了這些孩子，我在2009年夏天拜訪了賽內卡中心兩間收容所中的一間。以下是我進門時所見到的景象：一位頭戴耳機的非裔美國女孩正伴著一首裘汀・史芭克絲（Jordin Sparks）的歌曲在唱歌；第二位年紀稍長的非裔美國女孩坐在廚房，剪貼著她們最近到迪士尼樂園拍的團體旅行照；兩位非裔美國男孩在桌邊捉弄著彼此，並比賽誰能最快喝完一杯水。一位高加索女孩坐在沙發上，而這間屋子的第六位居民，我後來得知，才剛結束一堂游泳課。不一會兒，

戴耳機的女孩開始唱起無伴奏合唱（而且還唱的相當不錯），隨意弄著相簿的女孩開始稱呼我為鮑伯‧馬利（Bob Marley），而這顯然是因為我知道誰是裘汀‧史芭克絲。有時候，某個孩子會突然笑出聲來。

「這些孩子對於能擺脫藥物心懷感激」，治療師凱芮‧桑斯多姆（Kari Sundstrom）說道。「他們的人格特質回來了。他們又再一次是人了。」

這兩所賽內卡中心的家屋，可能是這些受郡政府或州政府控管的精神疾病兒童，在美國可以找到的最後幾間不使用精神科用藥治療的居住收容所。確實，在大部分兒童精神醫學的圈子裡，這會被視為違反倫理的作法。「人們一直告訴我，『如果你的孩子生病，你會否認用藥能幫助他改善嗎？』」賽內卡中心的創辦人兼執行長肯‧貝瑞克（Ken Berrick）說道。甚至在這間有著約七百名員工、提供各種服務給兩千名北加州患有精神疾病兒童的機構中，這項收容計畫都是個異數。

該中心在1985年開幕時，貝瑞克和其他人試著聘請會診的精神科醫師，這些醫師會以「保守」的方式使用精神科用藥，且從來不會刻意為了「行為控制」的目的用藥。有些人的用藥比其他人多，接著這間機構便於1987年聘請東尼‧史坦頓（Tony Stanton）來監管兒童收容計畫。史坦頓於1960年代在舊金山的蘭利‧波特精神科醫院受訓，當時該醫院強調兒童心理健康中「環境的重要性」。而史坦頓自己的「依附理論」（attachment theory）使他確信，情感關係對兒童的福祉來說相當重要。接下來，1970年代晚期，他在一所

郡立醫院負責兒童精神病房，他為每位兒童指定一位「導師」。這些兒童並未用藥，而他見到當中有許多人依附於他們的導師，而且「成長得非常好」。

「那樣的經驗，使我見證到這種治療原則真的能發揮作用，」史坦頓說道，「你就是無法在不與其他人連結的情況下組織自我，而且若你為了不受影響而讓自己用藥，便無法產生那種連結。」

當兒童進入賽內卡中心的收容計畫，史坦頓並不會問孩子「出了什麼問題」，而是「他們發生什麼事」。他要社會服務部門、學校，以及其他單位把這些孩子的全部紀錄寄給他，接著他會花八到十個小時建立一份「人生表」。一如預期，這些表單通常透露的是孩子遭受性虐待、身體虐待，以及疏於照顧到一個可怕的程度。但史坦頓也追溯他們的用藥歷程，以及他們的行為在使用特定藥物後可能的改變，而且考量到住進賽內卡中心的兒童有嚴重精神疾病，這些醫療病史通常顯示精神醫學照護惡化了他們的行為。「我會聽到有人說，『我現在想讓這孩子試試理思必妥』，而我會說，『讓我們來看看這份人生表，看看以前發生了什麼事。我不認為理思必妥會有幫助』。」史坦頓說道。

這些兒童抵達中心時，經常是帶著藥物雞尾酒的處方，因而可能需要一到兩個月才能戒除藥物。這些反覆被告知說自己需要藥物的兒童，時常對此過程感到緊張——「有位孩子對我說，『你說要把我的藥拿掉是什麼意思？我要毀掉你的計畫』。」史坦頓說道；而且他們常常一度會變得更有侵略性。工作人員可能必須更頻繁地使用「身體約束」（他們已受過訓練，可以「安全」的方式來抓住

這些孩子）。然而，這些行為問題通常會逐漸減輕，直到戒除過程結束，孩子們會「活了過來」。

「這好極了」，金・韋恩說道。「多數時候，這些孩子走進來時，他們無法把頭抬起來，他們昏昏欲睡，他們就只是一片空白，而且只有最低限度的投入。你就是無法讓他們了解你要說的是什麼。但當他們脫離藥物，你便能讓他們產生興趣，而且你能見到他們是誰。你可以一窺他們的人格特質、他們的幽默感，還有他們喜歡作什麼樣的事情。你可能暫時必須要使用身體約束，但對我而言，這絕對值得。」

一旦他們停藥，這些兒童便會開始以新的方式思考自我。當他們見到自己能控制自己的行為，而這給他們一種「掌握自己」的感覺，史坦頓說道。賽內卡中心使用行為修正技巧來促進自我控制，兒童必須持續遵循一組定義明確的規則。他們必須獲得允許才能去浴室和進入臥房，而若他們不遵守規定，他們可能會被送去「冷靜一下」（time-out）或失去特許的權利。但工作人員試圖將焦點放在強化正面行為，提供讚美的話語，並以各種方式獎勵這些孩子。這群孩童被要求要保持房間整潔，而且要每天處理家庭瑣事，有時他們也會幫忙準備晚餐。

「感到能控制自己，以及對自己負責，這些問題是他們生命中的核心議題，」史坦頓說，「當和我們在一起時，他們可能僅是部分達成那些境界，但當我們真正成功的時候，便發現他們發展出這種『哦，我能作到這個；我想控制我自己和我的人生』的意識。他們現在把自己視為具備那種力量的人了。」

更重要的是，一旦讓兒童停藥，他們將更有能力和工作人員形成情感上的連結，而工作人員亦然。他們一生中面對的都是否定和拒斥，而他們需要形塑的關係，是能夠培養出一種信念的關係，那信念就是他們值得被愛，而當那件事發生時，他們的「內在敘事」便能從「我是壞孩子」轉變為「我是好孩子」。

「他們進來的時候想著，『我瘋了，你會討厭我，你會甩掉我，我即將要變成你所見過最差勁的孩子』」，治療師茱莉・金恩（Julie Kim）說道。「但接著，他們開始願意形成（情感上的）依附，那是很神奇的事情。你能見到關係的力量使一個孩子改變，甚至是那些初來乍到時看起來最頑固、起初毫無進展的孩子，最終都會有所改變。」

雖然金恩和其他人能講出從這個收容計畫離開的兒童，回到一般學校且表現良好的故事，但事實上該中心並未對完成此項收容計畫的兒童進行長期追蹤。該中心能夠展現他們的收容計畫有效唯一統計資訊只有這個：從1995到2006年有225名兒童收容於此，之後幾乎全數離開並前往級數較低的團體家屋、寄養家庭，或回到他們的原生家庭。他們在賽內卡中心的這段時間至少把他們的人生轉往新的方向。然而，要樂觀地認為他們的人生能持續走在這條路上，仍有困難。他們的情緒和行為問題並未完全消失，許多離開的兒童，或許占了大多數，都再次回頭使用藥物。他們回到那個用藥才是常規的世界。他們在賽內卡中心的時光可能主要是提供他們一處暫時的綠洲，以遠離那個總是問「他們出了什麼問題」的社會。因此，倘若我們想評估該中心之收容計畫的無藥物政策是否有提供「益處」，與

其看向未來，或許我們應聚焦於當下，並看看對這些孩子而言，有這種一度能「活過來」且好好感受世界的機會是什麼模樣。

我在中心待了兩天，而我有機會特別和其中的三位孩子互動。第一位是12歲的男孩，我稱他為史蒂夫（Steve）。他一年前來到賽內卡中心，當時他充滿自殺和自我毀滅的習慣，以致於醫生認為他之前那些頭部撞擊的事件造成了腦部損傷。他非常依附於史戴西（Stacy），他是家屋其中一位男性工作人員，而在我們訪談期間，他翻身坐到椅子上、露齒微笑，並立刻接管了這場對話。「我討厭吃藥，吃藥時實在很無聊。」他說，然後他開始向我們討論海龜遷徙、在他們房子周圍逛來逛去的浣熊、跟史戴西一起去麥當勞的郊遊，以及地震來時人們需要準備什麼。那一切都是關於他想寫的一本漫畫書的故事開頭，書名是《山姆沙丘和巨石的冒險》，主演的是許多「善良和邪惡」的角色，包括一個需要吃藥才能不發瘋的角色。史蒂夫至少主導整場對話一個小時之久，後來他開始開心地跟史戴西說這次訪談「冷靜，真的很冷靜」，當然是指他非常樂在其中。

我會稱呼我在雷耶斯收容所（Los Reyes house）見到的兩位非裔美國女孩為蕾拉（Layla）（那位無伴奏合唱歌手）和塔吉莎（Takeesha）。她們的「人生表」都透露出夢魘般的過往，尤其對塔吉莎而言更是如此。她在2006年來到賽內卡中心，當時7歲的她被描述為妄想、防衛、多疑、不合作，以及非常嗜睡。在我們花了約三十分鐘坐在餐桌前討論《美國偶像》（American Idol）和她們先前的迪士尼之旅以後，塔吉莎問我們是否能到戶外玩美式足球的傳接球。我們玩了一陣子，然後塔吉莎獲得在街上騎腳踏車的許可，但她

只能在她承諾的、僅在左右兩側幾間屋子遠的距離內騎車。突然間，她在車道上煞車、發出刺耳的煞車聲。「我要去漢堡王。你要點些什麼？」她宣布著。幾秒後她驕傲地回到這裡，手裡拿著一個想像中的袋子，裡頭裝有華堡、薯條，還有可樂，我以同樣是想像中的5美元紙鈔付錢，並請問她是否能找零。道別的時候，蕾拉要我抱她一下，塔吉莎急忙跑到她的臥房找某樣東西，之後拿出了一包看來像口香糖的東西，只是那片凸伸出來的口香糖顯然是金屬製的。

「它只是口香糖！」，當我感覺到微微一顫，她興奮地叫著。

隔天我和他們坐在一起上課。我跟老師和幾位助手簡短地聊了聊，他們全都告訴我同一件事。「這些孩子棒極了！我們可以用藥物使這些孩子服從，但目的是什麼？我愛這個地方！」我和東尼·史坦頓一起待在那裡，過沒多久，顯然我們的出現對蕾拉和塔吉莎造成兩難。她們應該要把注意力放在老師身上，而且她們明白，若她們作不到，就會被送去冷靜區（一直不停有孩子進到冷靜區的角落），可是這兩位顯然都想和我們互動。我們坐在水槽邊，最後兩個女孩都決定，她們只是必須要洗手。當蕾拉回到她的座位上，她忍不住給我們一次擊掌，儘管這違反了班規。同時，當塔吉莎經過我的椅子時，她悄悄說道，「鮑伯·馬利，你在這裡做什麼？」那一刻，我無法想像任何更有力的研究結果數據。

處於計畫階段

精神醫學和其他醫學領域總宣稱治療應該要有「實證基礎」。我們在這個章節回顧的解決之道全都符合那樣的標準。大衛·希利

認為應謹慎使用精神科用藥的信念、托爾尼奧的開放式對話計畫、把運動處方用作輕度至中度憂鬱的第一線療法，這些全都有良好的科學基礎。東尼・史坦頓的藥物戒除政策也可說是同樣的道理。在本書較前面的部分，我們見到使用興奮劑、抗憂鬱劑，以及抗精神病劑的兒童長期而言時常會惡化，而那些最終使用藥物雞尾酒的兒童更可說是罹患了一種醫源性的疾病。這些藥物可視為是致病物質，因此當東尼・史坦頓停用賽內卡中心孩子的藥物時，他實質上是在提供「疾病」的治療。而這種治療之所以被證明有效，就是工作人員能觀察到並認為孩子們「活了過來」。

　　若我們能依此辨認出用於成年人的、主流的藥物戒除計畫，肯定會有相當的幫助，而這正是立基於研究而來的過程。這些藥物應該多快停用？藥物戒除之後，大腦要花多長的時間才能「再度正常化」？或者它能夠再度正常化嗎？神經回饋機制有重新設定嗎？突觸前神經元開始釋放正常數量的神經傳導物質了嗎？受體密度回到正常值了嗎？精神醫學已經使用精神藥物已經超過五十年，但基本上這些問題仍懸而未決。確實，那些想停藥的人們大多只能靠自己、或在網路上的各種同儕網絡裡分享資訊。

　　然而，在2009年秋天，麻州中部與東部精神衛生服務的主要提供者倡議者公司（Advoctes），策畫了一個停藥研究的計畫。倡議者公司提供服務給數千名遭遇精神問題的人，而在2008年，它問它的委託人們有沒有「新的點子」，許多人把這件事放在希望清單的第一位，基斯・史考特（Keith Scott）說道，他是康復與支持部門的主任。「有位會員說，『哎呀，如果有一個地方能讓我試著停藥，

而不用受到威脅說會失去房屋、醫療服務，以及對我來說重要的關係，那真是太好了。』在我看來，那樣作似乎十分合理。」[24]

倡議者公司的醫療部門主任克里斯·古登（Chris Gordon），他是哈佛醫學院的精神科臨床助理教授，他表示希望能從州政府的精神衛生部或聯邦的局處單位獲得資助。倡議者公司計畫要對「減藥／停藥」研究當中的患者同時提供醫療上和社會上的支持；而且古登說，倘若患者在停藥過程中開始掙扎，他將會看看他們是否能在不重新用回藥物的情況下，幫助患者度過危機。他預計要追蹤計畫中的患者長達五年，因而倡議者公司能夠了解這些患者的長期治療結果。

古登說，這個提案部分是因為當今精神疾病患者比其他人提早二十五年死亡所驅策而成的，且顯然那些通常會造成代謝失調的非典型抗精神病劑，在早死的問題上扮演一定的角色。「我們總是看到這些事情發生。我們能列出一串可怕的清單，裡面是我們自己認識且關心的人，他們死得實在太早了。」他說。[25]

阿拉斯加計畫

如果我必須在美國挑出一個對「改變體制」付出最多的人，我會選擇阿拉斯加的律師吉姆·哥特斯坦（Jim Gottstein）。1978年畢業於哈佛法學院，哥特斯坦在1980年代便因躁症發作而兩度住院治療，這樣的個人經驗啟發了他的終生職志，要為改善我們社會上精神病患的困境而奮鬥。

1980、1990年代，哥特斯坦和其他律師一起投入一場史詩般的

訴訟，阿拉斯加精神衛生協會對州政府。1956年，國會允許阿拉斯加的領土管理局撥用一百萬英畝優良的聯邦土地，當作挹注精神衛生計畫的資產，但該州的立法機關在1978年將這些土地重新指定為「一般撥用土地」，放任那些精神病患流落在外。州政府基本上是「偷」了這塊土地，哥特斯坦說道；而最終他和其他律師協商出以11億美元作為安置的費用。[26]州政府將2億美元和將近一百萬英畝的土地給予一個新創立的精神衛生信託機構，且允許該信託基金能在不經立法機關核可的情況下，將錢花在它認為合適的地方。

2006年，哥特斯坦創立了一個非營利組織，精神病患權益組織（PsychRights），而它做的第一件事情是發起一場「公眾資訊」的宣傳活動。精神病患權益組織找來各式各樣的人到安克拉治，對法官、律師、精神科醫師和普羅大眾發表關於抗精神病劑之用藥結果文獻的演說。[i]哥特斯坦相信這能為訴訟提供基礎，而訴訟要挑戰的是州政府強制患者用藥的權利，他也相信這能對遊說精神衛生信託機構有所幫助，使其資助成立像是蘇提雅家屋一般的地方，在那個地方，能夠讓不想服用抗精神病劑的精神病患得到幫助。

「大眾的看法是藥物有療效，還有若人們沒發瘋，他們應該會明白藥物對他們有好處。」哥特斯坦說道。「但如果我們能讓法官和律師了解，用藥對一個人不盡然有益，而且還可能非常有害，他們便會傾向去彰顯個人能拒絕治療的法律權利。同理，若社會大眾了解到有其他效果更好的非藥物治療，例如蘇提雅，他們便會支持

---

i　為完整揭露利益，我是活動的講者之一，並曾經參與許多場次。

替代療法，對吧？」

　　州政府對精神病患強制治療的法律可追溯至1970年代晚期。雖然州最高法院一般裁定患者有權拒絕治療（在非緊急情況下），他們仍提到，人們對抗精神病劑的了解是「一種在醫學上對精神疾病合理且有效的治療」，因此醫院可向法院申請執行強制治療。在這類聽證會中，醫院通常的說法是沒有任何勝任其職務的人會拒絕給予「醫學上合理且有效的治療」，因而法院一直以來皆裁定患者需要用藥。[27]但在2003年，哥特斯坦代表一位名為斐斯・邁爾斯（Faith Myers）的女性發起強制用藥的訴訟，他讓藥物接受審判，並提出爭論，認為州政府無法證明抗精神病劑是醫學上對她最有益處的作法。他請到羅倫・莫雪，以及也對用藥結果的文獻知之甚詳的另一位精神科醫師葛蕾斯・傑克森（Grace Jackson）來當他的專家證人，他也將許多研究結果的副本整理歸檔，內容說明了神經抑制劑會如何使長期治療結果惡化。

　　逐漸熟讀科學文獻的阿拉斯加最高法院，在2006年給了精神病患權益組織一次驚人的法律勝利。「精神藥物會對患者的身心造成深刻且持久的負面效應」，法院寫道。這些藥物「已知會導致數種具有潛在破壞性的副作用」。因此，它在邁爾斯訴阿拉斯加精神病院的案件中判決，能夠強制患者用藥的情況，只有在法院「清楚發現明確且可信的證據，能據以認定所提的治療是患者的最佳利益，而且沒有可行的侵襲性較低之替代療法」時才能成立。[28]在阿拉斯加判例法，抗精神病劑不再被視為必定可幫助精神病患的治療方式。

　　2004年，哥特斯坦開始致力於讓精神衛生信託機構在安克拉治

創立一間蘇提雅家屋，它能提供給精神病患的照護類型，是羅倫·莫雪的蘇提雅計畫在1970年所作的那種。再一次地，他憑藉著科學文獻的說服力來支持他的論證，而在2009年夏天，一棟有七間臥房的蘇提雅家屋在市中心南方幾公里處開張了。該計畫的負責人蘇珊·穆桑特（Susan Musante）先前在新墨西哥精神衛生中心帶領一個精神科復健計畫，而會診的精神科醫師亞倫·沃夫（Aron Wolf）則是在阿拉斯加精神醫學界備受敬重的人物。

「我們想和僅僅使用精神科用藥一小段時間的年輕人一起合作，透過讓他們擺脫藥物以及幫助他們恢復，我們希望使他們遠離慢性疾病之路，」穆桑特說，「我們的期望是患者會復原。我們期望他們去工作、上學，回到那個年紀該有的行為舉止。我們在此是要幫忙他們再次擁有夢想，並追求這些夢想。我們並非設立來讓他們領取補助津貼或失能給付的。」[29]

哥特斯坦如今將目光放在挑戰全國性的法律。他提起訴訟，以之挑戰阿拉斯加對寄養兒童和貧困兒童用藥的作法（窮人涵蓋於醫療補助的範圍內），且最終他希望把其中一件案子提到美國最高法院。他將這件事視為憲法第十四修正案的議題，因為兒童在未經正當法律程序的情況下被剝奪自由。任何這類案件中的核心都是一個科學問題：用來治療這些寄養兒童的藥物有幫助嗎？抑或拿來治療他們的，其實是會造成長期傷害的鎮靜藥物？「我把此案類比為布朗訴教育局案，」哥特斯坦說道，「在那個判決之前，美國社會普遍接受種族隔離沒有問題。但在布朗訴教育局案中，法院說種族隔離有問題，而這確實改變了公眾輿論。如今你不能再讓任何人說種

族隔離沒有問題。而那正是我怎樣看待這整個努力的過程。」

我們人民

作為一個社會的整體，我們將信任投注於醫療專業上，使其發展出對各種疾病和病痛而言最可行臨床照護。我們期盼，醫療專業在進行這項工作的時候會誠實以待。然而，說到這場在全美國爆發大流行、並使人失能的精神疾病，當我們想方設法要追溯這場流行病的根源時，我們沒辦法相信精神醫學這門專業能履行其專業責任。

過去二十五年來，精神醫學體制告訴我們的是一個錯誤的故事。它告訴我們，人們了解到思覺失調症、憂鬱症，以及雙相情緒障礙症都是腦部疾病，但正如同心靈自由組織的絕食抗爭所揭露的，它仍無法帶我們看到任何記載上述主張的科學研究成果。精神醫學告訴我們，精神科用藥修復腦中的化學失衡，儘管數十年來的研究並未發現真的是如此。它告訴我們百憂解和其他第二代精神藥物比第一代藥物更好且更安全，儘管臨床研究顯示，根本沒這回事。最重要的，精神醫學體制無法告訴我們的事情是，這些藥物使長期治療結果惡化了。

倘若精神醫學能誠實地對待我們，這場流行病應該早早便能控制住。用藥的長期治療結果會被公開以及討論，這樣一來社會便能有所警覺。取而代之的是，精神醫學訴說的故事保護了其藥物的形象，而且這種敘事方式造成的傷害規模既巨大又可怕。如今在美國65歲以下的成年人中有400萬人因為精神疾病而失能接受補助津貼或失能給付。（18到26歲的）年輕人中每15位就有一位因精神疾病而

「功能受損」。每天約有250位兒童及青少年因精神疾病而名列補助津貼名冊。這些數字令人怵目驚心，而且造就這場流行病的機器還在持續運轉中，過程裡，在美國2歲的小孩如今會因為雙相情緒障礙症而正在接受「治療」。

　　一如我在本章稍早所提的，我相信心靈自由六人組說明了，若我們要中止這場流行病，有些事非作不可。我們必須明白本書所回顧的長期治療結果文獻透露了什麼，然後我們必須要求美國國家精神衛生研究院、美國全國精神疾病聯盟、美國精神醫學會，以及所有開立處方的人，要回答文獻提出的諸多問題。換句話說，我們必須要有誠實的科學討論。我們必須討論人們真正對精神疾病的生物學了解多少，談論藥物實際上作用是什麼，以及討論藥物是如何增加人們變成慢性病患的風險。若我們能有那樣的討論，那麼變革肯定會隨之而來。我們的社會將會擁抱和促進非藥物的替代照護形式。醫師會以更有限度且謹慎的方式開立藥物處方。我們會停止讓寄養兒童使用劑量很重的藥物雞尾酒，還假裝這是醫療照護。簡而言之，我們社會對「精神藥理學」革命的妄想至少能夠淡化，而良好的科學將能照亮一條道路，通往更美好的未來。

終章

很少人敢宣布不受歡迎的事實真相。

　　　　——艾德溫‧珀西‧惠普爾（Edwin Percy Whipple, 1866）[1]

　　這本書講述的是一段科學史，而這段歷史將讀者帶往一個在社會上看來怪異的位置。我們的社會相信，精神科用藥使精神疾病的治療有了「革命性」的進展，然而書中所說的，卻是一場由藥物引起的、使人失能的精神流行病。社會見到的是美麗的女人，但本書卻把讀者的目光帶往老巫婆的方向。要抱持與社會上其他人不同的信念，從來就不是件簡單的事，而在這個例子中，要這麼作尤其困難，因為是科學的權威在訴說著那些精神醫學進展的故事——美國精神醫學會、美國國家精神衛生研究院，以及如哈佛醫學院等知名大學的精神科醫師們。要在這個議題上和傳統觀念作對，看來你一定是地平說學會（flat-Earth society）的持卡會員。

　　但我要對那些，仍在思索本書所陳述之歷史的讀者講最後一個故事。你可以讀一讀它，再決定你自己現在身處哪一邊，打個比方的話，就是看看自己是否身在地平說的陣營裡。

　　我在于韋斯屈萊大學訪問完亞科‧賽科羅之後，他要我對幾位

他的同事發表一場有關抗精神病劑歷史的簡短演說。現在，賽科羅和托爾尼奧的柯洛普達斯醫院並非決定要以選擇性的方式使用抗精神病劑，因為他們認為長期而言藥物惡化了精神症狀。取而代之的是，他們觀察到許多人在未用藥的時候表現更好。因此，當我在于韋斯屈萊大學向賽科羅的同事演講時，他們並未想過太多有關抗精神病劑會使人們變成慢性病患的這件事。過程中我們坐成一圈，而在我演講結束後，圈子內的一位成員問道，抗憂鬱劑是否可能也是如此。他和其他人一直在研究芬蘭憂鬱症患者的長期治療結果，而且也把他們是否用藥的狀況作成圖表，而他們對得出的結果大感驚訝。

　　所以，親愛的讀者們，問問你自己這個問題：你認為他們發現了什麼？你會感到意外嗎？

誌謝

當我開始撰寫這本書時,我向各式各樣「消費者」團體的領導者尋求協助,以找出能受訪的「患者」。我想要找到各種年紀,且具有不同診斷的患者們,而不久我便有了一張超過一百人的名單,他們都願意告訴我他們的故事。我對那些幫我找到受訪患者的人,有深深的感激,對那些向我訴說他們生命的人亦然。除了在書中提過的人名之外,我想謝謝以下這些人:Camille Santoro、Jim Rye、Sara Sternberg、Monica Cassani、Brenda Davis、Lauren Tenney、Cheryl Stevens、Ellen Liversidge、Howard Trachtman、Jennifer Kinzie、Kathryn Cascio、Shauna Reynolds、Maggie McClure、Renne LaPlume、Chaya Grossberg、Lyle Murphy、Oryx Cohen、Will Hall、Evelyn Kaufman、Dianne Dragon、Melissa Parker、Amanda Green、Nicki Glasser、Stan Cavers、Cindy Votto、Eva Dech、Dennis Whetsel、Diana Petrakos、Bert Coffman、Janice Sorensen、Joe Carson、Rich Winkel、Pat Risser、Susan Hoffman、Les Cook、Amy Philo、Benjamin Bassett、Antti Seppala、Chris LaBrusciano、Kermit Cole、David Oaks、Darby Penney,以及Michael Gilbert。

毫無例外,我訪問的人都非常大方地貢獻出他們的時間。在雪城,關朵琳・奧茲、西恩・奧茲、傑生・史密斯,以及凱莉・史密斯歡迎我到他們家中作客。在加州,東尼・史坦頓在賽內卡中心

組織了兩天的訪問行程，訪問對象是管理員、工作人員，還有孩子們。在整個寫作計畫中，大衛‧希利回應了我的諸多探問，而當我到北威爾斯作客拜訪他時，他和他的妻子Helen確實是相當熱情和藹的主人。芬蘭開放式對話療法的建立者，和我一同度過了一週的時間。我深深有欠於尤利歐‧阿拉寧、亞科‧賽科羅和比爾姬塔‧阿卡列，他們使我的旅程得以成行，還有塔比奧‧薩洛及他的家人，他們在托爾尼奧讓我體驗了一回美妙的晚間對談。

當我寫作本書時，我經常從朋友和家人那邊得到養分。感謝車章浩，使我得以參加麻州總醫院的腦切片研討會。哈佛公共衛生學院的Matt Miller副教授，事後證實對我而言他的確是非常寶貴的聽眾，幫助我思考醫學上的療法應該如何評估和判斷。隔壁辦公室的「鄰居」，Cynthia Frawley繪製許多圖表，為此書增添不少風采。也謝謝Joe Layden、Winnie Yu、以及Chris Ringwald，讓我們能為作者生活中的高低起伏進行定期的對話。

這是我的第四本書，如今我比從前更加確信的是，從起心動念的那一刻起，到本書付梓的那一天，我對寫這本書的最佳描述是——這是一次集體的事業。我的經紀人Theresa Park，協助我規畫寫作提案，並在我從事寫作計畫時提供我無價的指引。我的編輯Sean Desmond，促使我加深這本書的觀點和敘事結構，而且到編輯初稿時，他以不計其數的方法改進了這本書。每一位作者都應該要能如此幸運，能有像Theresa Park這般支持你的經紀人，以及像Sean Desmond這般有才華的編輯。我也因Rick Willett熟練的稿件審訂而虧欠他許多；Laura Duffy所作的吸睛封面；SongHee Kim美妙的版面企

畫；Stephanie Chan孜孜不倦地管理這個專案；以及皇冠出版集團內將其聰明才智貢獻給這本書的其他許許多多的人們。最後，我深深感謝Tina Constable，因為她相信在《精神病大流行》這本書中所訴說的，是一段應該要受人知曉的歷史。

注釋

此處所列資料來源，許多可見於madinamerica.com及robertwhitaker.org。

第一章　現代瘟疫

1.　J. Bronowski, *The Ascent of Man* (New York: Little, Brown & Co., 1973), 153.
2.　IMS Health, "2007 top therapeutic classes by U.S. sales."
3.　U.S. Department of Health and Human Services, *Mental Health: A Report of the Surgeon General* (1999), 3, 68, 78.
4.　E. Shorter, *A History of Psychiatry* (New York: John Wiley & Sons, 1997), 255.
5.　R. Friedman, "On the Horizon, Personalized Depression Drugs," *New York Times*, June 19, 2007.
6.　*Boston Globe* editorial, "When Kids Need Meds," July 22, 2007.
7.　Address by Carolyn Robinowitz, APA Annual Conference, Washington, D.C., May 4, 2008.
8.　C. Silverman, *The Epidemiology of Depression* (Baltimore: Johns Hopkins Press, 1968), 139.
9.　Social Security Administration, annual statistical reports on the SSDI and SSI programs, 1987-2008. 我計算1987年和2007年失能者人數的方法是：把該年份65歲以下、因精神疾病請領補助津貼的人數，加上請領失能給付的人數，然後調整總數，因為請領失能給付者當中，有六分之一亦請領補助津貼。方程式如下：補助津貼請領者 + (0.833 × 失能給付請領者) = 精神失能總人口數。
10.　Silverman, *The Epidemiology of Depression,* 139.
11.　美國社會安全局的年度報告並未說明因精神失能而請領補助津貼、失能給付的患者，究竟被診斷為何種疾病。然而，許多研究者都指出，情感疾患占所有精神失能人口當中的37%（以上）。例如：J. Cook, "Results of a multi-site clinical trials study of employment models for mental health consumers," available at: psych.uic.edu/EIDP/eidp-3-20-03.pdf.
12.　U.S. Government Accountability Office, "Young adults with serious mental illness" (June 2008).

13. Social Security Administration, annual statistical reports on the SSI program, 1996-2008; and *Social Security Bulletin, Annual Statistical Supplement,* 1988-1992.

第二章　軼事思考

1. Adlai Stevenson, speech at University of Wisconsin, October 8, 1952. As cited by L. Frank, *Quotationary* (New York: Random House, 2001), 430.

第三章　流行病的根源

1. J. Young, *The Medical Messiahs* (Princeton, NJ: Princeton University Press, 1967), 281.
2. Chemical Heritage Foundations, "Paul Ehrlich, Pharmaceutical Achiever," accessed at chemheritage.org.
3. P. de Kruif, *Dr. Ehrlich's Magic Bullet* (New York: Pocket Books, 1940), 387. 中譯書名：《微生物獵手》。
4. L. Sutherland, *Magic Bullets* (Boston: Little, Brown and Company, 1956), 127.
5. L. Garrett, *The Coming Plague* (New York: Penguin, 1995), 49.
6. T. Mahoney, *The Merchants of Life* (New York: Harper & Brothers, 1959), 14.
7. "Mind Is Mapped in Cure of Insane," *New York Times,* May 15, 1937.
8. "Surgery Used on the Soul-Sick," *New York Times,* June 7, 1937.
9. A. Deutsch, *The Shame of the States* (New York: Harcourt Brace, 1948), 41.
10. E. Torrey, *The Invisible Plague* (New Brunswick, NJ: Rutgers University Press, 2001), 295.
11. G. Grob, *The Mad Among Us* (Cambridge, MA: Harvard University Press, 1994), 189.
12. "Need for Public Education on Psychiatry Is Stressed," *New York Times,* November 16, 1947.

第四章　精神醫學的神奇子彈

1. E. Valenstein, *Blaming the Brain* (New York: The Free Press, 1998), 38.
2. J. Swazey, *Chlorpromazine in Psychiatry* (Cambridge, MA: MIT Press, 1974), 78.
3. Ibid, 79.
4. Ibid, 105.
5. Ibid, 134-135.
6. F. Ayd Jr., *Discoveries in Biological Psychiatry* (Philadelphia: Lippincott, 1970), 160.
7. Symposium proceedings, *Chlorpromazine and Mental Health* (Philadelphia: Lea and

Fabiger, 1955), 132.

8. Ayd, *Discoveries in Biological Psychiatry*, 121.

9. M. Smith, *Small Comfort* (New York: Praeger, 1985), 23.

10. Ibid, 26.

11. Ibid, 72.

12. "TB and Hope," *Time*, March 3, 1952.

13. Valenstein, *Blaming the Brain*, 38.

14. "TB Drug Is Tried in Mental Cases," *New York Times*, April 7, 1957.

15. M. Mintz, *The Therapeutic Nightmare* (Boston: Houghton Mifflin, 1965), 166.

16. Ibid, 488.

17. Ibid, 481.

18. Ibid, 59, 62.

19. T. Mahoney, *The Merchants of Life* (New York: Harper & Brothers, 1959), 4, 16.

20. Mintz, *The Therapeutic Nightmare*, 83.

21. Swazey, *Chlorpromazine in Psychiatry*, 190.

22. "Wonder Drug of 1954?" *Time*, June 14, 1954.

23. "Pills for the Mind," *Time*, March 7, 1955.

24. "Wonder Drugs: New Cures for Mental Ills?" *U.S. News and World Report*, June 17, 1955.

25. "Pills for the Mind," *Time*, March 7, 1955.

26. "Don't-Give-a-Damn Pills," *Time*, February 27, 1956.

27. Smith, *Small Comfort*, 67-69.

28. "To Nirvana with Miltown," *Time*, July 7, 1958.

29. "Wonder Drug of 1954?" *Time*, June 14, 1954.

30. "TB Drug Is Tried in Mental Cases," *New York Times*, April 7, 1957.

31. Smith, *Small Comfort*, 70.

32. "Science Notes: Mental Drug Shows Promise," *New York Times*, April 7, 1957.

33. "Drugs and Depression," *New York Times*, September 6, 1959.

34. H. Himwich, "Psychopharmacologic drugs," *Science* 127 (1958): 59-72.

35. Smith, *Small Comfort*, 110.

36. Ibid, 104.

37. The NIMH Psychopharmacology Service Center Collaborative Study Group, "Phenothiazine treatment in acute schizophrenia," *Archives of General Psychiatry* 10 (1964): 246-261.

38. Valenstein, *Blaming the Brain*, 70-79. Also see David Healy, *The Creation of*

Psychopharmacology (Cambridge, MA: Harvard University Press, 2002), 106, 205-206.

39. J. Schildkraut, "The catecholamine hypothesis of affective disorders," *American Journal of Psychiatry* 122 (1965): 509-522.

40. Valenstein, *Blaming the Brain*, 82.

41. A. Baumeister, "Historical development of the dopamine hypothesis of schizophrenia," *Journal of the History of the Neurosciences* 11 (2002): 265-277.

42. Swazey, *Chlorpromazine in Psychiatry*, 4.

43. Ibid, 8.

44. Ayd, *Discoveries in Biological Psychiatry*, 215-216.

45. Ibid, 127.

46. Ibid, 195.

第五章　追獵化學失衡

1. T. H. Huxley, *Critiques and Addresses* (London: Macmillan & Co., 1873), 229.

2. E. Azmitia, "Awakening the sleeping giant," *Journal of Clinical Psychiatry* 52 (1991), suppl. 12: 4-16.

3. M. Bowers, "Cerebrospinal fluid 5-hydroxyindoleacetic acid and homovanillic acid in psychiatric patients," *International Journal of Neuropharmacology* 8 (1969): 255-262.

4. R. Papeschi, "Homovanillic and 5-hydroxyindoleacetic acid in cerebrospinal fluid of depressed patients," *Archives of General Psychiatry* 25 (1971): 354-358.

5. M. Bowers, "Lumbar CSF 5-hydroxyindoleacetic and homovanillic acid in affective syndromes," *Journal of Nervous and Mental Disease* 158 (1974): 325-330.

6. D. L. Davies, "Reserpine in the treatment of anxious and depressed patients," *Lancet* 2 (1955): 117-120.

7. J. Mendels, "Brain biogenic amine depletion and mood," *Archives of General Psychiatry* 30 (1974): 447-451.

8. M. Asberg, "Serotonin depression: A biochemical subgroup within the affective disorders?" *Science* 191 (1976): 478-480; M. Asberg, "5-HIAA in the cerebrospinal fluid," *Archives of General Psychiatry* 33 (1976): 1193-1197.

9. H. Nagayama, "Postsynaptic action by four antidepressive drugs in an animal model of depression," *Pharmacology Biochemistry and Behavior* 15 (1981): 125-130. Also see H. Nagayama, "Action of chronically administered antidepressants on the serotonergic postsynapse in a model of depression," *Pharmacology Biochemistry and*

Behavior 25 (1986): 805-811.

10. J. Mass, "Pretreatment neurotransmitter metabolite levels and response to tricyclic antidepressant drugs," *American Journal of Psychiatry* 141 (1984): 1159-1171.

11. J. Lacasse, "Serotonin and depression: a disconnect between the advertisements and the scientific literature," *PLoS Medicine* 2 (2005): 1211-1216.

12. C. Ross, *Pseudoscience in Biological Psychiatry* (New York: John Wiley & Sons, 1995), 111.

13. Lacasse, "Serotonin and depression."

14. D. Healy, "Ads for SSRI antidepressants are misleading," *PLoS Medicine* news release, November 2005.

15. I. Creese, "Dopamine receptor binding predicts clinical and pharmacological potencies of antischizophrenic drugs," *Science* 192 (1976): 481-483; P. Seeman, "Antipsychotic drug doses and neuroleptic/dopamine receptors," *Nature* 261 (1976): 177-179.

16. "Schizophrenia: Vast effort focuses on four areas," *New York Times*, November 13, 1979.

17. M. Bowers, "Central dopamine turnover in schizophrenic syndromes," *Archives of General Psychiatry* 31 (1974): 50-54.

18. R. Post, "Cerebrospinal fluid amine metabolites in acute schizophrenia," *Archives of General Psychiatry* 32 (1975): 1063-1068.

19. J. Haracz, "The dopamine hypothesis: an overview of studies with schizophrenic patients," *Schizophrenia Bulletin* 8 (1982): 438-458.

20. T. Lee, "Binding of 3H-neuroleptics and 3H-apomorphine in schizophrenic brains," *Nature* 374 (1978): 897-900.

21. D. Burt, "Antischizophrenic drugs: chronic treatment elevates dopamine receptor binding in brain," *Science* 196 (1977): 326-327.

22. M. Porceddu, "[3H]SCH 23390 binding sites increase after chronic blockade of d-1 dopamine receptors," *European Journal of Pharmacology* 118 (1985): 367-370.

23. A. MacKay, "Increased brain dopamine and dopamine receptors in schizophrenia," *Archives of General Psychiatry* 39 (1982): 991-997.

24. J. Kornhuber, "3H-spiperone binding sites in post-mortem brains from schizophrenic patients," *Journal of Neural Transmission* 75 (1989): 1-10.

25. J. Martinot, "Striatal D2 dopaminergic receptors assessed with positron emission tomography and bromospiperone in untreated schizophrenic patients," *American Journal of Psychiatry* 147 (1990): 44-50; L. Farde, "D2 dopamine receptors in

neuroleptic-naïve schizophrenic patients", *Archives of General Psychiatry* 47 (1990): 213-219; J. Hietala, "Striatal D2 dopamine receptor characteristics in neuroleptic-naïve schizophrenic patients studied with positron emission tomography," *Archives of General Psychiatry* 51 (1994): 116-123.

26. P. Deniker, "The neuroleptics: a historical survey," *Acta Psychiatrica Scandinavica* 82, suppl. 358 (1990): 83-87. Also: "From chlorpromazine to tardive dyskinesia," *Psychiatric Journal of the University of Ottawa* 14 (1989): 253-259.

27. J. Kane, "Towards more effective antipsychotic treatment," *British Journal of Psychiatry* 165, suppl. 25 (1994): 22-31.

28. E. Nestler and S. Hyman, *Molecular Neuropharmacology* (New York: McGraw Hill, 2002), 392.

29. J. Mendels, "Brain biogenic amine depletion and mood," *Archives of General Psychiatry* 30 (1974): 447-451.

30. P. Deniker, "The neuroleptics: a historical survey," *Acta Psychiatrica Scandinavica* 82, suppl. 358 (1990): 83-87. Also: "From chlorpromazine to tardive dyskinesia," *Psychiatric Journal of the University of Ottawa* 14 (1989): 253-259.

31. D. Healy, *The Creation of Psychopharmacology* (Cambridge, MA: Harvard University Press, 2002), 217.

32. E. Valenstein, *Blaming the Brain* (New York: The Free Press, 1998), 96.

33. U.S. Department of Health and Human Services, *Mental Health: A Report of the Surgeon General* (1999), 3, 68, 78.

34. J. Glenmullen, *Prozac Backlash* (New York: Simon & Schuster, 2000), 196.

35. Lacasse, "Serotonin and depression."

36. R. Fuller, "Effect of an uptake inhibitor on serotonin metabolism in rat brain," *Life Sciences* 15 (1974): 1161-1171.

37. D. Wong, "Subsensitivity of serotonin receptors after long-term treatment of rats with fluoxetine," *Research Communications in Chemical Pathology and Pharmacology* 32 (1981): 41-51.

38. J. Wamsley, "Receptor alterations associated with serotonergic agents," *Journal of Clinical Psychiatry* 48, suppl. (1987): 19-25.

39. A. Schatzberg, *Textbook of Psychopharmacology* (Washington, DC: American Psychiatric Press, 1995), 8.

40. C. Montigny, "Modification of serotonergic neuron properties by long-term treatment with serotonin reuptake blockers," *Journal of Clinical Psychiatry* 51, suppl. B (1990): 4-8.

41. D. Wong, "Subsensitivity of serotonin receptors after long-term treatment of rats with fluoxetine," *Research Communications in Chemical Pathology and Pharmacology* 32 (1981): 41-51.

42. C. Montigny, "Modification of serotonergic neuron properties by long-term treatment with serotonin reuptake blockers," *Journal of Clinical Psychiatry* 51, suppl. B (1990): 4-8.

43. R. Fuller, "Inhibition of serotonin reuptake," *Federation Proceedings* 36 (1977): 2154-2158.

44. B. Jacobs, "Serotonin and behavior," *Journal of Clinical Psychiatry* 52, suppl. (1991): 151-162.

45. Schatzberg, *Textbook of Psychopharmacology*, 619.

46. S. Hyman, "Initiation and adaptation: A paradigm for understanding psychotropic drug action," *American Journal of Psychiatry* 153 (1996): 151-161.

第六章　揭露一場悖論

1. E. Stip, "Happy birthday neuroleptics!" *European Psychiatry* 17 (2002): 115-119.

2. M. Boyle, "Is schizophrenia what it was?" *Journal of the History of Behavioral Science* 26 (1990): 323-333; M. Boyle, *Schizophrenia: A Scientific Delusion?* (New York: Routledge, 1990).

3. P. Popenoe, "In the melting pot," *Journal of Heredity* 14 (1923): 223.

4. J. Cole, editor, *Psychopharmacology* (Washington, DC: National Academy of Sciences, 1959), 142.

5. Ibid, 386-387.

6. N. Lehrman, "Follow-up of brief and prolonged psychiatric hospitalization," *Comprehensive Psychiatry* 2 (1961): 227-240.

7. R. Warner, *Recovery from Schizophrenia* (Boston: Routledge & Kegan Paul, 1985), 74.

8. L. Epstein, "An approach to the effect of ataraxic drugs on hospital release rates," *American Journal of Psychiatry* 119 (1962): 246-261.

9. C. Silverman, *The Epidemiology of Depression* (Baltimore: Johns Hopkins Press, 1968), 139.

10. J. Swazey, *Chlorpromazine in Psychiatry* (Cambridge, MA: MIT Press, 1974), 247.

11. Cole, *Psychopharmacology*, 144, 285.

12. Ibid, 285.

13. Ibid, 347.

14. R. Baldessarini, *Chemotherapy in Psychiatry* (Cambridge, MA: Harvard University Press, 1977), 29.

15. A. Schatzberg, editor, *Textbook of Psychopharmacology* (Washington, DC: American Psychiatric Press, 1995), 624.

16. P. Gilbert, "Neuroleptic withdrawal in schizophrenic patients," *Archives of General Psychiatry* 52 (1995): 173-188.

17. J. Geddes, "Prevention of relapse," *New England Journal of Medicine* 346 (2002): 56-58.

18. L. Dixon, "Conventional antipsychotic medications for schizophrenia." *Schizophrenia Bulletin* 21 (1995): 567-577.

19. Stip, "Happy birthday, neuroleptics!"

20. N. Schooler, "One year after discharge," *American Journal of Psychiatry* 123 (1967): 986-995.

21. R. Prien, "Discontinuation of chemotherapy for chronic schizophrenics," *Hospital and Community Psychiatry* 22 (1971): 20-23.

22. G. Gardos and J. Cole, "Maintenance antipsychotic therapy: is the cure worse than the disease?" *American Journal of Psychiatry* 133 (1977): 32-36.

23. G. Gardos and J. Cole, "Withdrawal syndromes associated with antipsychotic drugs," *American Journal of Psychiatry* 135 (1978): 1321-1324. Also see Gardos and Cole, "Maintenance antipsychotic therapy."

24. J. Bockoven, "Comparison of two five-year follow-up studies," *American Journal of Psychiatry* 132 (1975): 796-801.

25. W. Carpenter, "The treatment of acute schizophrenia without drugs," *American Journal of Psychiatry* 134 (1977): 14-20.

26. M. Rappaport, "Are there schizophrenics for whom drugs may be unnecessary or contraindicated?" *International Pharmacopsychiatry* 13 (1978): 100-111.

27. S. Mathews, "A non-neuroleptic treatment for schizophrenia," *Schizophrenia Bulletin* 5 (1979): 322-332.

28. J. Bola, "Treatment of acute psychosis without neuroleptics," *Journal of Nervous and Mental Disease* 191 (2003): 219-229.

29. Carpenter, "The treatment of acute schizophrenia."

30. G. Paul, "Maintenance psychotropic drugs in the presence of active treatment programs," *Archives of General Psychiatry* 27 (1972): 106-114.

31. T. Van Putten, "The board and care home: does it deserve a bad press?" *Hospital and Community Psychiatry* 30 (1979): 461-464.

32. Gardos and Cole, "Maintenance antipsychotic therapy."
33. P. Deniker, "Are the antipsychotic drugs to be withdrawn?" in C. Shagass, editor, *Biological Psychiatry* (New York: Elsevier, 1986), 1-9.
34. G. Chouinard, "Neuroleptic-induced supersensitivity psychosis," *American Journal of Psychiatry* 135 (1978): 1409-1410.
35. G. Chouinard, "Neuroleptic-induced supersensitivity psychosis: Clinical and pharmacologic characteristics," *American Journal of Psychiatry* 137 (1980): 16-20.
36. G. Chouinard, "Neuroleptic-induced supersensitivity psychosis, the 'Hump Course,' and tardive dyskinesia", *Journal of Clinical Psychopharmacology* 2 (1982): 143-144.
37. G. Chouinard, "Severe cases of neuroleptic-induced supersensitivity psychosis," *Schizophrenia Research* 5 (1991): 21-33.
38. P. Muller, "Dopaminergic supersensitivity after neuroleptics," *Psychopharmacology* 60 (1978): 1-11.
39. L. Martensson, "Should neuroleptic drugs be banned?" *Proceedings of the World Federation of Mental Health Conference in Copenhagen*, 1984, accessed via www.larsmartensson.com, 10/30/08.
40. P. Breggin, *Brain Disabling Treatments in Psychiatry* (New York: Springer Publishing Company, 1997), 60.
41. S. Snyder, *Drugs and the Brain* (New York: Scientific American Library, 1986), 88.
42. C. Harding, "The Vermont longitudinal study of persons with severe mental illness," *American Journal of Psychiatry* 144 (1987): 727-734; C. Harding, "The Vermont longitudinal study of persons with severe mental illness, II," *American Journal of Psychiatry* 144 (1987): 727-735.
43. P. McGuire, "New hope for people with schizophrenia," *APA Monitor* 31 (February 2000).
44. C. Harding, "Empirical correction of seven myths about schizophrenia with implications for treatment," *Acta Psychiatrica Scandinavica* 384, suppl. (1994): 14-16.
45. A. Jablensky, "Schizophrenia: manifestations, incidence and course in different cultures," *Psychological Medicine* 20, monograph (1992): 1-95.
46. Ibid. 第60頁的表格說明了個別機構使用藥物的情形；第64頁的表格列出開發中國家及已開發國家使用藥物的情形。
47. K. Hopper, "Revisiting the developed versus developing country distinction in course and outcome in schizophrenia," *Schizophrenia Bulletin* 26 (2000): 835-846.
48. J. Wade, "Tardive dyskinesia and cognitive impairment," *Biological Psychiatry* 22

(1987): 393-395.

49. M. Myslobodsky, "Central determinants of attention and mood disorder in tardive dyskinesia," *Brain and Cognition* 23 (1993): 56-70.

50. H. Wisniewski, "Neurofibrillary pathology in brains of elderly schizophrenics treated with neuroleptics," *Alzheimer Disease and Associated Disorders* 8 (1994): 211-227.

51. M. Chakos, "Increase in caudate nuclei volumes of first-episode schizophrenic patients taking antipsychotic drugs," *American Journal of Psychiatry* 151 (1994): 1430-1436.; A. Madsen, "Neuroleptics in progressive structural brain abnormalities in psychiatric illness," *Lancet* 352 (1998): 784-785; R. Gur, "A follow-up of magnetic resonance imaging study of schizophrenia," *Archives of General Psychiatry* 55 (1998): 145-152.

52. R. Gur, "Subcortical MRI volumes in neuroleptic-naïve and treated patients with schizophrenia," *American Journal of Psychiatry* 155 (1998): 1711-1717.

53. P. Seeman, "Dopamine supersensitivity correlates with D2 HIGH states, implying many paths to psychosis," *Proceedings of the National Academy of Science* 102 (2005): 3513-3518.

54. B. Ho, "Progressive structural brain abnormalities and their relationship to clinical outcome," *Archives of General Psychiatry* 60 (2003): 585-594.

55. N. Andreasen, "Longitudinal changes in neurocognition during the first decade of schizophrenia illness," *International Congress on Schizophrenia Research* (2005): 348.

56. C. Dreifus, "Using imaging to look at changes in the brain," *New York Times*, September 16, 2008.

57. T. McGlashan, "Rationale and parameters for medication-free research in psychosis," *Schizophrenia Bulletin* 32 (2006): 300-302.

58. M. Harrow, "Factors involved in outcome and recovery in schizophrenia patients not on antipsychotic medications," *Journal of Nervous and Mental Disease* 195 (2007): 406-414.

59. National Institute of Mental Health, "The Numbers Count," accessed at www.nimh.nih.gov on 3/7/2008.

第七章　苯二氮平類藥物的圈套

1. S. Garfield, "Valium's 40th Birthday," *Observer*, February 2, 2003.

2. E. Shorter, *A History of Psychiatry* (New York: John Wiley & Sons, 1997), 161, 181.

3. A. Tone, *The Age of Anxiety* (New York: Basic Books, 2009), 15.

4. American Psychiatry Association, *Diagnostic and Statistical Manual of Mental Disorders* (1952), 31.

5. C. Silverman, *The Epidemiology of Depression* (Baltimore: Johns Hopkins Press, 1968), 139.

6. L. Hollister, "Drugs for emotional disorders," *Journal of the American Medical Association* 234 (1975): 924-947.

7. F. Ayd Jr., *Discoveries in Biological Psychiatry* (Philadelphia: Lippincott, 1970), 127.

8. D. Greenblatt, "Meprobamate: a study of irrational drug use," *American Journal of Psychiatry* 127 (1971): 33-39.

9. C. Essig, "Addiction to nonbarbiturate sedative and tranquillizing drugs," *Clinical Pharmacology & Therapeutics* 5 (1964): 334-343.

10. "Letdown for Miltown," *Time*, April 30, 1965.

11. Tone, *The Age of Anxiety*, 171.

12. M. Smith, *Small Comfort* (New York: Praeger, 1985), 78.

13. Tone, *The Age of Anxiety*, 172.

14. G. Cant, "Valiumania," *New York Times*, February 1, 1976.

15. R. Hughes, *The Tranquilizing of America* (New York: Harcourt Brace Jovanovich, 1979), 8.

16. Tone, *The Age of Anxiety*, 176.

17. Committee on the Review of Medicine, "Systematic review of the benzodiazepines," *British Medical Journal* 280 (1980): 910-912.

18. Editorial, "Benzodiazepines on trial," *British Medical Journal* 288 (1984): 1101-1112.

19. Smith, *Small Comfort*, 32.

20. S. Stahl, "Don't ask, don't tell, but benzodiazepines are still the leading treatments for anxiety disorder," *Journal of Clinical Psychiatry* 63 (2002): 756-767.

21. IMS Health, "Top therapeutic classes by U.S. dispensed prescriptions," 2006 and 2007 reports.

22. K. Solomon, "Pitfalls and prospects in clinical research on antianxiety drugs," *Journal of Clinical Psychiatry* 39 (1978): 823-831.

23. A. Shapiro, "Diazepam: how much better than placebo?" *Journal of Psychiatric Research* 17 (1983): 51-73.

24. C. Gudex, "Adverse effects of benzodiazepines," *Social Science & Medicine* 33 (1991): 587-596.

25. J. Martin, "Benzodiazepines in generalized anxiety disorder," *Journal of*

Psychopharmacology 21 (2007): 774-782.

26. Malcolm Lader interview, January 12, 2009.

27. B. Maletzky, "Addiction to diazepam," *International Journal of Addiction* 11 (1976): 95-115.

28. A. Kales, "Rebound insomnia," *Science* 201 (1978): 1039-1040.

29. H. Petursson, "Withdrawal from long-term benzodiazepine treatment," *British Medical Journal* 283 (1981): 643-645.

30. H. Ashton, "Benzodiazepine withdrawal," *British Medical Journal* 288 (1984): 1135-1140.

31. H. Ashton, "Protracted withdrawal syndromes from benzodiazepines," *Journal of Substance Abuse Treatment* 9 (1991): 19-28.

32. P. Cowen, "Abstinence symptoms after withdrawal of tranquillising drugs," *Lancet* 2, 8294 (1982): 360-362.

33. H. Ashton, "Benzodiazepine withdrawal," *British Medical Journal* 288 (1984): 1135-1140.

34. H. Ashton, *Benzodiazepines: How They Work and How to Withdraw* (Newcastle upon Tyne: University of Newcastle, 2000), 42.

35. H. Ashton, "Protracted withdrawal syndromes from benzodiazepines," *Journal of Substance Abuse Treatment* 9 (1991): 19-28.

36. K. Rickels, "Long-term benzodiazepine users 3 years after participation in a discontinuation program," *American Journal of Psychiatry* 148 (1991): 757-761.

37. K. Rickels, "Psychomotor performance of long-term benzodiazepine users before, during, and after benzodiazepine discontinuation," *Journal of Clinical Psychopharmacology* 19 (1999): 107-113.

38. S. Pattern, "Self-reported depressive symptoms following treatment with corticosteroids and sedative-hypnotics," *International Journal of Psychiatry in Medicine* 26 (1995): 15-24.

39. Ashton, *Benzodiazepines*, 8.

40. A. Pélissolo, "Anxiety and depressive disorders in 4,425 long term benzodiazepine users in general practice," *Encephale* 33 (2007): 32-38.

41. Hughes, *The Tranquilizing of America*, 17.

42. S. Golombok, "Cognitive impairment in long-term benzodiazepine users," *Psychological Medicine* 18 (1988): 365-374.

43. M. Barker, "Cognitive effects of long-term benzodiazepine use," *CNS Drugs* 18 (2004): 37-48.

44. WHO Review Group, "Use and abuse of benzodiazepines," *Bulletin of the World Health Organization* 61 (1983): 551-562.

45. Maletzky, "Addiction to diazepam."

46. R. Caplan, "Social effects of diazepam use," *Social Science & Medicine* 21 (1985): 887-898.

47. H. Ashton, "Tranquillisers," *British Journal of Addiction* 84 (1989): 541-546.

48. Ashton, *Benzodiazepines*, 12.

49. Stevan Gressitt interview, January 9, 2009.

50. U.S. Department of Health & Human Services, SAMHSA, *Mental Health, United States* (2002).

51. Government Accountability Office, *Young Adults with Serious Mental Illness*, June 2008.

52. R. Vasile, "Results of a naturalistic longitudinal study of benzodiazepine and SSRI use in the treatment of generalized anxiety disorder and social phobia," *Depression and Anxiety* 22 (2005): 59-67.

53. Malcolm Lader interview, January 12, 2009.

第八章　偶發疾病變成慢性病

1. C. Dewa, "Depression in the workplace," A Report to the Ontario Roundtable on Appropriate Prescribing, November 2001.

2. A. Solomon, *The Noonday Demon* (New York: Simon & Schuster, 2001), 289.

3. C. Goshen, editor, *Documentary History of Psychiatry* (New York: Philosophical Library, 1967), 118-120.

4. Solomon, *The Noonday Demon*, 286.

5. E. Wolpert, editor, *Manic-Depressive Illness* (New York: International Universities Press, 1977), 34.

6. C. Silverman, *The Epidemiology of Depression* (Baltimore: Johns Hopkins Press, 1968), 44, 139. 書中初次入院及住院的資料來自所有躁鬱症患者；其中單相性患者約占總人數75%。

7. Ibid, 79, 142.

8. F. Ayd, *Recognizing the Depressed Patient* (New York: Grune & Stratton, 1961), 13.

9. A. Zis, "Major affective disorder as a recurrent illness," *Archives of General Psychiatry* 36 (1979): 835-839.

10. G. Winokur, *Manic Depressive Illness* (St. Louis: The C.V. Mosby Company, 1969), 19-20.

11. T. Rennie, "Prognosis in manic-depressive psychoses," *American Journal of Psychiatry* 98 (1941): 801-814. See table on page 811.

12. G. Lundquist, "Prognosis and course in manic-depressive psychoses," *Acta Psychiatrica Scandinavica*, suppl. 35 (1945): 7-93.

13. D. Schuyler, *The Depressive Spectrum* (New York: Jason Aronson, 1974), 49.

14. J. Cole, "Therapeutic efficacy of antidepressant drugs," *Journal of the American Medical Association* 190 (1964): 448-455.

15. N. Kline, "The practical management of depression," *Journal of the American Medical Association* 190 (1964): 122-130.

16. Winokur, *Manic Depressive Illness*, 19.

17. Schuyler, *The Depressive Spectrum*, 47.

18. Medical Research Council, "Clinical trial of the treatment of depressive illness," *British Medical Journal* 1 (1965): 881-886.

19. A. Smith, "Studies on the effectiveness of antidepressant drugs," *Psychopharmacology Bulletin* 5 (1969): 1-53.

20. A. Raskin, "Differential response to chlorpromazine, imipramine, and placebo," *Archives of General Psychiatry* 23 (1970): 164-173.

21. R. Thomson, "Side effects and placebo amplification," *British Journal of Psychiatry* 140 (1982): 64-68.

22. I. Elkin, "NIMH treatment of depression collaborative research program," *Archives of General Psychiatry* 47 (1990): 682-688.

23. A. Khan, "Symptom reduction and suicide risk in patients treated with placebo in antidepressant clinical trials," *Archives of General Psychiatry* 57 (2000): 311-317.

24. E. Turner, "Selective publication of antidepressant trials and its influence on apparent efficacy", *New England Journal of Medicine* 358 (2008): 252-260.

25. I Kirsch, "Initial severity and antidepressant benefits," *PLoS Medicine* 5 (2008): 260-268.

26. G. Parker, "Antidepressants on trial," *British Journal of Psychiatry* 194 (2009): 1-3.

27. C. Barbui, "Effectiveness of paroxetine in the treatment of acute major depression in adults," *Canadian Medical Association Journal* 178 (2008): 296-305.

28. J. Ioannidis, "Effectiveness of antidepressants," *Philosophy, Ethics, and Humanities in Medicine* 3 (2008): 14.

29. Hypericum Trial Study Group, "Effect of Hypericum perforatum in major depressive disorder," *Journal of the American Medical Association* 287 (2002): 1807-1814.

30. J.D. Van Scheyen, "Recurrent vital depressions," *Psychiatria, Neurologica, Neurochirurgia* 76 (1973): 93-112.

31. Ibid.

32. R. Mindham, "An evaluation of continuation therapy with tricyclic antidepressants in depressive illness," *Psychological Medicine* 3 (1973): 5-17.

33. M. Stein, "Maintenance therapy with amitriptyline," *American Journal of Psychiatry* 137 (1980): 370-371.

34. R. Prien, "Drug therapy in the prevention of recurrences in unipolar and bipolar affective disorders," *Archives of General Psychiatry* 41 (1984): 1096-1104. See table 6 and figure 2.

35. M. Shea, "Course of depressive symptoms over follow-up," *Archives of General Psychiatry* 49 (1992): 782-787.

36. A. Viguera, "Discontinuing antidepressant treatment in major depression," *Harvard Review of Psychiatry* 5 (1998): 293-305.

37. P. Haddad, "Antidepressant discontinuation reactions," *British Medical Journal* 316 (1998): 1105-1106.

38. G. Fava, "Do antidepressant and antianxiety drugs increase chronicity in affective disorders?" *Psychotherapy and Psychosomatics* 61 (1994): 125-131.

39. G. Fava, "Can long-term treatment with antidepressant drugs worsen the course of depression?" *Journal of Clinical Psychiatry* 64 (2003): 123-133.

40. Ibid.

41. G. Fava, "Holding on: depression, sensitization by antidepressant drugs, and the prodigal experts," *Psychotherapy and Psychosomatics* 64 (1995): 57-61; G. Fava, "Potential sensitizing effects of antidepressant drugs on depression," *CNS Drugs* 12 (1999): 247-256.

42. R. Baldessarini, "Risks and implications of interrupting maintenance psychotropic drug therapy," *Psychotherapy and Psychosomatics* 63 (1995): 137-141.

43. R. El-Mallakh, "Can long-term antidepressant use be depressogenic?" *Journal of Clinical Psychiatry* 60 (1999): 263.

44. "Editorial sparks debate on effects of psychoactive drugs," *Psychiatric News*, May 20, 1994.

45. Consensus Development Panel, "Mood disorders," *American Journal of Psychiatry* 142 (1985): 469-476.

46. R. Hales, editor, *Textbook of Psychiatry* (Washington, DC: American Psychiatric Press, 1999), 525.

47. J. Geddes, "Relapse prevention with antidepressant drug treatment in depressive disorders," *Lancet* 361 (2003): 653-661.

48. I. Judd, "Does incomplete recovery from first lifetime major depressive episode herald a chronic course of illness?" *American Journal of Psychiatry* 157 (2000): 1501-1504.

49. R. Tranter, "Prevalence and outcome of partial remission in depression," *Journal of Psychiatry and Neuroscience* 27 (2002): 241-247.

50. Hales, *Textbook of Psychiatry*, 547.

51. J. Rush, "One-year clinical outcomes of depressed public sector outpatients," *Biological Psychiatry* 56 (2004): 46-53.

52. Ibid.

53. D. Warden, "The star*d project results," *Current Psychiatry Reports* 9 (2007): 449-459.

54. NIMH, *Depression* (2007): 3. (NIH Publication 07-3561.)

55. D. Deshauer, "Selective serotonin reuptake inhibitors for unipolar depression," *Canadian Medical Association Journal* 178 (2008): 1293-1301.

56. C. Ronalds, "Outcome of anxiety and depressive disorders in primary care," *British Journal of Psychiatry* 171 (1997): 427-433.

57. E. Weel-Baumgarten, "Treatment of depression related to recurrence," *Journal of Clinical Pharmacy and Therapeutics* 25 (2000): 61-66.

58. S. Patten, "The impact of antidepressant treatment on population health," *Population Health Metrics* 2 (2004): 9.

59. D. Goldberg, "The effect of detection and treatment on the outcome of major depression in primary care," *British Journal of General Practice* 48 (1998): 1840-1844.

60. Dewa, "Depression in the workplace."

61. W. Coryell, "Characteristics and significance of untreated major depressive disorder," *American Journal of Psychiatry* 152 (1995): 1124-1129.

62. J. Moncrieff, "Trends in sickness benefits in Great Britain and the contribution of mental disorders," *Journal of Public Health Medicine* 22 (2000): 59-67.

63. T. Helgason, "Antidepressants and public health in Iceland," *British Journal of Psychiatry* 184 (2004): 157-162.

64. R. Rosenheck, "The growth of psychopharmacology in the 1990s," *International Journal of Law and Psychiatry* 28 (2005): 467-483.

65. M. Posternak, "The naturalistic course of unipolar major depression in the absence

of somatic therapy," *Journal of Nervous and Mental Disease* 194 (2006): 324-349.

66. Ibid. Also see M. Posternak, "Untreated short-term course of major depression," *Journal of Affective Disorders* 66 (2001): 139-146.

67. J. Cole, editor, *Psychopharmacology* (Washington, DC: National Academy of Sciences, 1959), 347.

68. NIMH, "The numbers count," accessed at www.nimh.nih.gov on 3/7/2008; W. Eaton, "The burden of mental disorders," *Epidemiologic Reviews* 30 (2008): 1-14.

69. M. Fava, "A cross-sectional study of the prevalence of cognitive and physical symptoms during long-term antidepressant treatment," *Journal of Clinical Psychiatry* 67 (2006): 1754-1759.

70. M. Kalia, "Comparative study of fluoxetine, sibutramine, sertraline and dexfenfluramine on the morphology of serotonergic nerve terminals using serotonin immunohistochemistry," *Brain Research* 858 (2000): 92-105. Also see press release by Thomas Jefferson University Hospital, "Jefferson scientists show several serotonin-boosting drugs cause changes in some brain cells," 2/29/2000.

第九章　雙相情緒障礙症大爆發

1. D. Healy, *Mania* (Baltimore: Johns Hopkins University Press, 2008), 16, 41, 43.

2. 我推算這些近似值的方式是將25%的估計乘以1995年州立郡立精神病院中被診斷出躁鬱症的患者人數。

3. C. Silverman, *The Epidemiology of Depression* (Baltimore: Johns Hopkins University Press, 1968), 139.

4. G. Winokur, *Manic Depressive Illness* (St. Louis: The C.V. Mosby Company, 1969), 19.

5. F. Wertham, "A group of benign chronic psychoses," *American Journal of Psychiatry* 9 (1929): 17-78.

6. G. Lundquist, "Prognosis and course in manic-depressive psychoses," *Acta Psychiatrica Scandinavica*, suppl. 35 (1945): 7-93.

7. M. Tsuang, "Long-term outcome of major psychoses," *Archives of General Psychiatry* 36 (1979): 1295-1301.

8. Winokur, *Manic Depressive Illness*, 21.

9. NIMH, *The Numbers Count: Mental Disorders in America*, accessed at www.nimh.nih.gov on 3/7/2008.

10. C. Baethge, "Substance abuse in first-episode bipolar I disorder," *American Journal of Psychiatry* 162 (2005): 1008-1010; E. Frank, "Association between illicit drug and

alcohol use and first manic episode," *Pharmacology Biochemistry and Behavior* 86 (2007): 395-400.

11. S. Strakowski, "The effects of antecedent substance abuse on the development of first-episode psychotic mania," *Journal of Psychiatric Research* 30 (1996): 59-68.

12. J. Goldberg, "Overdiagnosis of bipolar disorder among substance use disorder inpatients with mood instability," *Journal of Clinical Psychiatry* 69 (2008): 1751-1757.

13. M. Van Laar, "Does cannabis use predict the first incidence of mood and anxiety disorders in the adult population?" *Addiction* 102 (2007): 1251-1260.

14. G. Crane, "The psychiatric side effects of iproniazid," *American Journal of Psychiatry* 112 (1956): 494-501.

15. J. Angst, "Switch from depression to mania," *Psychopathology* 18 (1985): 140-154.

16. American Psychiatric Association, *Practice Guidelines for Major Depressive Disorder in Adults* (Washington, DC: APA, 1993), 22.

17. A. Martin, "Age effects on antidepressant-induced manic conversion," *Archives of Pediatrics & Adolescent Medicine* 158 (2004): 773-780.

18. J. Goldberg, "Risk for bipolar illness in patients initially hospitalized for unipolar depression," *American Journal of Psychiatry* 158 (2001): 1265-1270.

19. R. El-Mallakh, "Use of antidepressants to treat depression in bipolar disorder," *Psychiatric Services* 53 (2002): 58-84.

20. Interview with Fred Goodwin, "Advances in the diagnosis and treatment of bipolar disorder," *Primary Psychiatry*, accessed via Internet on 3/6/09 at primarypsychiatry. com.

21. G. Fava, "Can long-term treatment with antidepressant drugs worsen the course of depression?" *Journal of Clinical Psychiatry* 64 (2003): 123-133.

22. L. Judd, "The prevalence and disability of bipolar spectrum disorders in the US population," *Journal of Affective Disorders* 73 (2003): 123-131.

23. J. Angst, "Toward a re-definition of subthreshold bipolarity," *Journal of Affective Disorders* 73 (2003): 133-146.

24. Ibid; Judd, "The prevalence and disability."

25. R. Fieve, *Moodswing* (New York: William Morrow and Company, 1975), 13.

26. 鋰鹽的歷史可見於Healy, *Mania*, and J. Moncrieff, *The Myth of the Chemical Cure* (New York: Palgrave MacMillan, 2008).

27. S. Tyrer, "Lithium in the treatment of mania," *Journal of Affective Disorders* 8 (1985): 251-257.

28. J. Baker, "Outcomes of lithium discontinuation," *Lithium* 5 (1994): 187-192.

29. R. Baldessarini, "Discontinuing lithium maintenance treatment in bipolar disorders," *Bipolar Disorders* 1 (1999): 17-24.

30. G. Faedda, "Outcome after rapid v. gradual discontinuation of lithium treatment in bipolar disorders," *Archives of General Psychiatry* 50 (1993): 448-455.

31. J. Himmelhoch, "On the failure to recognize lithium failure," *Psychiatric Annals* 24 (1994): 241-250.

32. J. Moncrieff, *The Myth of the Chemical Cure* (London: Palgrave Macmillan, 2008), 199.

33. G. Goodwin, "Recurrence of mania after lithium withdrawal," *British Journal of Psychiatry* 164 (1994): 149-152.

34. H. Markar, "Efficacy of lithium prophylaxis in clinical practice," *British Journal of Psychiatry* 155 (1989): 496-500; J. Moncrieff, "Lithium revisited," *British Journal of Psychiatry* 167 (1995): 569-574.

35. J. Goldberg, "Lithium treatment of bipolar affective disorders under naturalistic follow-up conditions," *Psychopharmacology Bulletin* 32 (1996): 47-54.

36. M. Gitlin, "Relapse and impairment in bipolar disorder," *American Journal of Psychiatry* 152 (1995): 1635-1640.

37. J. Moncrieff, "Lithium: evidence reconsidered," *British Journal of Psychiatry* 171 (1997): 113-119.

38. F. Goodwin, *Manic-Depressive Illness* (New York: Oxford University Press, 1990), 647.

39. A. Zis, "Major affective disorder as a recurrent illness," *Archives of General Psychiatry* 36 (1979): 835-839.

40. A. Koukopoulos, "Rapid cyclers, temperament, and antidepressants," *Comprehensive Psychiatry* 24 (1983): 249-258.

41. N. Ghaemi, "Diagnosing bipolar disorder and the effect of antidepressants," *Journal of Clinical Psychiatry* 61 (2000): 804-809.

42. N. Ghaemi, "Antidepressants in bipolar disorder," *Bipolar Disorders* 5 (2003): 421-433.

43. R. El-Mallakh, "Use of antidepressants to treat depression in bipolar disorder," *Psychiatric Services* 53 (2002): 580-584.

44. A. Koukopoulos, "Duration and stability of the rapid-cycling course," *Journal of Affective Disorders* 72 (2003): 75-85.

45. R. El-Mallakh, "Antidepressant-associated chronic irritable dysphoria in bipolar

disorder," *Journal of Affective Disorders* 84 (2005): 267-272.

46. N. Ghaemi, "Treatment of rapid-cycling bipolar disorder," *American Journal of Psychiatry* 165 (2008): 300-301.

47. C. Schneck, "The prospective course of rapid-cycling bipolar disorder," *American Journal of Psychiatry* 165 (2008): 370-377.

48. L. Judd, "The long-term natural history of the weekly symptomatic status of bipolar I disorder," *Archives of General Psychiatry* 59 (2002): 530-537.

49. L. Judd, "A prospective investigation of the natural history of the long-term weekly symptomatic status of bipolar II disorder," *Archives of General Psychiatry* 60 (2003): 261-269.

50. R. Joffe, "A prospective, longitudinal study of percentage of time spent ill in patients with bipolar II disorders," *Bipolar Disorders* 6 (2004): 62-66.

51. R. Post, "Morbidity in 258 bipolar outpatients followed for 1 year with daily prospective ratings on the NIMH life chart method," *Journal of Clinical Psychiatry* 64 (2003): 680-690.

52. L. Judd, "Residual symptom recovery from major affective episodes in bipolar disorders and rapid episode relapse/recurrence," *Archives of General Psychiatry* 65 (2008): 386-394.

53. C. Zarate, "Functional impairment and cognition in bipolar disorder," *Psychiatric Quarterly* 71 (2000): 309-329.

54. Gitlin, "Relapse and impairment."

55. P. Keck, "12-month outcome of patients with bipolar disorder following hospitalization for a manic or a mixed episode," *American Journal of Psychiatry* 155 (1998): 646-652.

56. D. Kupfer, "Demographic and clinical characteristics of individuals in a bipolar disorder case registry," *Journal of Clinical Psychiatry* 63 (2002): 120-125.

57. N. Huxley, "Disability and its treatment in bipolar disorder patients," *Bipolar Disorders* 9 (2007): 183-196.

58. T. Goldberg, "Contrasts between patients with affective disorders and patients with schizophrenia on a neuropsychological test battery," *American Journal of Psychiatry* 150 (1993): 1355-1362.

59. J. Zihl, "Cognitive deficits in schizophrenia and affective disorders," *Acta Psychiatrica Scandinavica* 97 (1998): 351-357.

60. F. Dickerson, "Outpatients with schizophrenia and bipolar I disorder," *Psychiatry Research* 102 (2001): 21-27.

61. G. Malhi, "Neuropsychological deficits and functional impairment in bipolar depression, hypomania and euthymia," *Bipolar Disorders* 9 (2007): 114-125.
62. V. Balanzá-Martinez, "Persistent cognitive dysfunctions in bipolar I disorder and schizophrenic patients," *Psychotherapy and Psychosomatics* 74 (2005): 113-119; A. Martinez-Aran, "Functional outcome in bipolar disorder," *Bipolar Disorders* 9 (2007): 103-113.
63. M. Pope, "Determinants of social functioning in bipolar disorder," *Bipolar Disorders* 9 (2007): 38-44.
64. C. Zarate, "Antipsychotic drug side effect issues in bipolar manic patients," *Journal of Clinical Psychiatry* 61, suppl. 8 (2000): 52-61.
65. C. Zarate, "Functional impairment and cognition in bipolar disorder," *Psychiatric Quarterly* 71 (2000): 309-329.
66. D. Kupfer, "The increasing medical burden in bipolar disorder," *Journal of the American Medical Association* 293 (2005): 2528-2530.
67. L. Citrome, "Toward convergence in the medication treatment of bipolar disorder and schizophrenia," *Harvard Review of Psychiatry* 13 (2005): 28-42.
68. Huxley, "Disability and its treatment."
69. M. Harrow, "Factors involved in outcome and recovery in schizophrenia patients not on antipsychotic medications," *Journal of Nervous and Mental Disorders* 195 (2007): 406-414.
70. W. Eaton, "The burden of mental disorders," *Epidemiology Review* 30 (2008): 1-14.

第十章　解釋一場流行病

1. Interview with Amy Upham, June 14, 2009.
2. M. Morgan, "Prospective analysis of premature mortality in schizophrenia in relation to health service engagement," *Psychiatry Research* 117 (2003): 127-135; C. Colton, "Congruencies in increased mortality rates, years of potential life lost, and causes of death among public mental health clients in eight states," *Preventing Chronic Disease* 3 (April 2006).
3. S. Saha, "A systematic review of mortality in schizophrenia," *Archives of General Psychiatry* 64 (2007): 1123-1131; L. Appleby, "Sudden unexplained death in psychiatric in-patients," *British Journal of Psychiatry* 176 (2000): 405-406; M. Joukamaa, "Schizophrenia, neuroleptic medication, and mortality," *British Journal of Psychiatry* 188 (2006): 122-127.

第十一章　散布至兒童的流行病

1. B. Carey, "What's wrong with a child? Psychiatrists often disagree," *New York Times*, November 11, 2006.

2. R. Kessler, "Mood disorders in children and adolescents," *Biological Psychiatry* 49 (2001): 1002-1014.

3. J. O'Neal, *Child and Adolescent Psychopharmacology Made Simple* (Oakland, CA: New Harbinger Publications, 2006), 6.

4. R. Mayes, *Medicating Children* (Cambridge, MA: Harvard University Press, 2009), 46.

5. G. Jackson, "Postmodern psychiatry," unpublished paper, September 2, 2002.

6. Mayes, *Medicating Children*, 54.

7. Ibid, 61.

8. R. Mayes, "ADHD and the rise in stimulant use among children," *Harvard Review of Psychiatry* 16 (2008): 151-166.

9. G. Golden, "Role of attention deficit hyperactivity disorder in learning disabilities," *Seminars in Neurology* 11 (1991): 35-41.

10. NIH Consensus Development Conference statement, "Diagnosis and treatment of attention deficit hyperactivity disorder," November 16-18, 1998.

11. P. Breggin, *Talking Back to Ritalin* (Cambridge, MA: Perseus Publishing, 2001), 180.

12. S. Hyman, "Initiation and adaptation: a paradigm for understanding psychotropic drug action," *American Journal of Psychiatry* 153 (1996): 151-161.

13. Breggin, *Talking Back to Ritalin*, 83.

14. H. Rie, "Effects of methylphenidate on underachieving children," *Journal of Consulting and Clinical Psychiatry* 44 (1976): 250-260.

15. C. Cunningham, "The effects of methylphenidate on the mother-child interactions of hyperactive identical twins," *Developmental Medicine & Child Neurology* 20 (1978): 634-642.

16. N. Fiedler, "The effects of stimulant drugs on curiosity behaviors of hyperactive boys," *Journal of Abnormal Child Psychology* 11 (1983): 193-206.

17. T. Davy, "Stimulant medication and short attention span," *Journal of Developmental & Behavioral Pediatrics* 10 (1989): 313-318.

18. D. Granger, "Perceptions of methylphenidate effects on hyperactive children's peer interactions," *Journal of Abnormal Child Psychology* 21 (1993): 535-549.

19. J. Swanson, "Effects of stimulant medication on learning in children with ADHD," *Journal of Learning Disabilities* 24 (1991): 219-230.

20. Breggin, *Talking Back to Ritalin*, 92.

21. J. Richters, "NIMH Collaborative Multisite Multimodal Treatment Study of Children with ADHD," *Journal of the American Academy of Child & Adolescent Psychiatry* 34 (1995): 987-1000.

22. T. Spencer, "Pharmacotherapy of attention-deficit hyperactivity disorder across the life cycle," *Journal of the American Academy of Child & Adolescent Psychiatry* 35 (1996): 409-432.

23. E. Sleator, "How do hyperactive children feel about taking stimulants and will they tell the doctor?" *Clinical Pediatrics* 21 (1982): 474-479.

24. D. Jacobvitz, "Treatment of attentional and hyperactivity problems in children with sympathomimetic drugs," *Journal of the American Academy of Child & Adolescent Psychiatry* 29 (1990): 677-688.

25. A. Sroufe, "Treating problem children with stimulant drugs," *New England Journal of Medicine* 289 (1973): 407-413.

26. Ibid.

27. Rie, "Effects of methylphenidate."

28. R. Barkley, "Do stimulant drugs improve the academic performance of hyperkinetic children?" *Clinical Pediatrics* 8 (1978): 137-146.

29. Swanson, "Effects of stimulant medication."

30. C. Whalen, "Stimulant pharmacotherapy for attention-deficit hyperactivity disorder," in S. Fisher and R. Greenberg, eds., *From Placebo to Panacea* (New York: John Wiley & Sons, 1997), 329.

31. R. Schachar, "Attention-deficit hyperactivity disorder," *Canadian Journal of Psychiatry* 47 (2002): 337-348.

32. Whalen, "Stimulant pharmacotherapy," 327.

33. P. Breggin, "Psychostimulants in the treatment of children diagnosed with ADHD," *International Journal of Risk & Safety in Medicine* 12 (1993): 3-35.

34. Ibid.

35. Richters, "NIMH Collaborative Multisite."

36. P. Jensen, "3-year follow-up of the NIMH MTA study," *Journal of the American Academy of Child & Adolescent Psychiatry* 46 (2007): 989-1002. 見第997頁圖表所呈現的藥物使用情況。

37. The MTA Cooperative Group, "A 14-month randomized clinical trial of treatment

strategies for attention-deficit/hyperactivity disorder," *Archives of General Psychiatry* 56 (1999): 1073-1086.

38. Jensen, "3-year follow-up."

39. B. Molina, "Delinquent behavior and emerging substance use in the MTA at 36 months," *Journal of the American Academy of Child & Adolescent Psychiatry* 46 (2007): 1028-1039.

40. B. Molina, "MTA at 8 years," *Journal of the American Academy of Child & Adolescent Psychiatry* 48 (2009): 484-500.

41. C. Miranda, "ADHD drugs could stunt growth," *Daily Telegraph* (UK), November 12, 2007.

42. Breggin, *Talking Back to Ritalin*; K. Bolla, "The neuropsychiatry of chronic cocaine abuse," *Journal of Neuropsychiatry and Clinical Neurosciences* 10 (1998): 280-289.

43. S. Castner, "Long-lasting psychotomimetic consequences of repeated low-dose amphetamine exposure in rhesus monkeys," *Neuropsychopharmacology* 20 (1999): 10-28.

44. W. Carlezon, "Enduring behavioral effects of early exposure to methylphenidate in rats," *Biological Psychiatry* 54 (2003): 1330-1337.

45. C. Bolaños, "Methylphenidate treatment during pre- and periadolescence alters behavioral responses to emotional stimuli at adulthood," *Biological Psychiatry* 54 (2003): 1317-1329.

46. J. Zito, "Rising prevalence of antidepressants among US youths," *Pediatrics* 109 (2002): 721-727.

47. R. Fisher, *From Placebo to Panacea* (New York: John Wiley & Sons, 1997), 309.

48. T. Delate, "Trends in the use of antidepressants in a national sample of commercially insured pediatric patients, 1998 to 2002," *Psychiatric Services* 55 (2004): 387-391.

49. Editorial, "Depressing research," *Lancet* 363 (2004): 1335.

50. T. Laughren, Memorandum, "Background comments for Feb. 2, 2004 meeting of psychopharmacological drugs advisory committee," January 5, 2004. Accessed at fda.gov.

51. J. Leo, "The SSRI trials in children," *Ethical Human Psychology and Psychiatry* 8 (2006): 29-41.

52. C. Whittington, "Selective serotonin reuptake inhibitors in childhood depression," *Lancet* 363 (2004): 1341-1345.

53. Editorial, "Depressing research," *Lancet* 363 (2004): 1335.

54. J. Jureidini, "Efficacy and safety of antidepressants for children and adolescents,"

British Medical Journal 328 (2004): 879-883.

55. T. Wilens, "A systematic chart review of the nature of psychiatric adverse events in children and adolescents treated with selective serotonin reuptake inhibitors," *Journal of Child and Adolescent Psychopharmacology* 13 (2003): 143-152.

56. T. Gualtieri, "Antidepressant side effects in children and adolescents," *Journal of Child and Adolescent Psychopharmacology* 16 (2006): 147-157.

57. P. Breggin, *Brain-Disabling Treatments in Psychiatry* (New York: Springer Publishing Company, 2008), 153.

58. D. Papolos, *The Bipolar Child* (New York: Broadway Books, 2000), xiv.

59. C. Moreno, "National trends in the outpatient diagnosis and treatment of bipolar disorder in youth," *Archives of General Psychiatry* 64 (2007): 1032-1039.

60. J. Kluger, "Young and Bipolar," *Time*, August 19, 2002.

61. L. Lurie, "Psychoses in children," *Journal of Pediatrics* 36 (1950): 801-809.

62. Ibid.

63. B. Hall, "Our present knowledge about manic-depressive states in childhood," *Nervous Child* 9 (1952): 319-325.

64. J. Anthony, "Manic-depressive psychosis in childhood," *Journal of Child Psychology and Psychiatry* 1 (1960): 53-72.

65. W. Weinberg, "Mania in childhood," *American Journal of Diseases of Childhood* 130 (1976): 380-385.

66. R. DeLong, "Lithium carbonate treatment of select behavior disorders in children suggesting manic-depressive illness," *Journal of Pediatrics* 93 (1978): 689-694.

67. M. Strober, "Bipolar illness in adolescents with major depression," *Archives of General Psychiatry* 39 (1982): 549-555.

68. P. Lewinsohn, "Bipolar disorders in a community sample of older adolescents," *Journal of the American Academy of Child & Adolescent Psychiatry* 34 (1995): 454-463.

69. G. Carlson, "Manic symptoms in psychiatrically hospitalized children—what do they mean?" *Journal of Affective Disorders* 51 (1998): 123-135.

70. J. Kluger, "Young and Bipolar."

71. D. Janowsky, "Proceedings: effect of intravenous d-amphetamine, l-amphetamine and methylphenidate in schizophrenics," *Psychopharmacology Bulletin* 19 (1974): 15-24.

72. E. Cherland, "Psychotic side effects of psychostimulants," *Canadian Journal of Psychiatry* 44 (1999): 811-813.

73. K. Gelperin, "Psychiatric adverse events associated with drug treatment of ADHD," FDA, Center for Drug Evaluation and Research, March 3, 2006.

74. D. Papolos, "Bipolar disorder, co-occurring conditions, and the need for extreme caution before initiating drug treatment," *Bipolar Child Newsletter* 1 (November 1999).

75. M. DelBello, "Prior stimulant treatment in adolescents with bipolar disorder," *Bipolar Disorders* 3 (2001): 53-57.

76. J. Biederman, "Attention-deficit hyperactivity disorder and juvenile mania," *Journal of the American Academy of Child & Adolescent Psychiatry* 35 (1996): 997-1008.

77. J. Jain, "Fluoxetine in children and adolescents with mood disorder," *Journal of Child & Adolescent Psychopharmacology* 2 (1992): 259-265.

78. G. Emslie, "A double-blind, randomized, placebo-controlled trial of fluoxetine in children and adolescents with depression," *Archives of General Psychiatry* 54 (1997): 1031-1037.

79. P. Breggin, *The Anti-Depressant Fact Book* (Cambridge, MA: Perseus Publishing, 2001), 116.

80. A. Martin, "Age effects on antidepressant-induced manic conversion," *Archives of Pediatrics & Adolescent Medicine* 158 (2004): 773-780.

81. G. Faedda, "Pediatric onset bipolar disorders," *Harvard Review of Psychiatry* 3 (1995): 171-195.

82. B. Geller, "Bipolar disorder prospective follow-up of adults who had prepubertal major depressive disorder," *American Journal of Psychiatry* 158 (2001): 125-127.

83. D. Cicero, "Antidepressant exposure in bipolar children," *Psychiatry* 66 (2003): 317-322.

84. D. Papolos, "Antidepressant-induced adverse effects in juvenile-onset bipolar disorder," paper presented at the Fifth International Conference on Bipolar Disorder, June 12-14, 2003, Pittsburgh, PA.

85. G. Faedda, "Pediatric bipolar disorder," *Bipolar Disorders* 6 (2004): 305-313.

86. M. Hellander, "Children with bipolar disorder," *Journal of the American Academy of Child & Adolescent Psychiatry* 38 (1999): 495.

87. H. Marano, "Crisis on the campus," *Psychology Today*, May 2, 2002.

88. C. Reichart, "Earlier onset of bipolar disorder in children by antidepressant or stimulants," *Journal of Affective Disorders* 78 (2004): 81-84. Also see abstracts presented at the Fourth International Conference on Bipolar Disorder in Pittsburgh, June 2001.

89. B. Geller, "Child and adolescent bipolar disorder," *Journal of the American Academy of Child & Adolescent Psychiatry* 36 (1997): 1168-1176.

90. Papolos, "Antidepressant-induced adverse effects."

91. G. Faedda, "Treatment-emergent mania in pediatric bipolar disorder," *Journal of Affective Disorders* 82(2004): 149-158.

92. R. Perlis, "Long-term implications of early onset in bipolar disorder," *Biological Psychiatry* 55 (2004): 875-881.

93. B. Birmaher, "Course and outcome of bipolar spectrum disorder in children and adolescents," *Development and Psychopathology* 18 (2006): 1023-1035.

94. M. DelBello, "Twelve-month outcome of adolescents with bipolar disorder following first hospitalization for a mania or mixed episode," *American Journal of Psychiatry* 164 (2007): 582-590.

95. T. Goldstein, "Psychosocial functioning among bipolar youth," *Journal of Affective Disorders* 114 (2009): 174-183.

96. B. Geller, "Two-year prospective follow-up of children with a prepubertal and early adolescent bipolar disorder phenotype," *American Journal of Psychiatry* 159 (2002): 927-933.

97. "Hayes says new treatments for pediatric bipolar disorder not ready for prime time" (December 3, 2008 press release), accessed at hayesinc.com, August 2, 2009.

98. Social Security Administration, annual statistical reports on the SSI program, 1996-2008; *Social Security Bulletin, Annual Statistical Supplement*, 1988-1992.

99. Pediatric Academic Societies, "Pediatric psychiatry admissions on the rise," May 16, 2000, press release.

100. D. Satcher, *Report of Surgeon General's Conference on Children's Mental Health* (U.S. Dept. of Health and Human Services, 2001.).

101. B. Whitford, "Depression, eating disorders and other mental illnesses are on the rise," *Newsweek*, August 27, 2008.

102. U.S. Government Accountability Office, "Young adults with serious mental illness" (June 2008).

第十二章　受苦的孩子們

1. J. Zito, "Psychotropic medication patterns among youth in foster care," *Pediatrics* 121 (2008): 157-163.

第十三章　意識形態的興起

1. C. Ross, *Pseudoscience in Psychiatry* (New York: John Wiley & Sons, 1995).

2. G. Klerman, "A debate on DSM-III," *American Journal of Psychiatry* 141 (1984): 539-542.

3. M. Sabshin, "Report of the medical director," *American Journal of Psychiatry* 137 (1980): 1308.

4. See blurbs for second edition of *The Myth of Mental Illness*, published by Harper & Row in 1974.

5. B. Nelson, "Psychiatry's anxious years," *New York Times*, November 2, 1982.

6. D. Adler, "The medical model and psychiatry's tasks," *Hospital and Community Psychiatry* 32 (1981): 387-392.

7. Sabshin, "Report of the medical director."

8. Nelson, "Psychiatry's anxious years."

9. Copy from a Smith Kline and French advertisement that ran monthly in *Mental Hospitals* in 1962.

10. L. Thorne, "Inside Russia's psychiatric jails," *New York Times Magazine*, June 12, 1977.

11. U.S. Senate, Committee on the Judiciary, Subcommittee to Investigate Juvenile Delinquency, *Drugs in Institutions*, 94th Cong., 1st sess., 1975.

12. A. Tone, *The Age of Anxiety* (New York: Basic Books, 2009), 176.

13. M. Smith, *Small Comfort* (New York: Praeger, 1985), 32.

14. Interview with Arthur Platt, June 8, 2009.

15. M. Sabshin, "On remedicalization and holism in psychiatry," *Psychosomatics* 18 (1977): 7-8.

16. A. Ludwig, "The medical basis of psychiatry," *American Journal of Psychiatry* 134 (1977): 1087-1092.

17. P. Blaney, "Implications of the medical model and its alternatives," *American Journal of Psychiatry* 132 (1975): 911-914.

18. S. Guze, "Nature of psychiatric illness," *Comprehensive Psychiatry* 19 (1978): 295-307.

19. Adler, "The medical model."

20. M. Wilson, "DSM-III and the transformation of American psychiatry," *American Journal of Psychiatry* 150 (1993): 399-410.

21. S. Kirk, *The Selling of DSM* (New York: Aldine De Gruyter, 1992), 114.

22. Ibid, 134.

23. M. Sabshin, "Turning points in twentieth-century American psychiatry," *American Journal of Psychiatry* (1990): 1267-1274.

24. Klerman, "A debate on DSM-III."

25. J. Maxmen, *The New Psychiatrists* (New York: New American Library, 1985), 35, 31.

26. H. Kutchins, *Making Us Crazy* (New York: The Free Press, 1997), 248.

27. Kirk, *The Selling of DSM*, 115.

28. M. Sabshin, "Report of the medical director" (1980), 1308.

29. L. Havens, "Twentieth-century psychiatry," *American Journal of Psychiatry* 138 (1981): 1279-1287.

30. B. Bursten, "Rallying 'round the medical model," *Hospital and Community Psychiatry* 32 (1981): 371.

31. 這場政治鬥爭的資料來源包括reviews by NIMH'S "Clinical Programs Projects Research Review Committee" on April 27, 1970; April 1-2, 1973; April 1974; April 21, 1975; June 27, 1977; December 1, 1977; February 17-18, 1978; and June 26-27, 1978.

32. Interview with Loren Mosher, December 1, 2000.

33. M. Sabshin, "Report of the medical director," *American Journal of Psychiatry* 138 (1981): 1418-1421.

34. P. Breggin, *Toxic Psychiatry* (New York: St. Martin's Press, 1991), 360.

35. Sabshin, "Report of the medical director" (1981).

36. M. Sabshin, "Report of the medical director," *American Journal of Psychiatry* 140 (1983): 1398-1403.

37. R. Peele, "Report of the speaker-elect," *American Journal of Psychiatry* 143 (1986): 1348-1350.

38. M. Sabshin, "Report of the medical director," *American Journal of Psychiatry* 143 (1986): 1342-1346.

39. M. Sabshin, "Report of the medical director," *American Journal of Psychiatry* 145 (1988): 1338-1342.

40. Sabshin, "Report of the medical director" (1981).

41. M. Sabshin, *Changing American Psychiatry* (Washington, DC: American Psychiatric Publishing, Inc., 2008), 78.

42. Sabshin, "Report of the medical director" (1983).

43. Sabshin, "Report of the medical director" (1986).

44. *New York Times*, November 26, 1981; September 7, 1982; July 29, 1984.

45. J. Franklin, "The Mind-Fixers," *Baltimore Evening Sun*, July 1984.

46. M. Gold, *The Good News About Depression* (New York: Villard Books, 1987), xi-xiii.

47. N. Andreasen, *The Broken Brain* (New York: Harper & Row, 1984), 29-30.

48. Ibid, 138.

49. Franklin, "The Mind-Fixers."

50. Sabshin, *Changing American Psychiatry*, 194.

51. M. Dumont, "In bed together at the market," *American Journal of Orthopsychiatry* 60 (1990): 484-485.

52. F. Gottlieb, "Report of the speaker," *American Journal of Psychiatry* 142 (1985): 1246-1249.

53. Breggin, *Toxic Psychiatry*, 46, 357.

54. P. Breggin, *Medication Madness* (New York: St. Martin's Press, 2008), 150.

55. S. Boseley, "Scandal of scientists who take money for papers ghostwritten by drug companies," *Guardian*, February 7, 2002.

56. M. Angel, "Is academic medicine for sale?" *New England Journal of Medicine* 342 (2000): 1516-1518.

57. D. Regier, "The NIMH depression awareness, recognition, and treatment program," *American Journal of Psychiatry* 145 (1988): 1351-1357.

58. Breggin, *Toxic Psychiatry*, 14.

59. E. Foulks, "Advocating for persons who are mentally ill," *Administration and Policy in Mental Health Services Research* 27 (2000): 353-367.

60. A. Hatfield, "The National Alliance for the Mentally Ill," *Community Mental Health Journal* 27 (1991): 95-103.

61. E. Benedek, "Report of the secretary," *American Journal of Psychiatry* 144 (1987): 1381-1388.

62. Breggin, *Toxic Psychiatry*, 363

63. Foulks, "Advocating for persons."

64. K. Silverstein, "Prozac.org," *Mother Jones*, November/December 1999.

65. R. Behar, "The thriving cult of greed and power," *Time*, May 6, 1991.

第十四章 人們所說的故事⋯⋯以及沒說的

1. D. Healy, *Mania* (Baltimore: Johns Hopkins University Press, 2008), 132.

2. G. Carson, *The Roguish World of Doctor Brinkley* (New York: Rinehart & Co., 1960).

3. P. Breggin, *Brain-Disabling Treatments in Psychiatry* (New York: Springer Publishing Co., 2008), 390.

4. "Fluoxetine project team meeting," July 31, 1978, accessed at healyprozac.com.

5. "Fluoxetine project team meeting," July 23, 1979, accessed at healyprozac.com.

6. J. Cornwell, *The Power to Harm* (New York: Viking, 1996), 147-148.

7. D. Healy, *Let Them Eat Prozac* (New York: New York University Press, 2004), 39.

8. Ibid, 128.

9. Ibid, 249.

10. BGA letter to Eli Lilly, May 25, 1984, *Forsyth v. Eli Lilly* trial documents, exhibit 42. See baumhedlundlaw.com/media/timeline.

11. *Forsyth v. Eli Lilly* trial documents, exhibit 58.

12. Cornwell, *The Power to Harm*, 198.

13. Healy, *Let Them Eat Prozac*, 35.

14. P. Breggin, *Talking Back to Prozac* (New York: St. Martin's Press, 1994), 41.

15. Ibid, 46.

16. Ibid, 90. Also see P. Breggin, *Brain-Disabling Treatments in Psychiatry*, 79, 86, 91.

17. D. Graham, "Sponsor's ADR submission on fluoxetine dated July 17, 1990," FDA document, September 1990.

18. T. Moore, "Hard to Swallow," *Washingtonian*, December 1997.

19. D. Kessler, "Introducing MEDWatch," *Journal of the American Medical Association* 269 (1993): 2765-2768.

20. J. Bremner, "Fluoxetine in depressed patients," *Journal of Clinical Psychiatry* 45 (1984): 414-419.

21. J. Feigner, "A comparative trial of fluoxetine and amitriptyline in patients with major depressive disorder," *Journal of Clinical Psychiatry* 46 (1985): 369-372.

22. J. Cohn, "A comparison of fluoxetine, imipramine, and placebo in patients with major depressive disorder", *Journal of Clinical Psychiatry* 46 (1985): 26-31.

23. J. Wernicke, "The side effect profile and safety of fluoxetine," *Journal of Clinical Psychiatry* 46 (1985): 59-67.

24. P. Stark, "A review of multicenter controlled studies of fluoxetine vs. imipramine and placebo in outpatients with major depressive disorder," *Journal of Clinical Psychiatry* 46 (1985): 53-58.

25. S. Levine, "A comparative trial of a new antidepressant, fluoxetine," *British Journal of Psychiatry* 150 (1987): 653-655.

26. R. Pary, "Fluoxetine: prescribing guidelines for the newest antidepressant," *Southern Medical Journal* 82 (1989): 1005-1009.

27. D. Regier, "The NIMH depression awareness, recognition and treatment program,"

American Journal of Psychiatry 145 (1988): 1351-1357.

28. Healy, *Let Them Eat Prozac*, 9.

29. F. Schumer, "Bye-Bye, Blues," *New York*, December 18, 1989.

30. G. Cowley, "Prozac: A Breakthrough Drug for Depression," *Newsweek*, March 26, 1990.

31. N. Angier, "New antidepressant is acclaimed but not perfect," *New York Times*, March 29, 1990.

32. B. Duncan, "Exposing the mythmakers," *Psychotherapy Networker*, March/April 2000.

33. M. Waldholz, "Prozac said to spur idea of suicide," *Wall Street Journal*, July 18, 1990.

34. Ibid. Also see S. Shellenbarger, "Eli Lilly stock plunges $4.375 on news of another lawsuit over Prozac drug", *Wall Street Journal*, July 27, 1990.

35. Memo from Leigh Thompson to Allan Weinstein, February 7, 1990, accessed at healyprozac.com.

36. Memo from Mitch Daniels to Leigh Thompson, "Upcoming TV appearance," April 15, 1991, accessed at healyprozac.com.

37. Ibid.

38. T. Burton, "Medical flap: Anti-depression drug of Eli Lilly loses sales after attack by sect," *Wall Street Journal*, April 19, 1991.

39. L. Garnett, "Prozac revisited," *Boston Globe*, May 7, 2000.

40. R. Behar, "The Thriving Cult of Greed an Power," *Time*, May 6, 1991.

41. T. Burton, "Panel finds no credible evidence to tie Prozac to suicides and violent behavior," *Wall Street Journal*, September 23, 1991.

42. S. Begley, "Beyond Prozac," *Newsweek*, February 7, 1994.

43. P. Breggin, *Toxic Psychiatry* (New York: St. Martin's Press, 1991), 348-350. 布利金在書中仔細說明了贊安諾的試驗所包含的偽誤科學，精神醫學的學院派如何與之合作，美國精神醫學會又是怎麼涉入該藥的行銷。

44. "High Anxiety," *Consumer Reports*, January 1993.

45. C. Ballenger, "Alprazolam in panic disorder and agoraphobia," *Archives of General Psychiatry* 45 (1988): 413-422.

46. R. Noyes, "Alprazolam in panic disorder and agoraphobia," *Archives of General Psychiatry* 45 (1988): 423-428.

47. J. Pecknold, "Alprazolam in panic disorder and agoraphobia," *Archives of General Psychiatry* 45 (1988): 429-436.

48. Ballenger, "Alprazolam in panic disorder."
49. Noyes, "Alprazolam in panic disorder."
50. Pecknold, "Alprazolam in panic disorder."
51. I. Marks, "The 'efficacy' of alprazolam in panic disorder and agoraphobia," *Archives of General Psychiatry* 46 (1989): 668-672.
52. I. Marks, "Reply to comment on the London/Toronto study," *British Journal of Psychiatry* 162 (1993): 790-794.
53. Breggin, *Toxic Psychiatry*, 344-353.
54. F. Pollner, "Don't overlook panic disorder," *Medical World News*, October 1, 1991.
55. J. Randal, "In a panic?" *St. Louis Post-Dispatch*, October 7, 1990.
56. H. Brown, "Panic attacks keeps thousands from malls, off roads," Associated Press, November 19, 1990.
57. R. Davis, "When panic is disabling," *Chicago Sun-Times*, June 29, 1992.
58. "High Anxiety," *Consumer Reports*.
59. FDA reviews of risperidone data included the following written commentaries: reviews by Andrew Mosholder, May 11, 1993, and November 7, 1993; David Hoberman, April 20, 1993; and Thomas Laughren, December 20, 1993.
60. Approval letter from Robert Temple to Janssen Research Foundation, December 29, 1993.
61. S. Marder, "The effects of risperidone on the five dimensions of schizophrenia derived by factor analysis," *Journal of Clinical Psychiatry* 58 (1997): 538-546.
62. "New hope for schizophrenia," *Washington Post*, February 16, 1993.
63. "Seeking safer treatments for schizophrenia," *New York Times*, January 15, 1992.
64. FDA reviews of olanzapine data included the following written commentaries: reviews by Thomas Laughren on September 27, 1996; by Paul Andreason on July 29 and September 26, 1996; and by Paul Leber on August 18 and August 30, 1996.
65. C. Beasley, "Efficacy of olanzapine," *Journal of Clinical Psychiatry* 58, suppl. 10 (1997): 7-12.
66. "Psychosis drug from Eli Lilly racks up gains," *Wall Street Journal*, April 14, 1998.
67. "A new drug for schizophrenia wins approval from the FDA," *New York Times*, October 2, 1996.
68. "Schizophrenia, close-up of the troubled brain," *Parade*, November 21, 1999.
69. "Mental illness aid," *Chicago Tribune*, June 4, 1999.
70. "Lives recovered," *Los Angeles Times*, January 30, 1996.
71. P. Weiden, *Breakthrough in Antipsychotic Medications* (New York: W.W. Norton,

1999), 26.

72. *Wall Street Journal*, "Psychosis drug from Eli Lilly."

73. "High Anxiety," *Consumer Reports*.

74. J. Lieberman, "Effectiveness of antipsychotic drugs in patients with schizophrenia," *New England Journal of Medicine* (2005): 1209-1233.

75. L. Davies, "Cost-effectiveness of first- v. second-generation antipsychotic drugs." *British Journal of Psychiatry* 191 (2007): 14-22.

76. P. Tyrer, "The spurious advance of antipsychotic drug therapy," *Lancet* 373 (2009): 4-5.

77. Interview with Peter Breggin, October 10, 2008.

78. Healy interview on CBS News and *Current Affairs*, June 12, 2001.

79. D. Healy, "Psychopharmacology and the government of the self," talk given November 30, 2000, at the University of Toronto.

80. E-mail from David Goldbloom to David Healy, December 7, 2000.

81. Interview with Healy by e-mail, July 4, 2009.

82. Memo from Larry Carpman to Steve Kurkjian, April 11, 2000.

83. "Science News from 2007," NIMH website, accessed on July 2, 2009.

84. NIMH press release, July 20, 2007.

85. J. Sharkey, "Delusions; paranoia is universal," *New York Times*, August 2, 1998.

86. Search of NAMI website on July 7, 2009.

87. R. Hales, *The American Psychiatric Publishing Textbook of Psychiatry* (Arlington, VA: American Psychiatric Publishing, 2008).

第十五章　清點獲利

1. D. Carlat, "Dr. Drug Rep," *New York Times*, November 25, 2007.

2. NAMI IRS 990 Form, 2000.

3. B. Koerner, "First you market the disease, then you push the pills to treat it," *Guardian*, July 30, 2002.

4. E. Tanouye, "Antidepressant makers study kids' market," *Wall Street Journal*, April 4, 1997.

5. B. Strauch, "Use of antidepression medicine for young patients has soared," *New York Times*, August 10, 1997.

6. Tanouye, "Antidepressant makers."

7. Deposition of Joseph Biederman in legal case of *Avila v. Johnson & Johnson Co.*, February 26, 2009, pages 139, 231, 232, 237.

8. J. Biederman, "Attention-deficit hyperactivity disorder and juvenile mania," *Journal of the American Academy of Child & Adolescent Psychiatry* 35 (1996): 997-1008.

9. Deposition of Joseph Biederman, p. 158.

10. Margaret Williams, report on a sales call, May 17, 2002.

11. J. J. Zorc, "Expenditures for psychotropic medications in the United States in 1985," *American Journal of Psychiatry* 148 (1991): 644-647.

12. "Top therapeutic classes by U.S. sales, 2008," IMS Health.

13. S. Glied, "Better but not best," *Health Affairs* 28 (2009): 637-647.

14. 上述數值的計算基礎是禮來大藥廠1987到2000年間向美國證管會提交的10-K年度報告。1987年、2000年的市值取自該年度第四季的價格。

15. J. Pereira, "Emory professor steps down," *Wall Street Journal*, December 23, 2008.

16. C. Schneider, "Emory psychiatrist reprimanded over outside work," *Atlanta Journal-Constitution*, June 11, 2009.

17. G. Harris, "Radio host has drug company ties," *New York Times*, November 22, 2008.

18. GlaxoSmithKline internal memo, "Seroxat/Paxil adolescent depression. Position piece on the phase III studies," October 1998.

19. M. Keller, "Efficacy of paroxetine in the treatment of adolescent major depression," *Journal of the American Academy of Child & Adolescent Psychiatry* 40 (2001): 762-772.

20. E. Ramshaw, "Senator questions doctors' ties to drug companies," *Dallas Morning News*, September 24, 2008.

21. L. Kowalczyk, "US cites Boston psychiatrist in case vs. drug firm," *Boston Globe*, March 6, 2009.

22. G. Harris, "Lawmaker calls for registry of drug firms paying doctors," *New York Times*, August 4, 2007.

23. G. Harris, "Researchers fail to reveal full drug pay," *New York Times*, June 8, 2008.

24. *Avila v. Johnson & Johnson*, deposition of Joseph Biederman, February 26, 2009, 119.

25. J. Biederman, *Annual Report 2002: The Johnson & Johnson Center for Pediatric Psychopathology at the Massachusetts General Hospital.*

26. J. Olson, "Drug makers step up giving to Minnesota psychiatrists," *Pioneer Press*, August 27, 2007.

27. Margaret Williams, reports on sales calls, April 20, 2001, and April 8, 2002.

28. Eli Lilly grant registry, 2009, 1st quarter.

29. E. Mundell, "U.S. spending on mental health care soaring," *HealthDay*, August 6, 2009.

30. T. Mark, "Mental health treatment expenditure trends, 1986-2003," *Psychiatric Services* 58 (2007): 1041-1048. 2008年美國的衛生醫療支出有7%流向精神衛生服務；到2015年，估計數值將升高至8%。2008年全國衛生醫療支出的資料以及2015年的估計值，來自美國衛生與公眾服務部。

第十六章　改革的藍圖

1. MindFreedom, "Original statement by the fast for freedom in mental health," July 28, 2003.

2. Letter from James Scully to David Oaks, August 12, 2003.

3. Letter from MindFreedom scientific panel to James Scully, August 22, 2003.

4. APA statement on "diagnosis and treatment of mental disorders," September 26, 2003.

5. Letter from MindFreedom scientific panel to James Scully, December 15, 2003.

6. Interview with David Oaks, October 4, 2009.

7. J. Modrow, *How to Become a Schizophrenic* (Seattle: Apollyon Press, 1992), ix.

8. Interview with David Healy in Bangor, Wales, September 4, 2009.

9. D. Healy, "Psychiatric bed utilization," *Psychological Medicine* 31 (2001): 779-790; D. Healy, "Service utilization in 1896 and 1996," *History of Psychiatry* 16 (2005): 37-41. Also, Healy, unpublished data on readmission rates for first-episode psychosis, 1875-1924, and 1994-2003.

10. Interview with Yrjö Alanen, Jukka Aaltonen, and Viljo Räkköläinen in Turku, Finland, September 7, 2009.

11. V. Lehtinen, "Two-year outcome in first-episode psychosis treated according to an integrated model," *European Psychiatry* 15 (2000): 312-320.

12. Interview with Jaakko Seikkula in Jyväskylä, Finland, September 9, 2009.

13. J. Seikkula, "Five-year experience of first-episode nonaffective psychosis in open-dialogue approach," *Psychotherapy Research* 16 (2006): 214-228. Also see: J. Seikkula, "A two-year follow-up on open dialogue treatment in first-episode psychosis," *Society of Clinical Psychology* 10 (2000): 20-29; J. Seikkula, "Open dialogue, good and poor outcome," *Journal of Constructivist Psychology* 14 (2002): 267-286; J. Seikkula, "Open dialogue approach: treatment principles and preliminary results of a two-year follow-up on first episode schizophrenia," *Ethical Human Sciences Services* 5 (2003): 163-182.

14. Interviews with staff at Keropudas Hospital in Tornio, Finland, September 10 and 11, 2009.

15. Outcomes for 2002-2006 study and for spending in western Lapland on psychiatric services from interviews with Jaakko Seikkula and Birgitta Alakare. See also the published papers by Seikkula, op. cit.

16. J. Cullberg, "Integrating intensive psychosocial therapy and low dose medical treatment in a total material of first episode psychotic patients compared to treatment as usual," *Medical Archives* 53 (1999): 167-170.

17. W. Buchan, *Domestic Medicine* (Boston: Otis, Broaders, and Co., 1846), 307.

18. National Institute for Health and Clinical Excellence, "Depression," December 2004.

19. Interview with Andrew McCulloch in London, September 3, 2009.

20. F. Dimeo, "Benefits from aerobic exercise in patients with major depression," *British Journal of Sports Medicine* 35 (2001): 114-117; K. Knubben, "A randomized, controlled study on the effects of a short-term endurance training programme in patients with major depression," *British Journal of Sports Medicine* 41 (2007): 29-33; A. Ströhle, "Physical activity, exercise, depression and anxiety disorders," *Journal of Neural Transmission* 116 (2009): 777-784.

21. J. Blumenthal, "Effects of exercise training on older patients with major depression," *Archives of Internal Medicine* 159 (1999): 2349-2356.

22. Ibid.

23. Interviews with Tony Stanton and staff at Seneca Center in San Leandro, California, July 13 and 14, 2009.

24. Interviews with Keith Scott and Chris Gordon, Framingham, Massachusetts, October 1, 2009.

25. Ibid.

26. Interview with Jim Gottstein in Anchorage, Alaska, May 10, 2009.

27. M. Ford, "The psychiatrist's double bind," *American Journal of Psychiatry* 137 (1980): 332-339.

28. *Myers v. Alaska Psychiatric Institute*, Alaska Supreme Court No. S-11021.

29. Interview with Susan Musante in Anchorage, Alaska, May 10, 2009.

終章

1. E. Whipple, *Character and Characteristic Men* (Boston: Ticknor & Fields, 1866), 1.

Anatomy of an Epidemic:

Magic Bullets, Psychiatric Drugs, and the Astonishing Rise of Mental Illness in America

Copyright © 2010 by Robert Whitaker

Published in agreement with The Park Literary Group LLC,

through The Grayhawk Agency

左岸｜社會觀察 244

精神病大流行：歷史、統計數字，用藥與患者

作　　　者　羅伯特‧惠特克（Robert Whitaker）
譯　　　者　王湘瑋、廖偉翔

總　編　輯　黃秀如
責 任 編 輯　孫德齡
封 面 設 計　蘇品銓
電 腦 排 版　宸遠彩藝

社　　　長　郭重興
發 行 人 暨　曾大福
出 版 總 監
出　　　版　左岸文化
發　　　行　遠足文化事業股份有限公司
　　　　　　231新北市新店區民權路108-4號8樓
　　　　　　電話：02-2218-1417
　　　　　　傳眞：02-2218-8057
　　　　　　客服專線：0800-221-029
　　　　　　E-Mail：rivegauche2002@gmail.com
　　　　　　左岸臉書：https://www.facebook.com/RiveGauchePublishingHouse/

法 律 顧 問　華洋國際專利商標事務所　蘇文生律師
印　　　刷　成陽印刷股份有限公司
初　　　版　2016年10月
初 版 二 刷　2018年8月

定　　　價　520元
I　S　B　N　978-986-5727-45-1

國家圖書館出版品預行編目資料

精神病大流行：
歷史、統計數字，用藥與患者

羅伯特.惠特克(Robert Whitaker)著；王湘瑋、廖偉翔譯.
-- 初版. -- 新北市：左岸文化出版：遠足文化發行, 2016.10
面；　公分. -- (左岸社會觀察)
譯自：Anatomy of an epidemic : magic bullets, psychiatric drugs,
　　　and the astonishing rise of mental illness in America

ISBN 978-986-5727-45-1((平裝)

1. 精神病學

415.95　　　　　　　　　　　　　　　　105018083